NUTRIÇÃO ESPORTIVA
E DO EXERCÍCIO FÍSICO

INSTITUTO PHORTE EDUCAÇÃO
PHORTE EDITORA

Diretor-Presidente
Fabio Mazzonetto

Diretora Financeira
Vânia M.V. Mazzonetto

Editor-Executivo
Fabio Mazzonetto

Diretora Administrativa
Elizabeth Toscanelli

Conselho Editorial
Francisco Navarro
José Irineu Gorla
Marcos Neira
Neli Garcia
Reury Frank Bacurau
Roberto Simão

Reury Frank Pereira Bacurau
Marco Carlos Uchida
Luis Felipe Milano Teixeira
(Org.)

NUTRIÇÃO ESPORTIVA
E DO EXERCÍCIO FÍSICO

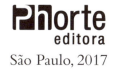

São Paulo, 2017

Nutrição esportiva e do exercício físico
Copyright © 2017 by Phorte Editora

Rua Rui Barbosa, 408
Bela Vista – São Paulo – SP
CEP 01326-010
Tel./fax: (11) 3141-1033
Site: www.phorte.com.br
E-mail: phorte@phorte.com.br

Nenhuma parte deste livro pode ser reproduzida ou transmitida de qualquer forma, sem autorização prévia por escrito da Phorte Editora Ltda.

CIP-BRASIL. CATALOGAÇÃO NA PUBLICAÇÃO
SINDICATO NACIONAL DOS EDITORES DE LIVROS, RJ

B123n

Bacurau, Reury Frank Pereira
Nutrição esportiva e do exercício físico / Reury Frank Pereira Bacurau, Marco Carlos Uchida, Luis Felipe Milano Teixeira. – São Paulo : Phorte, 2017.
    il.

Inclui bibliografia
ISBN 978-85-7655-669-5

1. Atletas – Nutrição. 2. Aptidão física – Aspectos nutricionais. 3. Suplementos dietéticos. I. Uchida, Marco Carlos. II. Teixeira, Luís Felipe Milano. III. Título.

17-42916   CDD: 613.71
                 CDU: 613.2:796.071.2

ph0141.7

Este livro foi avaliado e aprovado pelo Conselho Editorial da Phorte Editora.

Impresso no Brasil
Printed in Brazil

PREFÁCIO

O conhecimento científico na área de nutrição e suplementação esportiva se expandiu muitos nos últimos anos; no entanto, a atual facilidade com a qual se encontram e se divulgam as mais diferentes informações sobre o assunto, sobretudo via internet, tem levado a muitos – e, às vezes, perigosos – exageros e equívocos.

Com este livro, que discute um tema bastante complexo em linguagem simples e acessível, objetivamos contribuir com a disseminação de conteúdos cientificamente embasados, de modo que o leitor tenha acesso às informações corretas e fundamentais no que diz respeito ao papel da nutrição e dos suplementos nutricionais no exercício físico e no desempenho esportivo.

A obra é o resultado do trabalho dedicado e de extrema competência de diversos colaboradores, os quais gentilmente concordaram em ceder seu tempo e *expertise* na construção de diversas seções deste livro. Somos imensamente gratos a eles!

Acreditamos que este trabalho será extremamente útil a nutricionistas (únicos profissionais habilitados a receitar suplementos!) em suas prescrições, a professores de Educação Física, a outros profissionais da área da saúde e aos chamados "leigos", expressão que utilizamos aqui sem qualquer conotação de "falta de conhecimento", e sim para nos referirmos ao interesse que os leitores não especializados venham a ter pelo assunto.

Desejamos a todos os nossos leitores uma boa leitura!

Reury Frank Pereira Bacurau
Marco Carlos Uchida
Luis Felipe Milano Teixeira

Nota da edição

O livro que está em suas mãos conta com um importante material extra: vídeos do autor explicando pontos importantes do conteúdo.

Para usufruir deste aprofundamento, é necessário baixar em seu *smartphone* ou *tablet* um aplicativo que leia QR Code e apontar a câmera traseira para o código com o aparelho conectado à internet.

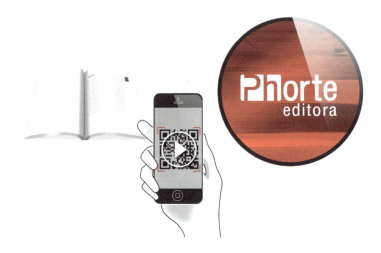

Sumário

Prefácio   **5**

Capítulo 1
Filosofando sobre a suplementação nutricional esportiva   **11**
Resumo   **13**

Capítulo 2
A essencial "doce" energia do rendimento (carboidrato e atividade física)   **53**
Resumo   **55**

Capítulo 3
Baterias de longa duração (lipídios e atividade física)   **103**
Resumo   **105**

Capítulo 4
Os blocos do crescimento (proteínas e atividade física)   **139**
Resumo   **141**

Capítulo 5
Pequenos notáveis (micronutrientes e atividade física)   **187**
Resumo   **189**

Capítulo 6
Arrefecendo os motores (hidratação e atividade física)   **245**
Resumo   **247**

Capítulo 7
Adição e subtração para a homeostasia (radicais livres e atividade física)   **275**
Resumo   **277**

Capítulo 8

Antes e depois: perdendo para ganhar (aspectos nutricionais do emagrecimento) **305**

Resumo **307**

Capítulo 9

Temperos da *performance* (ergogênicos nutricionais) **325**

Resumo **327**

Sobre os autores **367**

CAPÍTULO 1

FILOSOFANDO SOBRE A SUPLEMENTAÇÃO NUTRICIONAL ESPORTIVA

Reury Frank P. Bacurau
Luis Felipe Milano Teixeira

RESUMO

Posto que os suplementos esportivos estão fortemente presentes na sociedade moderna e fazem parte do imaginário coletivo como solução (ou ao menos uma delas) para prevenção de doenças e aumento do desempenho físico, nada mais válido que discutir (por que não "filosofar") sobre a temática. Ademais, os chamados suplementos esportivos estão sempre nos meios midiáticos, associados à saúde e à *performance*, à beleza e à ciência/tecnologia. Todos os produtos são apresentados como plenamente testados e com eficácia comprovada cientificamente pelos grandes nomes da área em pesquisas e experimentos de alta precisão. Nesse sentido, o objetivo do presente capítulo é discutir essa dita "visão científica" e midiática da suplementação esportiva sob a luz de diversos aspectos presentes na literatura, para contribuir na formação de conceitos e critérios pertinentes ao tema. Para tal, é necessário compreender os fatores que influenciam o desempenho físico; como funciona a pesquisa relacionada aos suplementos esportivos; como funciona a indústria da suplementação esportiva e quais os riscos e benefícios reais do uso de determinadas substâncias para, enfim, entender melhor os suplementos, os processos de suplementação e seu real papel no desenvolvimento da saúde ou do desempenho esportivo de seus usuários.

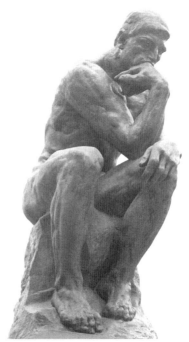

Figura 1.1 – "O pensador" de Auguste Rodin. A reflexão e a discussão nos permitem gerar conceitos pertinentes sobre qualquer assunto.

> *A novidade é que, nos últimos anos, pesquisas científicas legítimas têm descoberto novos suplementos poderosos que realmente funcionam, suplementos que realmente podem aumentar o desempenho esportivo, acelerar o ganho em tamanho e força e até mesmo promover a perda de gordura! A ciência dos suplementos está se movendo num ritmo meteórico, novas descobertas excitantes estão sendo feitas literalmente a cada mês.* (Bill Phillips)

INTRODUÇÃO

A fala anterior reflete a mentalidade de muitos indivíduos que se utilizam de suplementos esportivos. Neste capítulo, a proposta é discutir essa "visão científica" e outros aspectos importantes da suplementação que ajudarão o leitor na formação de conceitos pertinentes sobre o assunto, sem uma organização muito rígida dos tópicos – talvez uma "desculpa" para justificar a miscelânea em que se apresentam.

Posto que diversos suplementos se propõem a aumentar o desempenho, nada mais válido que estudar os fatores que o influenciam, a fim de entender melhor a suplementação. Contudo, sabe-se que o desempenho físico depende principalmente da herança genética e do nível de treinamento.

De acordo com Williams (1999), em determinados contextos competitivos, os indivíduos têm potenciais genéticos equivalentes, além de terem sido expostos aos mesmos métodos de treinamento. Portanto, vencer passa a ser uma questão de "detalhes". Entre os "detalhes", encontram-se os chamados *auxílios ergogênicos nutricionais* (também chamados de suplementos esportivos), ou seja, nutrientes com a (suposta) capacidade de aumentar a produção de trabalho (do grego *ergo* – trabalho; *gen* – produção de) e consequentemente o desempenho, conforme também será explicado no capítulo 9, dedicado aos recursos ergogênicos. Voltando à ideia de "detalhe", esta é reforçada pelo fato de os indivíduos estarem procurando algo que lhes forneça de 2% a 3% de aumento no desempenho.

CLASSIFICAÇÃO DOS SUPLEMENTOS ESPORTIVOS

Em razão de não existir um consenso sobre o que seja um suplemento esportivo, para os propósitos deste capítulo adotamos a definição utilizada por Murray (2000). De acordo com o autor, um suplemento esportivo é qualquer alimento, bebida, tablete, gel, concentrado, pó, cápsula ou tablete de gelatina, proposto como capaz de afetar a estrutura, função ou condição nutricional de forma positiva para a pessoa fisicamente ativa.

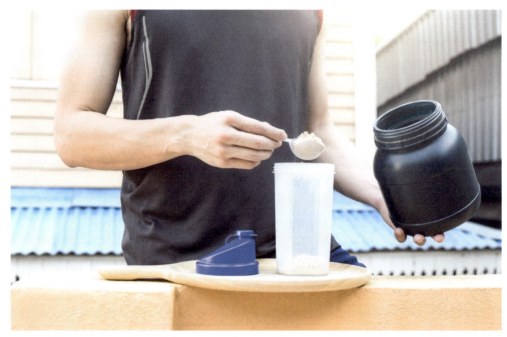

Figura 1.2 – Há uma infinidade de produtos disponíveis no mercado que se enquadram na definição de suplemento esportivo.

Na tentativa de facilitar a compreensão sobre os efeitos dos suplementos esportivos, foram propostos alguns sistemas de classificação. O mais simples divide os suplementos esportivos em suplementos dietéticos e auxílios ergogênicos (Burke e Read, 1993).

Como suplementos dietéticos são classificados os produtos que permitem (de forma prática e conveniente) o consumo de nutrientes que atendam às necessidades nutricionais de atletas. Nesse sentido, o produto não apenas aumentaria o desempenho, ele atenderia à necessidade do organismo. Exemplos seriam bebidas esportivas ricas em carboidratos e refeições líquidas e suplementos à base de vitaminas e minerais.

Com relação aos auxílios ergogênicos, estes são produtos que promovem mudanças na dieta (independentemente da necessidade do organismo). Essa classificação, como qualquer outra, possui falhas. Em algumas situações, o mesmo suplemento pode promover efeitos orgânicos que permitem classificá-lo tanto como dietético quanto como auxílio ergogênico (Murray, 2000). Outra proposta classifica os suplementos esportivos em quatro categorias (Butterfield, 1996):

- substratos metabólicos, tais como carboidratos, ácidos graxos e intermediários do metabolismo, que incluem piruvato, lactato e componentes do ciclo de Krebs;
- componentes celulares que se apresentam em concentrações limitadas, tais como creatina, carnitina, vitaminas e aminoácidos livres;
- substâncias com supostos propósitos anabólicos, tais como proteínas, cromo e vanádio;
- nutrientes que aumentam a recuperação, incluindo líquidos, carboidratos e eletrólitos.

Diferentemente do primeiro sistema, este tem a vantagem de classificar os suplementos de acordo com seu suposto papel funcional. Isso também consiste em seu ponto fraco, uma vez que o mesmo produto pode apresentar mais de uma função.

Outro sistema baseado no aspecto funcional dos suplementos foi proposto por Kanter e Williams (1995), mas se restringe a descrever as funções que sejam pertinentes à execução do exercício. Assim, a maioria dos ergogênicos nutricionais influenciaria a produção de energia, dos seguintes modos:

- por meio do fornecimento de fontes adicionais de energia (como carboidratos e gorduras);
- ao beneficiar os processos metabólicos que produzem energia (todos os tipos de proteínas, aminoácidos, vitaminas e minerais e outras substâncias cuja função é aumentar o desempenho).

O problema dessa abordagem é que ela não inclui suplementos cuja proposta não seja auxiliar a produção de energia.

Conforme se observa, cada um desses sistemas tem suas falhas, mas eles são importantes para o melhor entendimento sobre o tópico de suplementação. Também é importante observar que essas classificações não necessariamente apresentam os suplementos na forma em que são encontrados pelos consumidores. Por ocasião de terem sido mencionados, quais seriam os motivos que levam os consumidores a buscar por suplementos esportivos?

MOTIVOS "REAIS" PARA O CONSUMO DE SUPLEMENTOS ESPORTIVOS

As razões para o uso, de acordo com Manore e Thompson (2000), são variadas. Além da tentativa, por parte dos atletas, de melhorar o desempenho, outras seriam:

- melhorar a aparência física;
- prevenir ou tratar lesões;
- tratar ou curar problemas de saúde/doenças;
- para ser aceito por seus pares;
- para ajudar a lidar com o estresse.

Quem precisa de suplementos?

De acordo com sua condição de auxílio ergogênico, os suplementos esportivos só deveriam ser utilizados quando o indivíduo já não conseguisse melhorias de desempenho por meio da combinação de sua genética com o treinamento, isto é, quando o treinamento já não produzir resultados e/ou esses resultados forem obtidos a muito custo (princípio biológico do treinamento conhecido como "retorno diminuído"). Portanto, poderíamos esquematizar a questão da seguinte forma:

- indivíduo ativo: não precisa de suplementos;
- indivíduo que compete em alguma modalidade esportiva: talvez necessite, dependendo de seu grau de treinamento;
- atleta de elite: pode necessitar de suplemento.

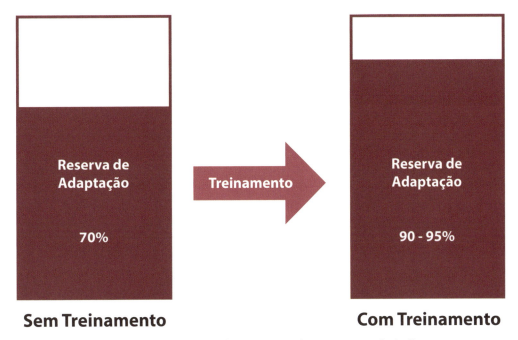

Figura 1.3 – Reserva de adaptação conforme o grau de treinamento do indivíduo.
Fonte: adaptado de De La Rosa (2015).

Ainda de acordo com a definição de auxílio ergogênico, o consumo de suplemento por parte de indivíduos não muito bem treinados seria um desperdício, pois qualquer melhoria alcançada seria ou uma antecipação de algo inevitável, ou um efeito da própria adaptação da pessoa e não efeito do suplemento.

E quanto ao indivíduo que compete em determinada modalidade esportiva? Como determinar se seu grau de treinamento exige uma suplementação nutricional? Muitos indivíduos acreditam que a utilização de ferramentas simples que fazem parte do dia a dia do nutricionista resolvam o problema. São elas:

- investigação da ingestão alimentar atual e/ou habitual;
- cálculo das necessidades calóricas;
- recomendações de nutrientes essenciais;
- adequação da dieta;
- acompanhamento do indivíduo.

Entretanto, será que a questão resume-se à utilização de estratégias tão simples? Não obstante o potencial que elas possam apresentar na detecção de *erros grosseiros* no que concerne à alimentação do indivíduo, alguém poderá dizer ser precipitado avaliar que a suplementação não é necessária. De acordo com Zeisel (2000), embora a maioria das pessoas acredite em métodos rudimentares para a determinação de uma necessidade nutricional, a maioria dos testes laboratoriais (análise de biomarcadores) são ainda muito rudimentares. Muitos desses testes mensuram quantidades do nutriente, mas não seus efeitos funcionais.

Sob essa óptica, resta discutir sobre o atleta de elite, indivíduo que a maioria das pessoas não titubeia em afirmar ser dependente de suplementos nutricionais para obter o sucesso esportivo. Será?

Slater e Jenkins (2000) revisaram o efeito da suplementação com beta-hidroxi-beta-metilbutirato (HMB) na promoção de força e crescimento muscular. De acordo com esses autores, os dados sobre esse suplemento sugerem que em dosagens de 1,5 a 3,0 gramas/dia, ele pode promover ganhos em força e na massa muscular, quando *associado ao começo do treinamento de força no indivíduo jovem previamente sedentário*. Porque o mecanismo proposto para a ação do HMB está relacionado à diminuição do catabolismo proteico em função do exercício de força, atletas podem não responder à suplementação da mesma maneira, pois o treinamento (adaptação) de força suprime a degradação proteica. O mesmo poderia ser dito sobre indivíduos idosos, os quais apresentam menos degradação de proteínas ao se exercitarem em relação a indivíduos mais jovens.

Em concordância, Mujika e Padilla (1997) realizaram uma meta-análise e concluíram que a suplementação de creatina é benéfica para indivíduos não treinados, mas tem pouco efeito em atletas experientes. Isso se dá em virtude do fato de o condicionamento otimizar a produção endógena de creatina, atendendo às necessidades individuais. Assim, a pessoa não treinada se beneficia mais que o atleta de elite.

Essa discussão inicial sugere que a questão da suplementação não é tão simples como muitos pensam. No final da década de 1990, a excelente obra de Melvin Williams, *The ergogenic edge*, destacava que a maioria dos tipos de suplementação esportiva carecia de dados científicos mais consistentes. Nesse contexto, o autor tentou relacionar a necessidade de uso de suplementos aos principais determinantes do bom desempenho em várias modalidades esportivas.

PROPOSTA ALTERNATIVA PARA DETERMINAR SE SUPLEMENTOS SÃO NECESSÁRIOS PARA O EXERCÍCIO

Esta nova proposta tem como pressuposto que o entendimento dos suplementos nutricionais implica, em primeiro lugar, conhecer como determinado tipo de suplemento é recomendado para um dado exercício/esporte. A elaboração racional do processo é fornecida por Williams (1999).

Segundo esse autor, cada modalidade esportiva tem fatores específicos que determinam a capacidade de obtenção, por parte dos atletas, de rendimento adequado. Esses fatores estão relacionados aos ganhos de *potência física* (produção de energia), *determinação mental* (controle da energia) ou *vantagem mecânica* (eficiência energética), prevenindo ou postergando a ocorrência de fadiga. Os componentes constituintes da *potência física* são:

- *força/potência explosiva*: capacidade para realizar esforço com duração de ± 1 segundo;
- *alta potência/velocidade*: capacidade para realizar esforços com duração de ± 5 a 30 segundos;
- *resistência anaeróbia*: capacidade para realizar esforços durante cerca de 45 segundos a 2 minutos;
- *potência aeróbia*: sustentar alta capacidade aeróbia por cerca de 13 a 30 minutos; e
- *resistência aeróbia*: sustentar esforços aeróbios por horas.

Seguindo o raciocínio, os suplementos esportivos poderiam aumentar a potência física por meio de:

- aumento da quantidade de músculos utilizados para gerar energia;
- aumento da taxa dos processos metabólicos que geram energia dentro do músculo;
- aumento do suprimento de energia nos músculos por um período maior;
- aumento dos sistemas de fornecimento de energia para os músculos;
- remoção/neutralização do acúmulo de substâncias no organismos que interferem na produção de energia.

A *determinação mental* representa a capacidade de colocar o sistema nervoso em prontidão, melhorando funções como o tempo de reação, a acuidade visual e a coordenação neuromuscular. Ela poderia ser influenciada por um suplemento alimentar desde que a substância:

- promova aumento dos processos psicológicos que maximizem a produção de energia;
- diminua os fatores que interferem com o funcionamento psicológico ideal.

A *vantagem mecânica* pode ser oriunda do:

- aumento da massa corporal (magra e gorda dependendo do esporte), o que pode ajudar, por exemplo, a resistir a forças externas;
- diminuição da massa corporal (particularmente a redução da gordura), o que reduz a resistência às forças musculares destinadas a movimentarem o corpo.

No que diz respeito à vantagem mecânica, é necessário que o suplemento:

- melhore a biomecânica por meio da redução da massa corporal (gordura), aumentando assim a eficiência dos movimentos;
- melhore a biomecânica ao promover maior estabilidade, que seria decorrente do aumento da massa corporal, particularmente da massa muscular.

De acordo com as informações anteriores, o objetivo da maioria dos auxílios ergogênicos é aumentar o desempenho por meio da melhoria da potência física, determinação mental ou promoção da vantagem mecânica. Uma vez determinado quais fatores podem comprometer o desempenho esportivo (componentes específicos da potência física, determinação mental ou vantagem mecânica), é preciso estabelecer quais são os agentes limitantes de cada modalidade. Ou seja, quais fatores específicos limitam o desempenho de uma dada modalidade (Quadro 1.1).

Quadro 1.1 – Modalidades e fatores da *performance* esportiva

Modalidade	Especificidade	Força/potência	Potência/velocidade	Resistência anaeróbia	Potência aeróbia	Resistência aeróbia	Estimulação	Relaxamento	Perda de gordura/ massa corporal	Ganho de músculo/ massa corporal
		\multicolumn{5}{c}{Potência física}		\multicolumn{2}{c}{Determinação mental}		\multicolumn{2}{c}{Vantagem mecânica}
Basquete	Basquete	×	×	×			×		×	×
Ciclismo	Ciclismo perseguição		×	×			×		×	
Fisiculturismo	Fisiculturismo competitivo								×	×

Continua

Continuação

Modalidade	Especificidade	Potência física					Determinação mental		Vantagem mecânica	
		Força/potência	Potência/velocidade	Resistência anaeróbia	Potência aeróbia	Resistência aeróbia	Estimulação	Relaxamento	Perda de gordura/massa corporal	Ganho de músculo/massa corporal
Boxe	Boxe	×	×	×			×		×	
Ginástica	Ginástica	×	×					×	×	
Handebol	Handebol	×	×				×			
Corrida	Corrida (5 a 10 km)				×		×		×	
	Corrida (100 a 200 m)	×	×				×		×	
	Corrida (400 a 800 m)			×	×		×		×	
Triatlo	Triatlo				×		×		×	
Ultraendurance	Ultraendurance					×			×	
Halterofilismo	Halterofilismo	×					×		×	
Artes marciais	Artes marciais (jiu-jítsu; judô; caratê)	×					×		×	
	Sumô	×					×			

Continua

Continuação

Modalidade	Especificidade	Força/potência	Potência/velocidade	Resistência anaeróbia	Potência aeróbia	Resistência aeróbia	Estimulação	Relaxamento	Perda de gordura/massa corporal	Ganho de músculo/massa corporal
		\multicolumn{5}{c	}{Potência física}	\multicolumn{2}{c	}{Determinação mental}	\multicolumn{2}{c	}{Vantagem mecânica}	
Futebol	Futebol (ataque/defesa)	×	×	×			×		×	
	Futebol (goleiro)	×					×			
Natação	Natação (100 a 200 m)			×			×			
	Natação (400 a 1.500 m em águas abertas)					×	×			
Surfe	Surfe	×	×	×			×		×	

Fonte: adaptada de Williams (1999).

Conhecendo os fatores específicos do desempenho, quais deles são mais importantes para cada modalidade?

O terceiro passo na determinação do suplemento a ser utilizado numa dada situação seria sugerir aquele que se acredita afetar o fator específico do esporte. Um exemplo seria recomendar aminoácidos para indivíduos envolvidos em modalidades esportivas em que a força explosiva seja bastante importante, tais como arremesso de martelo e provas de velocidade (Quadro 1.2).

Quadro 1.2 – Ergogênicos e fatores da *performance* esportiva

Suplemento	Potência física					Determinação mental		Vantagem mecânica	
	Força/potência	Potência/velocidade	Resistência anaeróbia	Potência aeróbia	Resistência aeróbia	Estimulação	Relaxamento	Perda de gordura/massa corporal	Ganho de músculo/massa corporal
Anfetaminas	×	×	×	×	×	×		×	
Antioxidantes	×	×	×	×	×				
Arginina, lisina, ornitina	×	×	×					×	×
Aspatatos				×	×				
Boro	×	×	×					×	×
BCAA					×	×			
Carboidratos			×	×	×				
Carnitina			×	×	×				
Cromo	×	×	×		×			×	×
Creatina		×							×
DHEA	×	×	×					×	×
Efedrina	×	×	×	×	×	×		×	
Bebidas isotônicas				×	×				

Continua

Continuação

Suplemento	Potência física					Determinação mental		Vantagem mecânica	
	Força/potência	Potência/velocidade	Resistência anaeróbia	Potência aeróbia	Resistência aeróbia	Estimulação	Relaxamento	Perda de gordura/ massa corporal	Ganho de músculo/ massa corporal
HMB	×	×	×					×	×
Multivitamínicos	×	×	×	×	×		×		×
Proteínas	×	×	×						×

Fonte: adaptada de Williams (1999).

A proposta apresentada por Williams (1999) é bastante interessante e à primeira vista extremamente lógica, mas, de acordo com Zeisel (2000), *pode não estar certa*. Para ele, só existem duas maneiras pelas quais os suplementos poderiam afetar o desempenho:

- fornecendo à célula uma substância que normalmente lhe é fornecida em quantidades inadequadas;
- exercendo um efeito farmacológico nos processos celulares: nesse caso, o indivíduo expõe-se a quantidades do nutriente ou químico maiores que aquelas às quais normalmente estaria exposto.

Portanto, não se deve primeiramente determinar qual fator pode comprometer o desempenho de um certo exercício e, em seguida, sugerir um suplemento supostamente capaz de corrigir o problema. Na realidade, é necessário primeiro verificar se existe na literatura científica evidência da insuficiência de tal substância para a realização/

/manutenção do exercício, ou, então, verificar se a substância em questão pode apresentar algum comportamento farmacológico quando consumida em quantidades não usuais.

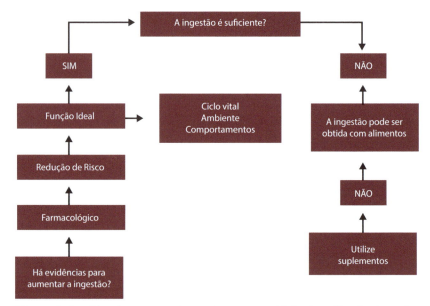

Figura 1.4 – Abordagem para determinar a necessidade de utilização de suplementos esportivos. Este esquema apoia-se na ideia de que o suplemento esportivo só pode funcionar caso oferte à célula um nutriente que se encontra em quantidade inadequada ou atua de modo farmacológico sobre os processos celulares.
Fonte: adaptada de Zeisel (2000).

ARGUMENTOS COMUMENTE UTILIZADOS PARA JUSTIFICAR A UTILIZAÇÃO DE SUPLEMENTOS

Diante do que foi apresentado até aqui, não custa enfatizar que, sem dúvida alguma, uma das maiores dificuldades quanto ao uso de suplementos esportivos é saber se há ou não razões para consumi-los.

Gastelu e Hatfield (1997) sugerem a solução (mais uma!) para esse dilema. De acordo com os autores, "se você ainda está incerto quanto a consumir suplementos, talvez uma das seguintes razões o convença:"

- os suplementos fornecem quantidades controláveis de nutrientes;
- os suplementos compensam o perfil nutricional ruim de muitos alimentos que consumimos;
- os suplementos garantem que você obtenha quantidades adequadas de nutrientes essenciais;
- os suplementos repõem os nutrientes destruídos pelo consumo de alimentos não saudáveis, e por hábitos como tabagismo e consumo de álcool;
- a maioria dos suplementos não contém calorias e gorduras ou os tem em pouca quantidade;
- existem no mercado nutrientes específicos para pessoas com alergias a alimentos;
- o estresse pode aumentar a necessidade de certos nutrientes facilmente encontrados nos suplementos;
- mulheres grávidas necessitam prover-se de todos os nutrientes essenciais e de um suprimento extra de ferro, ácido fólico, cálcio, zinco e vitamina D;
- os idosos necessitam de suplementos em virtude da ingestão inadequada ou deficiência na digestão;
- os suplementos fornecem quantidades extras de nutrientes protetores tais como os antioxidantes, que podem minimizar os efeitos do envelhecimento, prevenir a lesão celular e impedir o desenvolvimento de várias desordens;
- os suplementos podem ajudar a prevenir ou curar deficiências nutricionais comumente encontradas nos atletas;
- os suplementos podem garantir quantidades adequadas de nutrientes, permitindo o desempenho máximo.

Está convencido da necessidade de consumir suplementos? Esperamos que não. A maioria desses argumentos "bate na mesma tecla", insistindo que os indivíduos fisicamente ativos não são capazes de consumir os nutrientes de que necessitam por meio da dieta.

Além disso, os autores confundem o leitor, tomando como exemplo indivíduos (como grávidas e idosos) cujo estado fisiológico (determinante da necessidade nutricional) não corresponde ao dos que praticam atividade física. Também se deve enfatizar que para esses indivíduos existem recomendações nutricionais facilmente atendidas por uma alimentação adequada. Os mesmos autores apresentam uma outra forma de defender os suplementos que é no mínimo absurda (Quadro 1.3).

Quadro 1.3 – Fontes alimentares *versus* suplementos.

Fontes alimentares	Suplementos
Fornecem quantidades aleatórias de nutrientes	Fornecem quantidades controladas de nutrientes para propósitos específicos
Fornecem quantidades pequenas e inconsistentes de nutrientes	Apresentam quantidades específicas e concentradas de nutrientes
Fornecem nutrientes de biodisponibilidade variada	São elaborados para fornecer nutrientes altamente biodisponíveis
Contêm calorias	Normalmente não contêm calorias ou as têm em quantidades controladas
Podem ter um gosto desagradável	Podem não ter gosto (especialmente os tabletes)
Podem tomar tempo para serem preparados	São prontos para o consumo
Frequentemente são mais caros	Frequentemente são mais baratos
São comprados no supermercado sem assistência	Podem ser consumidos com a orientação do vendedor
Normalmente não contêm informações sobre o conteúdo nutricional	Normalmente têm instruções no rótulo
Pode ser necessário o consumo em excesso para que se obtenham quantidades mínimas de nutrientes	Não é preciso consumi-los em excesso para obter quantidades adequadas de nutrientes

Novamente, os argumentos de Gastelu e Hatfield (1997) parecem convincentes à primeira vista. Contudo, eles demonstram um profundo desconhecimento da interação dos nutrientes com a fisiologia humana.

Parte dos argumentos do Quadro 1.3 faz acreditar que os possíveis efeitos dos nutrientes se resumem a uma questão quantitativa, ou seja, quanto mais nutrientes forem acrescidos a um suplemento, melhor. Na realidade, as pesquisas têm demonstrado que a quantidade de nutrientes de um alimento, por si só, não fornece os maiores benefícios para o desempenho físico, e, sim, a interação deles em seu estado natural com outras substâncias em nosso organismo.

À conta desse equívoco, a proposta de uma dieta variada para a manutenção da saúde é apregoada desde a primeira edição das diretrizes nutricionais (International Life Sciences Institute, 1980). Kant (2000), por exemplo, enfatizou que o efeito total da dieta na saúde ocorre por meio da interação simultânea de vários nutrientes com outras substâncias numa dieta complexa.

As pesquisas das últimas décadas demonstram que a maioria das investigações sobre nutrição e saúde tem se focado em nutrientes específicos. As limitações dessa abordagem logo ficaram evidentes, em virtude do seu pouco sucesso. Por exemplo, várias pesquisas investigaram o possível efeito protetor do betacaroteno (antioxidante) na saúde (o que já tinha sido verificado em estudos de observação). Para a surpresa dos investigadores e da maioria da comunidade científica, pesquisas realizadas com o nutriente isolado falharam totalmente em comprovar qualquer efeito benéfico do betacaroteno, tendo alguns estudos, inclusive, sido interrompidos em consequência de efeitos colaterais. Assim, os fabricantes de suplementos parecem estar na contramão da pesquisa, pois seu enfoque tem sido apregoar produtos com base em suas quantidades crescentes de nutrientes considerados necessários ao organismo de quem é fisicamente ativo. A adição de um conjunto de nutrientes em um produto não avaliza sua eficácia.

Outro fato que sugere que os suplementos não são superiores aos alimentos como os fabricantes muitas vezes querem fazer crer é que indivíduos que consomem excessivamente tais produtos em substituição aos alimentos normalmente apresentam comprometimento da *performance* e problemas de saúde (Bernadot, 2000).

Adição de nutrientes: RDA e IDR

Apesar da insistência em propor novos tipos de suplementos com base na ideia de que eles contêm cada vez mais nutrientes essenciais, a Ciência da Nutrição tomou outra direção nas duas últimas décadas. Inicialmente, a proposta era evitar a ocorrência de doenças por deficiências nutricionais e, dessa forma, a pesquisa focava o papel de diversos tipos de nutrientes essenciais. Com o tempo, observou-se que mesmo nutrientes não considerados essenciais são importantes para a boa saúde e prevenção de doenças; assim, além dos nutrientes não essenciais, essenciais e condicionalmente essenciais, foi proposta uma nova categorização para eles: *desejáveis* ou *benéficos para a saúde* (Harper, 1999).

Outra mudança foi quanto à percepção de que doenças crônicas podem mudar a necessidade orgânica de nutrientes. A partir disso, foi proposta a mudança das chamadas Quantidades Diárias Recomendadas (RDAs, sigla do inglês *Recommended Dietary Allowance*, listadas e publicadas desde 1941), para Ingestões Dietéticas de Referência (IDRs). As RDAs eram definidas como os níveis de ingestão de nutrientes essenciais que, com base no conhecimento, são considerados pelo *Food e Nutrition Board* como adequados para atender a necessidade conhecida de nutrientes de praticamente todas as pessoas saudáveis.

Já as IDRs (um trabalho conjunto de cientistas canadenses e norte-americanos) compreendem um grupamento de recomendações nas quais os nutrientes são categorizados conforme sua função (por exemplo, vitaminas do complexo B, antioxidantes e nutrientes relacionados; eletrólitos, fontes de energia e macronutrientes; elementos-traço e nutrientes formadores dos ossos). Como reunião de recomendações, as IDRs compreendem as seguintes definições:

- *RDA*: a ingestão diária de substâncias que atende às necessidades nutricionais de praticamente todos os indivíduos saudáveis de um grupo (de 97% a 98%) de determinada idade e gênero, minimizando o risco de doenças crônicas.
- *IA (Ingestão Adequada)*: níveis de ingestão empíricos de pessoas saudáveis quando não existem informações científicas suficientes para propor uma RDA.
- *EAR (sigla em inglês de Necessidade Média Estimada)*: valor de ingestão de um nutriente que se propõe a atender à necessidade da metade de um grupo específico de indivíduos. É útil para o estabelecimento das RDAs.
- *UL (sigla em inglês de Nível Superior de Ingestão Tolerável)*: a máxima ingestão que provavelmente não oferece problemas de saúde para quase todos os indivíduos da população. Acima desse nível, o risco à saúde aumenta.

Diante da complexidade dos fatores que devem ser considerados quando da orientação da alimentação para saúde/desempenho, a proposta de eficácia de um suplemento somente em relação ao seu conteúdo de nutrientes essenciais é no mínimo ingenuidade.

Toda a gama de implicações decorrentes da complexa interação entre os nutrientes deve ser pensada. Muitos fabricantes, por exemplo, não consideram a questão dos UL.

Por outro lado, mesmo quando se trata da simples adição de suplementos à dieta, eles não são tudo que afirmam. Muitos fabricantes dizem que seus produtos apresentam as mesmas vitaminas e minerais que alimentos naturais (embora os primeiros sejam mais caros). Os alimentos naturais contêm, por exemplo, doses potentes de fitoquímicos (que podem aumentar a imunidade, ajudar na recuperação e prevenir doenças); obviamente, os fabricantes de suplementos tentam inserir extratos vegetais, tais como o licopeno, em seus produtos. Entretanto, as quantidades usadas por eles são insuficientes para produzir algum efeito (Applegate, 2001).

PIRÂMIDE DOS SUPLEMENTOS ESPORTIVOS

Em analogia à "pirâmide dos alimentos", Phillips (1997) propôs a *pirâmide dos suplementos*.

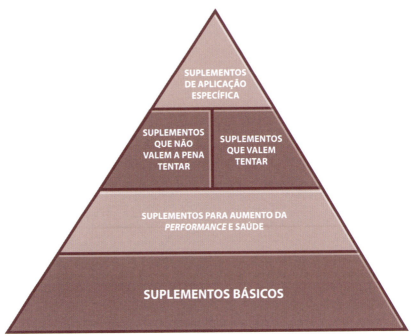

Figura 1.5 - A pirâmide dos suplementos.
Fonte: adaptado de Phillips (1997).

De acordo com o autor, na base da pirâmide (isto é, na sua parte mais importante), estão os nutrientes que *sempre* devem ser consumidos, porque são essenciais. Nessa categoria estão as *vitaminas*, os *minerais* e os *ácidos graxos essenciais* (linoleico e linolênico). Conforme o próprio autor argumenta, os leitores podem questionar a razão pela qual os aminoácidos essenciais não estão na base da pirâmide. A justificativa do autor é curiosa, pois ele diz, ao contrário dos anteriores, que os aminoácidos essenciais podem ser obtidos a partir dos alimentos.

No meio da pirâmide, estão os suplementos considerados convenientes, que devem ser consumidos "em ciclos". Não precisam ser utilizados sempre, pois embora possam aumentar o desempenho físico e melhorar a saúde, seu uso deve ser restrito, dado o fato de não serem considerados essenciais. Aqui foram colocados os seguintes suplementos: *whey protein*, creatina monoidrato e os antioxidantes.

Na parte superior da pirâmide estão três grupos diferentes de suplementos: os sem valor, que não devem ser consumidos pois não funcionam; os que valem a pena tentar; e os que devem ser utilizados em situações específicas.

Como suplementos sem valor, há: pregnenolona, inhame mexicano, colostro, gama-hidroxibutirato (GHB, não confundir com beta-hidroxi-metilbutirato ou HMB), beta-sitoesterol, dioesterol, glandulares, extratos de glândulas neonatais, extrato de testículo de boi (supostamente contendo testosterona; isso é que é ir à fonte!), enzimas digestivas, aminoácidos sublinguais, fígado dissecado, triglicerídeos de cadeia média, gama orizanol/ácido felúrico, pantocrina, ecdiosterona, *dong chong*, *Smilax officinalis*, cartilagem de tubarão, inosina, dibencozida, Exsativa e coenzima Q10.

No grupo dos suplementos que valem a pena tentar, estão (segundo o autor): DHEA, HMB, CLA, flavonas, androstenediona, *Tribulus terrestris* e sulfato de vanádio. Vale notar que, para serem incluídos nesse grupo, os suplementos devem atender a, pelo menos, um dos seguintes critérios: quantidade adequada de pesquisa apoiando a ideia; evidência de que funcionam para algumas pessoas, mas não para outras; e serem relativamente caros. Finalmente, como suplemento que deve (de vez em quando) ser utilizado com objetivos específicos, o autor destaca a efedrina.

À primeira vista, a proposta da pirâmide dos suplementos parece muito convincente. Entretanto, uma análise simples (baseada em pesquisas científicas) demonstra que o único aspecto correto da pirâmide se refere ao grupo dos suplementos que não valem a pena ser consumidos (no topo da pirâmide).

A justificativa para a base da pirâmide é no mínimo absurda, pois a literatura demonstra que a ingestão inadequada de nutrientes (essenciais ou não) ocorre em função de escolhas incorretas (Bernadot, 2000). A maioria das pessoas tende a consumir sempre a mesma quantidade limitada de alimentos, não se expondo, assim, à combinação adequada de nutrientes. Isso ocorre em função do hábito, limitações em relação ao tempo, rotinas de trabalho e preferências quanto aos alimentos. No que se refere ao fato de muitos alimentos serem processados e, por esse motivo, pobres em nutrientes, é importante destacar que as diretrizes alimentares defendem o consumo de nutrientes a partir de fontes que tenham sofrido o mínimo de processamento possível. Ao contrário do que se imagina, nem todo alimento processado possui baixa densidade nutricional; a diretriz se baseia no fato de que esse tipo de processo expõe os alimentos a aditivos que podem apresentar efeitos questionáveis à saúde.

Ainda em relação à argumentação sobre a base da pirâmide, o autor quer fazer crer que atletas apresentam uma necessidade fisiológica tão elevada que não pode ser satisfeita por meio do consumo de alimentos (mesmo considerando que eles sejam adequados em sua porcentagem de nutrientes). O *Food and Nutrition Board* da Academia Norte-Americana de Ciências estabeleceu (a partir de evidências clínicas, epidemiológicas e de estudos de caso) as Quantidades Diárias Recomendadas (RDAs, no inglês). Existem atualmente recomendações específicas para energia, proteínas e vitaminas (A, D, E, K, B_1, B_2, niacina, B_6, B_{12} e fosfato).

Quando as evidências para o estabelecimento da RDA são incompletas, a mesma entidade publica periodicamente as Ingestões Estimadas Adequadas e Seguras (ESADI, sigla em inglês) e as Necessidades Mínimas Estimadas (EMR, sigla em inglês). Existem ESADIs para o ácido pantotênico, para a biotina, cobre, manganês, flúor, cromo e molibdênio. Para o sódio, o potássio e o cloro, há as EMRs (Bernadot, 2000; Manore e Thompson, 2000).

A argumentação de que atletas não obtêm suas necessidades a partir de alimentos refere-se ao fato de as estimativas não terem sido elaboradas para pessoas fisicamente ativas. É importante, porém, esclarecer alguns fatos quanto a essa questão. As RDAs para *energia* são baseadas na média das necessidades de pessoas saudáveis com determinada altura, peso e atividade (o consumo de mais energia que o necessário está associado à obesidade).

Na prática, isso significa que elas realmente precisam ser ajustadas quando o indivíduo passa a se exercitar, uma vez que o grau de movimentação muda. Ao contrário das RDAs para energia, as recomendações para nutrientes essenciais são estabelecidas levando-se em conta necessidade média mais dois desvios-padrão, isto é, elas apresentam uma margem de segurança. Assim sendo, a maioria das pessoas precisa, por exemplo, de muito menos vitaminas que RDAs. Muitas pessoas consomem suplementos em quantidades além do recomendado porque acreditam que o volume prescrito é o mínimo para evitar doenças, portanto, mais que o suficiente é melhor. Vale destacar que muito de um nutriente pode ser tão ruim quanto nenhum.

De acordo com Bernadot (2000), as RDAs são um excelente ponto de partida para determinar a adequação nutricional. Como certos indivíduos tendem a gastar mais energia, exigem mais nutrientes, como as vitaminas (particularmente as do complexo B) e, como o desempenho está intimamente associado a vários minerais (ferro e zinco em particular), é uma boa ideia consumir a RDA para esses nutrientes. Indivíduos seriamente interessados em seu desempenho devem periodicamente fazer um exame de sangue para verificar quão adequada está sua RDA. Logo, a grande diferença entre a dieta de uma pessoa fisicamente ativa e outra sedentária se refere ao aspecto energético e não ao consumo de nutrientes essenciais. A primeira pode até necessitar de mais, entretanto, a quantidade nunca será de muitas vezes a RDA.

Para justificar os suplementos dispostos na parte central da pirâmide, Phillips (1997) argumenta que lá estão nutrientes importantes, mas não essenciais. Podem periodicamente deixar de ser consumidos por meio da suplementação, uma vez que o consumo de alimentos os garante. Os aminoácidos essenciais se encontram aqui. É difícil entender tal argumentação diante do fato de a necessidade de vitaminas e minerais (micronutrientes) ser muito menor que a de proteínas (macronutrientes). Se, quantitativamente, é impossível consumir micronutrientes, que dirá macronutrientes.

Em uma coisa o autor realmente acertou: o consumo adequado de alimentos garante a ingestão de todos os aminoácidos necessários ao organismo. Enquanto 28 gramas de carne fornecem cerca de 7 gramas de proteínas, as massas (à base de proteínas) e os aminos (suplementos à base de aminoácidos) fornecem, na mesma quantidade, aproximadamente 0,5 a 1 grama (Bernadot, 2000).

Em relação ao consumo de *whey protein*, a literatura é unânime em não demonstrar a superioridade dessa proteína em relação a outras com alto valor biológico e, portanto, de boa qualidade (Applegate, 2001). A necessidade do consumo de antioxidante, mesmo que em determinados períodos, também não é apoiada pela literatura. De acordo com Manore e Thompson (2000), a combinação de cinco frutas e vegetais por dia permite que a maioria das pessoas (inclusive os atletas) atinja ou supere a recomendação (RDA) para antioxidantes. Dessa forma, uma dieta adequada desqualifica a inclusão dessas substâncias como elementos a serem consumidos periodicamente em forma de suplementos.

As justificativas utilizadas para a disposição dos suplementos no topo da pirâmide não são menos confusas que nas situações anteriores. Em relação ao grupo de suplementos que não valem a pena consumir, os argumentos, em muitas situações, não se baseiam em nenhum tipo de evidência que não a opinião do próprio autor. O colostro, por exemplo, seria ineficiente por ser um alimento necessário para recém-nascidos e, portanto, não seria útil em nenhuma situação. Já a pregnenolona não funcionaria porque o autor não acredita em sua eficácia.

Ainda no topo, encontram-se os suplementos que valem a pena ser experimentados (por exemplo, DHEA e androstenediona), novamente segundo o autor. A justificativa é que, embora não existam evidências comprobatórias, tudo indica que tais suplementos aumentam a concentração plasmática de testosterona.

Outros autores, que preferem uma abordagem mais séria (revisão dos trabalhos existentes), acreditam que são necessárias pesquisas de maior qualidade e com maior número de indivíduos antes de formular uma opinião correta (Reents, 2000). Além disso, o treinamento de força realizado por oito semanas, com ou sem androstenediona, não alterou a concentração de testosterona em homens saudáveis previamente sedentários (King et al, 1999).

Quanto aos suplementos que podem ser utilizados periodicamente com o intuito de alcançar objetivos específicos, é importante destacar que, ao contrário do que se propõe, não existe uma quantidade significativa de pesquisas demonstrando a eficácia de seus efeitos (pricipais ou colaterais). Além disso, a prescrição desse tipo de substância é extremamente antiética diante dos riscos potenciais envolvidos.

Dessa forma, a proposta da pirâmide dos suplementos é, infelizmente (como a maioria das outras propostas para o consumo desses produtos), baseada em "achismos" não lastreados pelas evidências científicas. Logo, não é recomendada a adoção dessa proposta.

RISCOS DO CONSUMO DE SUPLEMENTOS ESPORTIVOS

Em função da ausência de políticas de regulamentação mais rígidas, algumas vezes o consumo de suplementos pode resultar em riscos. Manore e Thompson (2000) citam alguns:

- *consumo de quantidade insuficiente de energia*: muitas pessoas, na tentativa de compensar o que acreditam ser uma dieta inadequada, acabam consumindo quantidades erradas de energia e de nutrientes essenciais;
- *efeitos tóxicos*: como mencionado, o consumo de determinados nutrientes pode levar a efeitos tóxicos e comprometimento na absorção de outros nutrientes. Isso ocorre, por exemplo, com alguns micronutrientes. Um cuidado em particular é a ressalva que a ingestão de uma quantidade maior nem sempre é melhor. Alguns suplementos são claramente nutrientes quando consumidos em quantidades que poderiam ser encontradas na dieta, mas comportam-se como drogas quando ingeridos em quantidades que nunca seriam obtidas pela dieta (por exemplo, triptofano). O metabolismo normal de nutrientes envolve

muitos mecanismos regulatórios de proteção que fazem ajustes para mudanças modestas na ingestão dos nutrientes. Com frequência, quando um nutriente é consumido em quantidades que excedem aquelas às quais o corpo está normalmente exposto, esses mecanismos são superados;
- *controle de qualidade inadequado*: como esses produtos não são rigorosamente controlados, não se pode ter certeza se sua composição está de acordo com o rótulo;
- *rótulos incompletos*: a maioria dos produtos não contém informações precisas quanto a restrições ao uso e possíveis problemas advindos dele. Além disso, geralmente, estão ausentes outras informações quanto à natureza das substâncias presentes nos suplementos;
- *problemas de saúde e morte*: a ausência de controle pode levar à presença de contaminantes no produto, ou, muitas vezes, as próprias substâncias lá presentes são prejudiciais. A efedrina, por exemplo, foi proibida nos Estados Unidos em razão de seus efeitos potencialmente fatais (isto é, elevação da frequência cardíaca e da pressão arterial).

Consumo de suplementos e comportamentos de risco para a saúde

Stephens e Olsen (2001) demonstraram a existência de comportamentos de risco associados ao consumo de suplementos por parte de jovens ingressantes no serviço militar norte-americano. De acordo com esses autores, indivíduos de ambos os sexos que utilizaram suplementos nutricionais apresentaram maior probabilidade de consumir álcool, de entrar em um carro dirigido por alguém que tenha consumido bebidas alcoólicas, de dirigir embriagado e de entrar numa briga, em comparação a quem não fez uso dessas substâncias (o consumo foi maior em homens que em mulheres). É interessante destacar que outros estudos verificaram o mesmo padrão de risco entre consumidores de esteroides anabolizantes. Dessa forma, os autores advertem que, além dos riscos e da falta de comprovação na utilização de vários suplementos, os consumidores devem ser aconselhados quanto a possíveis fatores de risco à sua saúde.

PROPAGANDA SOBRE SUPLEMENTOS

Existe um dito popular que é "a propaganda é a alma do negócio". Com a suplementação esportiva não é diferente. Infelizmente, muitas vezes, a comercialização desses produtos não segue regras éticas. Manore e Thompson (2000) e McCormack Brown, Thomas e Kotecki (2002) contam que algumas práticas enganosas, expostas a seguir, são utilizadas com frequência para comercializar suplementos esportivos.

Representação incorreta

- *Uso inadequado da pesquisa original*: a pesquisa é mencionada fora do contexto em que foi realizada; situações que não podem ser concluídas a partir da conclusão do trabalho são extrapoladas.
- *Afirmações de que o produto é testado por uma universidade*: normalmente, a chamada "pesquisa" ocorre sob rígida interferência do fabricante e é conduzida por um indivíduo não especializado ou, pior, muitas vezes a pesquisa nunca foi feita.
- *Afirmações de que o produto é recomendado*: dizer que uma organização esportiva profissional o recomenda, quando apenas um membro da equipe consome o produto.

Afirmações que a pesquisa realizada atualmente é do tipo duplo-cego

Na maioria das vezes, esse tipo de argumentação é falsa, pois raramente as empresas têm condições de fornecer informações sobre esse estudo que supostamente se encontra em progresso.

A pesquisa não se encontra disponível para o público

Os consumidores têm o direito de obter informações ao mesmo tempo que os fabricantes, portanto, não há razão para omitir os dados.

Testemunhos

Essa técnica é baseada no chamado efeito placebo (decorrente do fato de o indivíduo achar que tomou certas substâncias e sentir-se motivado). Dados sugerem que existem, pelo menos, 40% de chances de isso ocorrer. Ademais, não se pode eliminar a possibilidade de o efeito ter ocorrido ao acaso.

Patentes

A obtenção da patente para comercialização do produto não garante sua efetividade.

Pesquisas referenciadas de modo inadequado

- há pesquisas não publicadas e muitas com o arranjo experimental bastante inadequado;
- referências a pesquisas do antigo bloco oriental, cuja possibilidade de acesso é inexistente;
- pesquisas com controles inadequados, propagandas baseadas somente em um estudo, utilização de resultados preliminares;
- pesquisas antigas não comprovadas por trabalhos posteriores;
- resultados citados fora do contexto, os dados são extrapolados e não estão relacionados à efetividade do produto;
- utilização de estudos não revisados por pesquisadores.

Mensurações anabólicas

Algumas companhias utilizam medidas como o "balanço de nitrogênio" e sugerem que a perda de massa se dá em função de cálculos malfeitos. O que os produtores se esquecem de informar é que o balanço nitrogenado negativo pode ser uma resposta normal ao início do treinamento.

Estratégias diversas utilizadas na propaganda de suplementos

- *Isca e mudança*: um produto é anunciado mas outro é comercializado.
- *Falsas afirmações (livre de sintomas)*: a afirmação é de que não existem efeitos colaterais ou sintomas negativos associados ao uso de um produto.
- *Falsas expectativas*: afirmações que o produto lhe trará benefícios bons demais para serem verdadeiros.
- *Jogando com medos*: usa táticas que atingem pessoas desesperadas por soluções.
- *Promessa de soluções simples para problemas complexos*: "tome um comprimido e acorde sem gordura".
- *Redundância*: persuadem a pessoa quanto aos resultados alcançáveis, mas não necessariamente esclarecem o modo de obtê-los. Um exemplo seriam anúncios sobre ter músculos abdominais bem desenvolvidos que se aproveitam para vender aparelhos de ginástica para abdominal. Exercícios executados de modo adequado resultariam nos mesmos benefícios, só que com uma grande diferença: sairiam de graça.
- *Crítica à comunidade científica (conspiração)*: os anunciantes de determinado produto tentam convencer os possíveis compradores que há um interesse em não promover tal produto.
- *Garantias quanto à devolução do dinheiro*: companhias oferecem garantia de devolução do dinheiro cientes que a maioria das pessoas não tem tempo ou disposição para despender o esforço necessário para recuperar seu gasto. Às vezes, essa tentativa sai mais cara que o dinheiro investido na compra.
- *Curas ou milagres*: a propaganda é feita de tal modo que o indivíduo que a recebe acredita na possibilidade da cura de doenças ou de resultados milagrosos. Entretanto, nas chamadas "linhas pontilhadas" do rótulo do produto, os fabricantes mencionam que a intenção não é a promoção de curas ou milagres.

- *Recomendação de celebridades*: esportistas famosos são contratados para falar do produto. Tal estratégia leva a crer que o referido produto tem alguma parcela no sucesso esportivo de quem o anuncia.
- *Exposição excessiva*: o produto é oferecido em revistas, na televisão, no rádio, em jornais. O indivíduo passa a associar o produto ao seu programa ou revista preferidos acreditando que tal veículo apoia o produto.
- *Palavras de impacto ("rápido", "secreto" etc.)*: os fabricantes utilizam palavras de impacto capazes de prender a atenção do consumidor e, em seus anúncios, centram-se mais nessas palavras do que no próprio produto.
- *Omissão de fatos*: os fabricantes podem obscurecer ou omitir completamente fatos que podem levar os indivíduos a não consumir seus produtos (isto é, pode-se deixar de mencionar que a utilização de um determinado produto está associada a alguns efeitos colaterais). Outro exemplo comum está relacionado aos produtos oferecidos para a perda de peso: os fabricantes frequentemente deixam de assinalar que eles só funcionam (caso isso ocorra) quando associados a atividade física regular.
- *Apenas para seus olhos*: os anúncios levam os indivíduos a acreditar que o produto contém substâncias altamente secretas conhecidas por poucos. Quem já não ouviu falar de famosas ervas com potente efeito anabólico utilizadas por décadas por atletas do antigo bloco comunista, mas que agora encontram-se disponíveis?
- *Alto pedigree*: indivíduos com várias titulações acadêmicas e de instituições bem conhecidas anunciam o produto afirmando o alto grau de conhecimento científico presente na sua elaboração.
- *Serviço expresso de correspondência*: nos EUA, muitos fabricantes enviam seus produtos por serviços privados de entrega expressa (por exemplo, FedEx®). Segundo McCormack Brown, Thomas

e Kotecki (2002), enviar um produto fraudulento pelo correio daquele país constitui crime federal. Isso sugere que os próprios fabricantes não acreditam na autenticidade do que estão oferecendo.
- *Sexo*: sabe-se que o sexo é utilizado para vender praticamente tudo. Não é diferente na indústria de suplementação. Esse tipo de anúncio leva o indivíduo a crer que seu desempenho sexual irá melhorar e que indivíduos do sexo oposto passarão a desejá-lo. Observe, por exemplo, que revistas nacionais e importadas geralmente têm mulheres ou homens seminus nas capas e nas matérias internas. Uma conhecida revista importada tem uma seção de "maiôs" que é utilizada como "desculpa" para expor corpos femininos nus e seminus.

Mitos que favorecem a utilização inadequada dos suplementos esportivos

De acordo com pesquisadores esportivos como McCormack Brown, Thomas e Kotecki (2002), diversos mitos colaboram para a utilização inadequada dos suplementos esportivos:

- *Mito da redução localizada*: sugere que é possível reduzir a gordura corporal de um local de modo seletivo ao exercitar músculos presentes naquela área (isto é, faz acreditar que abdominais levam à redução da gordura da barriga).
- *Mito da celulite*: leva a crer que a celulite é um tipo especial de célula que pode ser tratada com pílulas, loções e/ou massagens. Não existe tal "celulócito", o que há "na verdade" é tecido adiposo que distende o tecido conjuntivo circundante, dando à pele a aparência associada à celulite.
- *Mito do exercício passivo*: sugere que pode-se ganhar peso ou condicionar-se fisicamente sem nenhum esforço. O trabalho é realizado por algum tipo de aparelho e/ou substância.

- *Mito da gratificação instantânea*: leva a crer que pode-se ingerir uma pílula "mágica" para perder gordura ou aumentar o desempenho.
- *Mito shake, rattle and roll*: sugere que você pode vibrar ou massagear a gordura para longe.
- *Mito Torch*: propõe que, ao aumentar a gordura corporal, você poderá derretê-las.
- *Mito do corpo bonito*: sugere que se alguém parece em forma ou atraente, essa pessoa deve entender de atividade física e condicionamento.
- *Mito das maçãs e laranjas*: sugere que o exercício pode transformar adipócitos (células de gordura) em células musculares e que a inatividade reverte o processo.
- *Mito da poção mágica*: promove que o uso de loções sobre a pele pode causar perda de gordura, remover o ácido láctico ou firmar seus músculos.
- *Mito do ato de desaparecimento*: oferta de produtos aos quais se atribui a capacidade de levar os indivíduos a perder aqueles centímetros a mais.
- *Mitos do totalmente natural*: propõe que somente produtos naturais fazem bem ao organismo ou não oferecem nenhum risco à saúde.

ASPECTOS A SEREM CONSIDERADOS NA AVALIAÇÃO DOS EFEITOS DOS SUPLEMENTOS

Segundo Borum et al, (2000), um dos maiores problemas em relação aos suplementos esportivos é a falta de informações fornecidas por aqueles que os divulgam.

No intuito de diminuir essa deficiência, toda informação divulgada sobre suplementos deve responder a algumas questões simples: qual a via de administração do suplemento (enteral ou parenteral); qual sua matriz; qual a quantidade; qual a pureza do suplemento, e qual o estado fisiológico do recipiente (indivíduo que irá receber o suplemento). Toda e qualquer divulgação de suplemento que não atenda a essas medidas deve ser *desconsiderada*. Essa exigência é fundamental, uma vez que diferenças quanto a essas questões influenciam de forma determinante o efeito do suplemento no organismo.

A administração de um suplemento via gastrointestinal (enteral) é absorvida por um mecanismo completamente diferente de um introduzido no corpo por via intravenosa (parenteral). Muitas das pesquisas com arginina, lisina e ornitina (para liberação de hormônios anabólicos), por exemplo, foram realizadas com infusões venosas, apesar de os produtos elaborados a partir delas serem propostos para consumo via oral.

A absorção e o metabolismo de um composto podem ser significativamente alterados pela presença de outros. Borum (2000) lembra que o ferro presente em uma porção de fígado será absorvido de modo totalmente diferente daquele presente em uma dieta vegetariana. Por isso, é importante determinar a matriz da substância.

O grau de pureza de um suplemento também é importante, pois se um produto não for 100% puro, não se estará consumindo somente a substância que se deseja. Isto implica consumir mais do produto para se obter uma determinada quantidade dela. Como não existe uma exigência legal quanto ao grau de pureza do produto, é possível encontrar produtos em que a substância proposta varia de 100% a porcentagens não detectáveis. E, em alguns produtos, as cápsulas numa mesma embalagem variam quanto à pureza.

O autor destaca que, mesmo que alguém assuma que um recém-nascido prematuro, uma criança com erro congênito do metabolismo e um paciente de hemodiálise precisem de carnitina (por exemplo), certamente as razões para isso não podem ser as mesmas. Esse alerta é para destacar que o estado fisiológico de quem receberá o nutriente é, sem dúvida, fundamental para o efeito final deles. Dessa forma, a clássica pergunta "tal suplemento funciona?" deveria ser substituída por "o organismo do indivíduo apresenta condições para o funcionamento de tal suplemento?".

Diante das inúmeras estratégias utilizadas para convencer os indivíduos a consumir suplementos e da propensão que muitos apresentam para fazê-lo (porque creem nos mitos citados anteriormente), é importante conhecer os critérios a serem avaliados na investigação de um informe sobre determinado suplemento. McArdle, Katch e Katch (2013) dividiram esses critérios em cinco categorias: justificativa; indivíduos; desenho experimental; conclusões, e disseminação dos achados.

No que se refere à *justificativa*, a proposta dos autores é parecida com a de Zeisel (2000), ou seja, será que a proposição encontra alguma base científica adequada?

A respeito dos *indivíduos* é importante verificar se o estudo foi realizado em *seres humanos* ou em *animais de laboratório*. Embora existam semelhanças entre estudos realizados com espécies distintas, também existem enormes diferenças. De modo geral, elas aparecem justamente nas variáveis fisiológicas que os fabricantes de suplementos afirmam serem beneficiadas pelo consumo de suplementos: necessidade de nutrientes; característica hormonal; crescimento e desenvolvimento, e alterações metabólicas decorrentes de processos patológicos. Ainda com relação aos indivíduos pesquisados, é importante verificar características como: sexo, idade, grau de treinamento, nível basal de nutrição e estado de saúde, pois elas podem influenciar o efeito de um dado suplemento no organismo.

Fabricantes de suplementos sugerem, por exemplo, que o HMB é uma importante substância anticatabólica, porém, uma revisão recente da literatura sugeriu que esse suplemento funciona em pessoas não treinadas, mas não nas que possuem alto grau de treinamento. De acordo com McArdle, Katch e Katch (2013), substâncias químicas que aceleram a desinibição neurológica auxiliam indivíduos não treinados, mas têm pouco efeito à medida que esse processo acelerador perde importância em função do maior grau de treinamento. Outro tipo de pesquisa que se encaixa nos critérios relacionados ao indivíduo é a DHEA/Androstenediona. Em indivíduos idosos, a DHEA parece aumentar a concentração de testosterona, o que não acontece em indivíduos adultos jovens (diferença quanto à idade).

Em relação ao *desenho experimental*, é importante procurar por investigações que utilizaram *controle duplo-cego com substância placebo*. A amostra deverá ter sido selecionada de modo *aleatório*; a única diferença entre o grupo experimental e o placebo deverá ter sido a substância testada (controle de fatores estranhos) e os instrumentos de medida e coleta de dados deverão ter sido adequados.

Em relação ao critério de *conclusão*, é importante examinar se todas as asserções encontram respaldo nos dados obtidos pelo estudo. É comum que várias afirmações quanto ao efeito de uma substância sejam especulações.

Sobre a disseminação dos *achados da pesquisa*, os autores aconselham a consulta em revistas científicas (nas quais todo trabalho publicado é revisado por pesquisadores competentes e que não participaram do estudo) ao invés de jornais ou revistas "quase" científicas, que muitas vezes são as contratantes dos ditos especialistas que defendem o uso de suplementos.

COMO LIDAR COM O CLIENTE QUE CONSOME SUPLEMENTOS?

É irreal esperar que a maioria do público consumidor saiba interpretar e extrair informações confiáveis da literatura científica sobre suplementos esportivos. Butterfield (1996) sugere alguns procedimentos para lidar com a questão do consumo de suplementos:

- avalie o nível de conhecimento e crença do indivíduo sobre o produto;
- não aconselhe a pessoa a interromper o uso de todo tipo de suplemento. O usuário pode criar uma resistência a seus argumentos se perceber que você é simplesmente contra todo o tipo de suplementação;
- não aceite práticas que sejam prejudiciais ou ilegais – recomende mudanças graduais;

- avalie a importância que o suplemento apresenta como um todo na alimentação do indivíduo;
- concentre-se em estimular práticas que sejam fundamentais para o desempenho;
- estimule o indivíduo a adotar práticas alimentares saudáveis;
- questione o consumo de suplementos de maior risco somente depois que for estabelecida a confiança com o indivíduo.

CONCLUSÃO

Conclui-se, assim, que existem diversos aspectos a ser considerados quando o assunto é suplementação esportiva. As respostas para perguntas frequentes, tais como: A quem se destina o uso de suplementos?; Como classificam-se os suplementos?; Como se seleciona determinado suplemento?; Qual a efetividade e a segurança no consumo de determinado suplemento? só serão assertivas caso todos os aspectos inerentes à ação fisiológica do componente a ser suplementado, em conjunto com outros fatores orgânicos, da modalidade esportiva praticada ou fim a que se destina, e o estado de quem utiliza, puderem ser totalmente compreendidos e testados. Desse modo, decidir fazer uso desse ou daquele suplemento configura-se em uma decisão muito mais complexa e séria do que, a princípio, pode parecer.

DESTAQUE PARA APLICAÇÃO PRÁTICA

- Seja criterioso ao investigar determinado suplemento. Investigue a literatura baseando-se nos seguintes critérios: justificativa da substância; indivíduos analisados nos estudos; desenho experimental; conclusões baseadas nos dados apurados pelos estudos e onde eles foram publicados (disseminação dos achados).
- Fique atento aos riscos no consumo de determinados suplementos. Boa parte das substâncias não necessitam ser suplementadas e algumas são mais danosas à saúde em excesso que em falta no organismo;

- Atenção às artimanhas e estratégias que a indústria utiliza para vender seus produtos e oriente com critério indivíduos que fazem uso de suplemento.

QUESTÕES PARA ESTUDO

1. Como são classificados os suplementos esportivos e qual a importância de entender tal classificação no processo de escolha dos suplementos?

2. Quais estratégias podem ser empregadas para selecionar o suplemento esportivo a ser utilizado?

3. A indústria dos suplementos lança mão de diversos artifícios para potencializar as vendas. Assim sendo, quais critérios devem ser utilizados na avaliação de determinado suplemento esportivo?

4. A utilização indiscriminada de algumas substâncias pode gerar diversos riscos à saúde. Desse modo, elenque quais os principais riscos inerentes ao uso irresponsável de suplementos esportivos.

5. Indivíduos que fazem uso de suplementação esportiva tendem a ter comportamento "arisco" quando confrontados a respeito de sua opção. Nesse sentido, saber lidar com eles é fundamental para orientá-los adequadamente acerca do uso de suplementos. Assim, como deve-se orientar um indivíduo que já faz uso indiscriminado de determinado suplemento esportivo?

BIBLIOGRAFIA

APPLEGATE, E. A. *Eat smart, play hard*: Customized food plans for all your sports and fitness pursuits. Pennsylvania: Rodale, 2001.

BERNADOT, D. *Nutrition for the serious athletes*. Champaign: Human Kinetics, 2000.

BURKE, L. M.; READ, R. S. D. Dietary supplements in sport. *Sports Medicine*, v.15, n.1, p.43-65, 1993.

BORUM, M. L. The effect of nutritional supplementation on survival in seriously ill hospitalized adults: an evaluation of the SUPPORT data. *Journal of the American Geriatrics Society*, v.48, n.5, p.33-38, 2000.

BUTTERFIELD, G. Ergogenic aids: evaluating sport nutrition products. *International Journal of Sport Nutrition*, v.6, p.191-7, 1996.

DE LA ROSA, A. F. *Treinar para ganhar*. São Paulo: Phorte, 2015.

GASTELU, D.; HATFIELD, F. *Dynamic nutrition for maximum performance*: A Complete nutritional guide for peak sports performance. New York: Putnam Publishing Group, 1997.

HARPER, A. E. Defining the essentiality of nutrients. In: SHILS, M. E. et al (Ed.). *Modern Nutrition in Health and Disease*. Baltimore: Lippincot, Williams, & Wilkins, 1999.

INTERNATIONAL LIFE SCIENCES INSTITUTE. Protein energy intake and weight gain. *Nutrition Reviews*, v.38, n.1, p.13-15, 1980.

KANT, A. K. Consumption of energy-dense, nutrient-poor foods by adult americans: nutritional and health implications. The third National Health and Nutrition Examination Survey, 1988-1994. *American Journal of Clinical Nutrition*, v.72, n.4, p.929-36, 2000.

KANTER, M. M.; WILLIAMS, M. H. Antioxidants, carnitine, and choline as putative ergogenic aids. *International Journal of Sports Nutrition*, v.5, p.S120-31, 1995. (suppl.).

KING, D. S. et al. Effect of oral androstenedione on serum testosterone and adaptations to resistance training in young men: a randomized controlled trial. *Journal of American Medical Association*, v.281, n.21, p.2020-8, 1999.

MANORE, M.; THOMPSON, J. *Sport Nutrition for Health and Performance*. Champaign: Human Kinetics, 2000.

MCARDLE, W. D.; KATCH, F. I.; KATCH, V. L. *Fisiologia do exercício*: nutrição, energia e desempenho humano. Rio de Janeiro: Guanabara Koogan, 2013.

MCCORMACK BROWN, K.; THOMAS, D. Q.; KOTECKI, J. E. (Ed.). *Physical activity and health*: an interactive approach. Jones and Bartlett, p.133, 2002.

MUJIKA, I.; PADILLA, S. Creatine supplementation as an ergogenic id for sports performance in highly trained athletes. A critical review. *International Journal of Sports Medicine*, v.18, p.491-6, 1997.

MURRAY, M. T. *Encyclopedia of nutritional supplements:* the essential guide for improving your health naturally. Prima Publishing: Rocklin, 2000.

PHILLIPS, B. How to prioritize your supplement choices with the "Supplement Pyramid". In: *Sports Supplement Review*. 3 ed. Golden, p.221, 1997.

REENTS, S. Metabolic agents. In: *Sport and exercise pharmacology*. Champaign: Human Kinetics, p.183, 2000.

SLATER, G. J.; JENKINS, D. Beta-hydroxy-beta-methylbutyrate (HMB) supplementation and the promotion of muscle growth and strength. *Sports Medicine*, v.30, n.2, p.105-16, 2000.

STEPHENS, M. B.; OLSEN, C. Ergogenic supplements and health risk behaviors. *Journal of Family Practice*, v.50, p.696-9, 2001.

WILLIAMS, M. H. *Nutrition for health, fitness and sport*. Boston: WCB/McGraw-Hill, 1999.

ZEISEL, S. H. Is there a metabolic basis for dietary supplementation? *The American Journal of Clinical Nutrition*, v.72, n.2, p.507S-11S, 2000.

CAPÍTULO 2

A ESSENCIAL "DOCE" ENERGIA DO RENDIMENTO (CARBOIDRATO E ATIVIDADE FÍSICA)

Luis Felipe Milano Teixeira
Marco Carlos Uchida

RESUMO

Os carboidratos (CHO) são o principal substrato energético para manter o desempenho físico durante sessões de exercícios de moderada e alta intensidade. Há grande suporte da literatura no sentido de demonstrar a importância dos CHO sobre o desempenho em exercícios prolongados submáximos, intermitentes ou de alta intensidade e curta duração. Entretanto, apesar de sua relevância para a realização de atividades de alta intensidade, contínuas ou intermitentes, as reservas endógenas de CHO são limitadas. Esse fato justifica a larga quantidade de estudos que procuram esclarecer o comportamento desse substrato durante o exercício e testar estratégias para maximizar suas reservas endógenas. Sendo assim, o objetivo do presente capítulo é discutir aspectos relacionados ao consumo de CHO e seu impacto no desempenho físico em exercícios de *endurance* e de força. Aspectos como tipo de CHO ingerido, momento da oferta, preparo do alimento/suplemento, tipo de exercício, entre outros, podem interferir diretamente na resposta fisiológica para o exercício e para a recuperação, e devem ser levados em conta na elaboração de estratégias nutricionais para atletas e/ou praticantes assíduos de programas de exercício físico. Sabe-se que o desempenho em exercícios de força e *endurance* são substancialmente prejudicados quando as reservas endógenas de CHO esgotam-se antes de o exercício acabar ou quando ocorre a queda da concentração plasmática de CHO durante a prática esportiva. Do mesmo modo, promover recuperação rápida das reservas endógenas desse substrato após sessões de treinamento é fundamental para preparar o atleta para uma nova sessão de exercícios vigorosos. Portanto, o entendimento do metabolismo dos CHO durante o exercício e recuperação, bem como o controle de sua ingestão combinada ou não a outros nutrientes, configura importante ação para promover a *performance* e/ou acelerar os processos de restabelecimento dos atletas.

INTRODUÇÃO

Desde a década de 1930, quando demonstraram que a disponibilidade de CHO era fundamental para manutenção dos músculos em atividades físicas prolongadas (Hargreaves, 1991), uma ampla quantidade de investigações demonstrou a importância dos CHO (acompanhados ou não de outros nutrientes) sobre o desempenho em exercícios prolongados submáximos (> 90 minutos, reduzindo ou atrasando a fadiga) e intermitentes prolongados (por exemplo, futebol), e seu papel permissivo em exercícios de alta intensidade e curta duração (Jeukendrup e Chambers, 2010; Jeukendrup, 2011).

Aliado a tais apontamentos, sabe-se que as reservas endógenas de CHO (glicogênio) são limitadas e que sua disponibilidade para as células musculares como substrato energético são determinantes para o desempenho em atividades de alta intensidade, sejam elas intermitentes ou contínuas (Aragon e Schoenfeld, 2013). O consumo de CHO como substrato energético pelas células musculares está intimamente relacionado à sua disponibilidade, seja na forma do glicogênio muscular ou da glicose presente no plasma sanguíneo (glicemia) (Burke e Hawley, 1999; Aragon e Schoenfeld, 2013). Assim, os CHO são universalmente propostos como os nutrientes mais importantes para indivíduos fisicamente ativos (seja como parte da dieta rotineira ou do regime para situações específicas de treinamento) (Kerksick et al., 2008; Jeukendrup e Chambers, 2010; Jeukendrup, 2011).

Justifica-se, então, a larga quantidade de estudos e investigações disponíveis na literatura acadêmica que procuram esclarecer ou testar estratégias para manutenção ou incremento da quantidade de CHO disponível, exatamente por entender que manter e/ou aumentar tais reservas é de fundamental importância para o desempenho adequado em uma grande variedade de modalidades esportivas (Kerksick et al., 2008).

Por conseguinte, o objetivo deste capítulo é discutir aspectos relacionados ao consumo dos CHO e seu impacto no desempenho físico em exercícios com diferentes características.

CARBOIDRATOS E DESEMPENHO FÍSICO

Para além do entendimento da importância dos CHO no desempenho físico, compreender os mecanismos de fornecimento de carboidratos durante a atividade física não é das tarefas mais simples, uma vez que o metabolismo dos CHO não ocorre de maneira isolada na musculatura esquelética e exige a inter-relação de diversos tecidos (músculo esquelético, hepático, músculo cardíaco, cerebral, entre outros) e outros substratos (aminoácidos e lipídios) (Morales et al., 2013).

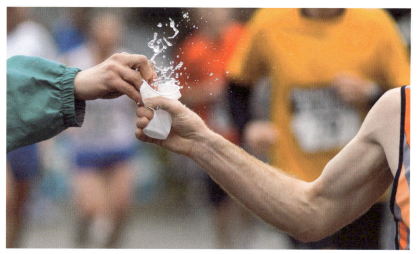

Figura 2.1 – Além de entender a importância dos CHO para o desempenho físico, faz-se necessário conhecer todos os mecanismos de fornecimento de carboidrato às celulas, para não cometer erros e comprometer os resultados do exercício físico.

No organismo, o glicogênio muscular é a principal fonte de CHO. Há ≈300 g a 400 g (1200 kcal a 1600 kcal) de glicogênio armazenado nos músculos esqueléticos, a serem usados diretamente como substrato energético. Já o glicogênio hepático configura a segunda principal reserva orgânica desse substrato – há aproximadamente 75 g a 100 g (300 kcal a 400 kcal) de glicogênio armazenado no fígado. Finalmente, vale destacar a menor fonte de CHO no organismo, a glicose do sangue, onde há, apenas, ≈25 g (100 kcal) disponíveis, representando a *glicemia* (McArdle, Katch e Katch, 2013).

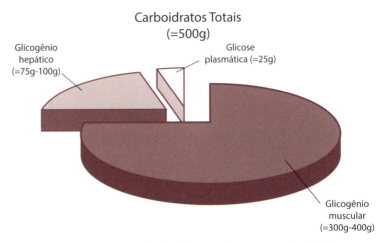

Figura 2.2 – Representação da distribuição das reservas de CHO no organismo. Fonte: adaptada de McArdle, Katch e Katch (2013).

No que diz respeito à relação entre a quantidade de glicogênio muscular armazenada e da quantidade de massa muscular, sabe-se que indivíduos não treinados apresentam concentração de 80 mmol a 90 mmol de glicogênio por quilograma de músculo; já atletas que solicitam continuamente as vias glicolíticas para a produção energética (por exemplo, atletas de *endurance*) conseguem atingir uma relação de ≈130 mmol/kg a 135 mmol/kg. O uso de estratégias alimentares pode aprimorar ainda mais tais estoques, chegando de 210 mmol/kg a 230 mmol/kg (Jacobs e Sherman, 1999). Assim sendo, nota-se clara influência do exercício físico e da alimentação na capacidade de armazenamento de glicogênio no músculo e consequente desenvolvimento da capacidade energética para atividades de maior intensidade (Dennis, Noakes e Hawley, 1997; Kerksick et al., 2008; McArdle, Katch e Katch, 2013).

A demanda energética em exercícios com intensidades superiores a 65% do consumo máximo de oxigênio (VO_2máx) depende preferencialmente dos CHO como substrato para ressíntese de adenosina trifosfato (ATP), uma vez que a oxidação dos lipídios não é capaz de ressintetizar ATP na taxa necessária para a manutenção de um exercício em intensidade elevada (Coyle, 1995; Jacobs e Sherman, 1999; McArdle, Katch e Katch, 2013).

Desse modo, quanto maior a intensidade do exercício, maior a participação do glicogênio muscular e da glicose sanguínea para manter a ressíntese de ATP em ritmo capaz de suportar a demanda do exercício (Coyle,1995; Jacobs e Sherman, 1999; McArdle, Katch e Katch, 2013). Torna-se impossível, portanto, manter tal demanda energética quando as reservas endógenas de CHO estão esgotadas (Coyle, 1995; Jacobs e Sherman, 1999; Hargreaves, 2006), e fica clara a relação entre os níveis das reservas desse substrato e a capacidade de gerar energia para atividades físicas de intensidades mais elevadas (>70% a 75% do VO$_2$máx) (Burke, 2006).

Estudo clássico conduzido por Bergstron et al. (1967) demonstrou tal relação comparando o tempo de exercício a 75% do VO$_2$máx até a exaustão, após três dias de consumo de três dietas com diferentes concentrações de CHO: dieta mista, com 50% de CHO; dieta com baixa concentração de CHO (≈5%) e dieta com alta concentração de CHO (≈82%). Seus resultados apontam que os indivíduos que receberam três dias de dieta mista apresentaram conteúdo de glicogênio muscular de ≈106 mmol/kg e se mantiveram em atividade a 75% do VO$_2$máx por ≈115 minutos, ao passo que os indivíduos que receberam três dias de dieta com até 5% de CHO apresentaram conteúdo de glicogênio muscular de ≈38 mmol/kg e se mantiveram em atividade por apenas 60 minutos. Já os indivíduos que receberam dieta rica em CHO por três dias apresentaram conteúdo de glicogênio muscular de ≈204 mmol/kg e se mantiveram em atividade por 170 minutos, demonstrando a superioridade da dieta rica em CHO para este fim.

Apesar de os resultados obtidos por Bergstron et al. (1967) indicarem claramente a relação entre as reservas de glicogênio muscular e a capacidade de se manter em atividades de alta intensidade, vale destacar que tratou-se de estudo agudo, com administração das dietas por apenas três dias, ou seja, não é possível identificar por longos períodos os efeitos de tais estratégias sobre a *performance* e a saúde dos indivíduos submetidos ao teste. Tais aspectos serão discutidos adiante neste capítulo.

Outro aspecto relevante para a manutenção de atividade de alta intensidade por longo período de tempo é a reserva de glicogênio hepático. Este tem a função de manter a glicemia (nível de glicose no sangue) estável, tanto em repouso quanto em atividade física (Coyle,1995; Hargreaves, 2006; Kerksick et al., 2008; McArdle, Katch e Katch, 2013).

Durante o repouso, há pouca captação de glicose sanguínea por parte dos músculos esqueléticos; o consumo de tal carboidrato nessa situação fica a cargo, principalmente, do tecido nervoso (Coyle,1995; Hargreaves, 2006; Kerksick et al., 2008; McArdle, Katch e Katch, 2013). Contudo, durante o exercício, a captação, por parte dos músculos, da glicose proveniente do sangue aumenta exponencialmente e está fortemente relacionada à intensidade do exercício, podendo aumentar em até 30 vezes quando comparada ao repouso, o que aumenta a necessidade de reposição a partir do glicogênio hepático (Coyle,1995; Jacobs e Sherman, 1999; McArdle, Katch e Katch, 2013).

Durante os momentos iniciais do exercício, o fígado mantém o nível de glicemia a partir da glicogenólise hepática. Contudo, conforme o exercício avança, as reservas de glicogênio hepático diminuem, há maior disponibilidade de outros substratos gliconeogênicos (isto é, lactato, alanina, glicerol, glutamina) e, concomitantemente, ocorre alteração no perfil de sinalização humoral por causa da ação de hormônios e citocinas (isto é, há redução de insulina e aumento de catecolaminas, glucagon, cortisol e IL-6), que sinalizam e possibilitam ao fígado manter a glicemia sanguínea graças à gliconeogênese (Febbraio et al., 2000; Mourtzakis et al., 2006; Banzet et al., 2009).

Sob tais perspectivas, fica claro que a participação dos CHO para o metabolismo energético durante o exercício depende, além da intensidade e do volume do exercício, das reservas endógenas de glicogênio, da capacidade do organismo em mobilizar tais reservas e em manter a produção de glicose a partir da gliconeogênese hepática (Conley e Stone, 1996; Febbraio et al., 2000; Mourtzakis et al., 2006; Banzet et al., 2009). Desse modo, o consumo de alimentos para gerar reservas endógenas e o efeito do treinamento para aperfeiçoar os mecanismos de glicólise e gliconeogênese parecem ser fundamentais para aprimorar a *performance* em atividades de alta intensidade (Conley e Stone, 1996; Banzet et al., 2009).

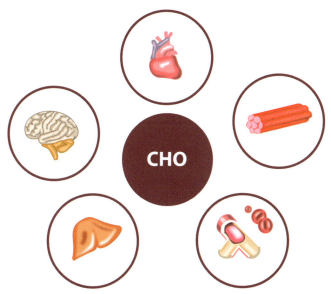

Figura 2.3 - Inter-relação de diferentes tecidos no metabolismo do CHO durante o exercício.

Os CHO, por se tratarem de um substrato energético limitado em quantidade, cuja produção dá-se por meio da integração entre diferentes tecidos orgânicos, e por serem fundamentais para a manutenção muscular em exercícios de alta intensidade, requerem muito mais que estoques endógenos elevados advindos de estratégias nutricionais para aprimorar seu metabolismo durante o exercício; faz-se necessário, também, aprimorar toda a via metabólica desse substrato, para conquistar melhores resultados em atividades intensas (Conley e Stone, 1996; Wasserman e Cherrington, 1996; Kerksick et al., 2008).

Sob a luz de tais informações, fica claro que os aspectos que podem apontar os efeitos da utilização de estratégias nutricionais e/ou dietéticas vão além da ingestão de quantidades específicas de CHO, do momento, em relação ao exercício, em que foram ingeridos, ou tipo de carboidrato, mas sim, da interação entre essas variáveis, para que a alimentação ofereça a quantidade adequada de CHO a fim de satisfazer as necessidades energéticas diárias exigidas pelas rotinas de treinamento (antes e durante a sessão de treino) e para repor as reservas endógenas, hepáticas e musculares após a sessão de treinamento, entre as sessões de treinamento e no momento da competição (Conley e Stone, 1996; Wasserman e Cherrington, 1996; Febbraio et al., 2003; Mourtzakis et al., 2006; Kerksick et al., 2008; Banzet et al., 2009).

RECOMENDAÇÕES PARA O CONSUMO DE CARBOIDRATO

Como descrito, há uma vasta quantidade de estudos que demonstram a importância dos CHO no desempenho físico em exercícios de alta intensidade, intermitentes ou contínuos, e de longa duração, testando uma série de estratégias de consumo (Foster, Costill e Fink, 1979; Sherman, Peden e Wright, 1991; Mamus et al., 2006; Jeukendrup e Chambers, 2010; Jeukendrup, 2011).

Acontece, porém, que na transcrição desses resultados na forma de recomendações dietéticas, 99% da literatura científica adota um parâmetro que muitos autores destacam como inadequado, a saber, a recomendação que um determinado percentual do valor calórico total seja composto de CHO (Kerksick et al., 2008).

Porque a ideia da recomendação de CHO é fornecer substratos para a musculatura ativa, torna-se mais adequado que a prescrição desse nutriente seja feita por quilo de peso corporal (gramas de CHO por quilo de peso corporal) (Kerksick et al., 2008). Portanto, é importante lembrar que não se deve discutir o assunto como se as duas formas fossem intercambiáveis.

Também vale destacar que essa discussão é particularmente importante para atletas que podem não se ajustar à forma tradicional de recomendação (isto é, indivíduos com ingestão de 4.000 kcal/dia a 5.000 kcal/dia); para os não atletas, essa consideração tem menor relevância.

Embora a recomendação considerando o peso não seja perfeita, uma vez que não leva em conta as variações quanto ao percentual de fibras mobilizadas nos diferentes tipos de exercício físico, ela é mais prática. No caso de alguns grupos de atletas, o consumo de 65% a 70% do volume calórico total (porcentagem recomendada para alguns tipos de esportistas) gera uma quantidade, em gramas de glicogênio, muito acima de suas necessidades de treinamento e armazenagem (de 650 g a 900 g de CHO por dia) (Dennis, Noakes e Hawley, 1997; Jeukendrup e Chambers, 2010; Jeukendrup, 2011).

Esse descompasso gerado pela recomendação de CHO, quando feita em relação ao consumo de calorias, ou determinada de acordo com o peso corporal ou com as necessidades específicas de determinadas modalidades, parece decorrer de uma interpretação inadequada dos resultados da literatura científica.

Os estudos que demonstram a importância dos CHO nos tipos de exercício mencionados no início desse tópico se utilizaram de manobras agudas, ou seja, houve manipulação no consumo de CHO apenas por um curto período de tempo e foi avaliado o efeito dessa manipulação sobre o desempenho. Ocorre que esses dados foram utilizados com a finalidade de propor diretrizes dietéticas para atletas, ou seja, para compor recomendações de como deve ser a dieta desses indivíduos em longo prazo. Como um dos objetivos do consumo de alimentos em longo prazo é a manutenção da saúde dos praticantes de atividades física, ela pode não ser alcançada por causa da adoção de práticas aplicadas por curtos períodos de tempo.

Outra consequência disso é que a atual forma de recomendar CHO pode estar prejudicando a efetividade da dieta. O foco das diretrizes nutricionais é diferente daquele em que a ingestão de CHO é manipulada agudamente.

Para as diretrizes, considera-se a praticidade de planejamento da dieta e questões nutricionais tais como a necessidade de energia e de outros macro e micronutrientes.

Segundo as diretrizes atuais, deve-se aumentar o consumo de CHO a partir de alimentos nutritivos ricos em carboidratos. Para alcançar o objetivo de aumentar o estoque de glicogênio muscular, diversos indivíduos consomem CHO de alto Índice Glicêmico (IG) (Parkin et al., 1997). É importante destacar que há na literatura evidências de que o consumo de CHO com baixo IG parece ser mais adequado à saúde, uma vez que a hiperinsulinemia, provocada por alimentos de alto IG, promove múltiplos arranjos do metabolismo, tais como elevação dos triacilgliceróis plasmáticos e diminuição nas concentrações das lipoproteínas de alta densidade (Hardman, 2000).

Em indivíduos diabéticos, uma dieta com baixo IG melhora a tolerância à glicose (Miller et al., 1994), ao passo que em não diabéticos esse tipo de dieta, quando seguido por duas semanas, diminuiu as concentrações diárias de insulina (Jenkins, 1987), reduz a sensação de fome três horas após uma refeição (Holt et al., 1992) e tem possível efeito sobre a diminuição do colesterol de baixa densidade (LDL) (Jenkins et al., 1987).

Nesse sentido, a tradicional pirâmide alimentar tem sido criticada, e propostas que incluem a diminuição do consumo de CHO com alto IG têm sido apresentadas. Contudo, é preciso que mais estudos investiguem os efeitos do consumo de CHO com essas características (de alto ou baixo IG) sobre o organismo de indivíduos fisicamente treinados.

Entretanto, tudo indica que a substituição dos CHO de alto IG por CHO de baixo IG na dieta parece "promover", contraditoriamente, os efeitos deletérios da hiperglicemia/hiperinsulinemia, uma vez que é possível consumir mais alimentos (inclusive os ricos em CHO) sem sobrecarregar o pâncreas e, ainda, potencializar a adaptação ao treinamento em virtude da melhora da ação da insulina nos músculos esqueléticos.

Vale destacar que, apesar de o aumento do glicogênio muscular estar positivamente relacionado à *performance*, as recomendações dietéticas atuais derivadas dessa relação não tiveram sua eficácia comprovada cientificamente por meio de estudos longitudinais (Burke et al., 2001).

Burke et al. (2001) destacam ainda que a maior ingestão de CHO, em concordância às atuais recomendações, a qual permitiria uma melhor recuperação/manutenção dos estoques de glicogênio durante períodos de treinamento intenso, parece não promover efeito consistente e significativo no desempenho, uma vez que, quando comparados, nos grupos que ingeriram altas quantidades de CHO e em outros que ingeriram quantidades moderadas de CHO, não foram observados, respectivamente, ganhos de *performance* ou comprometimento dela.

Questões metodológicas podem ser responsáveis por essa falta de comprovação, mas antes de concluir que a importância concedida aos CHO está errada, novas pesquisas devem ser realizadas. Isso porque, se a dieta em longo prazo não está inequivocamente associada ao desempenho, também não foi demonstrado que uma dieta moderada promove maiores adaptações ao treinamento ou melhoria do desempenho.

Outra justificativa para a adaptação do organismo a dietas com baixo ou moderado conteúdo de CHO pode ser o aumento do estoque de glicogênio muscular. Mesmo uma dieta contendo apenas ≈ 2,8% de CHO permitiu mais armazenamento de glicogênio em fibras do tipo II em comparação às do tipo I, ou via aumento da oxidação de gordura (Van Zant, Conway e Seale, 2002) e consequente efeito poupador de glicogênio. Tais possibilidades decorrem de estudos que avaliaram o efeito dessas dietas durante curtos períodos (< 25% de carboidrato em relação à quantidade normalmente consumida, durante 3 a 14 dias) e apontaram diminuição do desempenho de força; ao passo que a manutenção de dietas pobres em CHO (< 34%) e moderadas (42%), por períodos maiores (≈ 28 dias), não demonstrou efeitos deletérios sobre o desempenho de atividade moderada a intensa (75% a 100% do VO_2máx) (Van Zant, Conway e Seale, 2002).

Van Zant, Conway e Seale (2002) avaliaram o efeito de uma dieta moderada em seu conteúdo de CHO (42% de CHO, 40% de lipídios e 18% de proteínas) sobre o desempenho de força e de *endurance* de alta intensidade, em comparação aos efeitos de uma dieta com alta concentração desse nutriente (62% de CHO, 20% de lipídios e 18% de proteínas). Durante três semanas, indivíduos treinados em força, treinados em *endurance* e sedentários seguiram uma das duas dietas, de mesmo conteúdo calórico. De acordo com os autores, esse foi o primeiro trabalho a comparar o efeito de uma dieta moderada em CHO e gorduras, sob os parâmetros supracitados, com duração prolongada. Os resultados do estudo sugerem que a dieta moderada em seu conteúdo de CHO não impede o desempenho de força e de *endurance* de alta intensidade em indivíduos treinados em força, treinados em *endurance* ou sedentários. Esse tipo de dieta, assim como a rica em CHO, permitiu que os indivíduos mantivessem seu regime normal de treinamento durante todo o período de duração do experimento. Com isso, os autores concluíram que as necessidades de indivíduos moderadamente treinados para atingir força e treinar podem ser contempladas com uma ampla variação no conteúdo de macronutrientes da dieta, especialmente em relação aos CHO.

A despeito das dúvidas que pairam sobre o tema, a comunidade científica entra em consenso em relação a indivíduos praticantes de exercícios físicos, sem preocupações com *performance*, afirmando que uma dieta balanceada de acordo com as recomendações dadas à população geral é capaz de lhes garantir um bom desempenho físico (Kerksick et. al., 2008; ACSM, 2000; ADA, 2009).

As recomendações oferecidas à população em geral expressam, como dito anteriormente, referências percentuais em relação ao valor energético total diário de determinado indivíduo. Atualmente, a faixa recomendada de consumo diário de CHO para indivíduos não atletas é entre 45% e 65% do valor energético total (Kerksick et. al., 2008; ACSM, 2000; ADA, 2009).

Contudo, para o exercício físico, a *quantidade absoluta* de CHO é mais precisa e relevante do que o percentual de energia dela derivada. Tal especificidade se dá porque essa recomendação deve levar em consideração a quantidade de glicogênio que foi, ou será, consumida durante a realização do treinamento; o tipo de exercício e o peso corporal do indivíduo. Além de mais precisas, as recomendações de quantidades absolutas de CHO são mais práticas para uso no dia a dia dos atletas (Kerksick et al., 2008; ACSM, 2000; ADA, 2009).

Nesse sentido, atualmente recomenda-se que atletas consumam uma quantidade absoluta de CHO entre 5 g e 12 g por quilograma de peso corporal ao dia (Jeukendrup e Killer, 2010). Tal recomendação pode levar em consideração a fase de treinamento do atleta, podendo variar entre 5 g/kg e 8 g/kg ao dia durante fases do treinamento para as quais estão previstas atividades com intensidades moderadas (isto é, períodos ordinários de treinamento), ou entre 8 g/kg e 10 g/kg ao dia em fases do treinamento para as quais estão previstas sessões de treinamento mais intensas (isto é, acima de 70% de VO_2máx ou "fases de choque") (Kerksick et al., 2008; ADA, 2009).

Apesar de as recomendações gerais para consumo diário de CHO em atletas serem precisas e de simples compreensão, já abordamos anteriormente que o tipo de exercício e o momento de consumo de tais CHO podem oferecer interferência direta no efeito produzido sobre a *performance*.

Por conta disso, a partir desse momento, exploraremos as recomendações de CHO para tipos distintos de exercício (exercícios de *endurance* e exercícios de força) e em diferentes momentos em relação à sessão de treinamento (antes, durante e após o exercício).

Recomendações para o exercício de *endurance*

O número de praticantes de esportes de *endurance* vem crescendo exponencialmente nas últimas décadas. A cada ano identifica-se aumento no número de participantes em provas de corrida de rua (de 5 km, 10 km e 15 km), meia maratona, maratona inteira, triatlo, entre outras (Morales et al., 2013).

Nessa seção, será considerado exercício de *endurance* toda atividade com duração maior ou igual a 30 minutos (Saris et al., 2003).

A *performance* em exercício de *endurance* depende de uma cuidadosa análise em relação à ingestão de nutrientes. Como dito anteriormente, tem-se acumulado uma série de investigações acadêmicas nas últimas décadas que estabelecem um efeito positivo na *performance* de exercícios de *endurance* quando a ingestão de CHO é controlada antes, durante e após o exercício.

Consumo de CHO antes do exercício de *endurance*

De modo geral, o consumo de CHO antes do exercício de *endurance* tem o objetivo de aumentar as reservas endógenas de glicogênio (muscular e hepático), a fim de oferecer mais substrato para produção energética direta (glicogênio muscular), indireta e para a manutenção da glicemia (glicogênio hepático).

Contudo, a ingestão de refeições ricas em CHO tem sido motivo de controvérsias nas últimas décadas (Jeukendrup e Killer, 2010), muito provavelmente em decorrência da sequência de efeitos metabólicos, extremamente conhecidos, que refeições ricas em CHO geram.

O consumo de refeições ricas em CHO leva a um aumento significativo da glicose plasmática, promovendo a liberação de insulina por parte do pâncreas e consequente redução da glicogênese hepática (DeFronzo et al., 1983; Coyle et al., 1985; Marmy-Conus et al., 1996). De forma concomitante, inicia-se uma importante via de sinalização para translocação do transportador de glicose dos músculos esqueléticos (GLUT4), culminando no aumento da captação de glicose e redução da oxidação dos ácidos graxos por parte das células musculares, e redução da lipólise nos adipócitos (DeFronzo et al., 1983; Coyle et al., 1985; Ahlborg e Felig, 1976; Marmy-Conus et al., 1996). Por outro lado, o aumento da concentração intracelular de glicose e a redução da oxidação de ácidos graxos estimula a glicogenólise nessas células musculares (Costill et al., 1977; Koivisto, Karonen e Nikkilä, 1981; Febbraio e Stewart, 1996; Hargreaves et al., 1985; Achten e Jeukendrup, 2003).

Além disso, quando a ingestão de refeições ricas em CHO precede o exercício (em até 6 horas), a hiperinsulinimia associada à translocação de GLUT4, induzida pelo exercício (Douen et al., 1990), contribui para reduzir dramaticamente a concentração de glicose no sangue. Tais efeitos são observados com maior magnitude quando a ingestão ocorre entre 30 e 60 minutos antes do exercício (Foster, Costill e Fink, 1979).

Esses efeitos conjugados proporcionam um ambiente favorável à "hipoglicemia relativa" ou "hipoglicemia de rebote", que nada mais é do que a redução precoce da glicemia e da disponibilidade de carboidrato (15 a 30 minutos após o início do exercício), o que potencializaria o surgimento de fadiga (Foster, Costill e Fink, 1979; Ivy et al., 2002).

Apesar do quadro descrito e, de fato, de existirem subsídios metabólicos que justifiquem os efeitos deletérios no desempenho com a ingestão de CHO até uma hora antes do exercício, muitos estudos que testaram essa hipótese apresentam resultados que não identificam alteração de *performance* ou melhora no desempenho (Jeukendrup e Chambers, 2010; Jeukendrup, 2011).

A justificativa que se dá é que a hipoglicemia de rebote, nos minutos iniciais no exercício, pode não gerar efeitos prejudiciais ao desempenho total da sessão, uma vez que as alterações fisiológicas decorrentes do estresse induzido pelo exercício podem corrigir o cenário antes que a fadiga se manifeste, de modo que não há necessidade de evitar o consumo de CHO até uma hora antes do exercício (Sparks, Selig e Febbraio, 1998; Kuipers, Fransen e Keizer, 1999; Moseley, Lancaster e Jeukendrup, 2003; Jeukendrup e Chambers, 2010; Jeukendrup, 2011).

Além disso, os efeitos deletérios relacionados ao surgimento da fadiga decorrente da hipoglicemia de rebote parecem ser extremamente individualizados, de modo que apenas atletas com alta sensibilidade à redução da glicemia (baixos níveis de glicose) apresentam redução de *performance*. Nesses casos, tais alterações metabólicas podem ser atenuadas com a ingestão, pré-exercício, de alimentos com CHO de baixo índice glicêmico, discutidos mais adiante neste capítulo (Kuipers, Fransen e Keizer, 1999; Jentjens e Jeukendrup, 2002; Jentjens et al., 2003).

Realizar o consumo de CHO imediatamente antes do exercício (de 5 a 15 minutos) também gera pouca ou nenhuma resposta à hipoglicemia de rebote, e seu resultado se assemelha (metabolicamente e em relação à *performance*) às respostas da ingestão feita durante o exercício (Kuipers, Fransen e Keizer, 1999; Moseley, Lancaster e Jeukendrup, 2003).

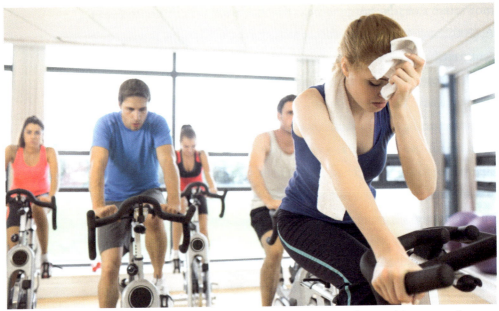

Figura 2.4 – O consumo de CHO antes da sessão de exercício parece não gerar prejuízo ao desempenho físico.

Desse modo, existem estratégias que permitem gerar efeito positivo, ou neutro, no desempenho em exercício de *endurance* com o consumo de CHO antes das sessões de treinamento. Fato é que é seguro o consumo de CHO até uma hora depois do início do exercício e, apesar de alguns atletas poderem desenvolver sintomas relacionados à hipoglicemia, de modo geral, eles não levam à fadiga precoce e não afetam o desempenho. Uma abordagem individualizada, que sugira a ingestão de CHO antes do exercício, é mais recomendada, podendo-se optar por CHO de baixo índice glicêmico ofertado minutos antes do exercício (isto é, durante o aquecimento).

Em verdade, a ingestão de CHO antes do exercício parece ser mais benéfica do que prejudicial à *performance*, porque permite aprimorar as reservas de glicogênio endógeno (Coyle et al., 1985), especialmente após longos períodos de jejum, como uma noite de sono, por exemplo, que podem gerar redução de até ≈80% nas reservas de glicogênio hepático (Jeukendrup e Gleeson, 2010).

Taylor et al. (1996) demonstraram, a partir de ressonância nuclear magnética, que após o consumo de uma refeição mista, ≈20% dos CHO ingeridos foram armazenados na forma de glicogênio hepático.

Portanto, o consumo de CHO antes do exercício pode maximizar suas reservas endógenas. Entretanto, os estudos indicam que os efeitos benéficos dessa estratégia são observados com mais frequência em exercícios de longa duração (> 2 horas), em que as reservas energéticas são normalmente limitadas pela depleção do glicogênio muscular e hepático (Sherman, Peden e Wright, 1991; Wright, Sherman e Dernbach, 1991; Widrick et al., 1993; Chryssanthopoulos et al., 2002, 2004). Em sessões de menor duração (< 2 horas), a estratégia parece apresentar pequena melhora (McMurray, Wilson e Kitchell, 1983; Tokmakidis e Karamanolis, 2008; Chen et al., 2009) ou não apresenta alterações significativas (Hargreaves et al., 1987; Devlin, Calles-Escandon e Horton, 1986; Sparks, Selig e Febbraio, 1998; Whitley et al., 1998; Jentjens et al., 2003; Pritchett et al., 2008).

Em síntese, o consumo de CHO atua prontamente no reestabelecimento das reservas de glicogênio e é particularmente vantajoso quando: a preparação nutricional prévia ao treino ou competição não foi adequada; o atleta passou por longo (8 a 12 horas) período de jejum; o consumo de CHO durante o exercício será restrito ou impossível; e o treino ou competição se estende por vários dias e não é possível repor adequadamente as reservas de glicogênio (Hargreaves, 1999).

A maior parte dos estudos que investigaram a ingestão de CHO antes do exercício avaliaram tal consumo quando feito entre 3 e 4 horas ou de 30 a 60 minutos antes do exercício. Assim, em síntese, podemos destacar:

- *ingestão de CHO 3 a 4 horas antes*: vantajosa, pois reduz dramaticamente qualquer possibilidade de surgimento de fadiga precoce em decorrência dos efeitos relacionados à hipoglicemia de rebote, permitindo que as concentrações de glicose e insulina retornem aos níveis de repouso antes de a atividade ter início (Wilkinson e Liebman, 1998; Hargreaves, 1999; Kuipers, Fransen e Keizer, 1999; Moseley, Lancaster e Jeukendrup, 2003; Jeukendrup e Gleeson, 2010). Apesar desse tempo não ser suficiente para evitar algumas alterações plasmáticas no momento do exercício, como dito, elas não serão capazes de comprometer a *performance* (Coyle et al., 1985; Mountain et al., 1991; Wee et al., 1999). Recomendações práticas: refeição rica em carboidrato, contendo de 140 g a 330 g (Hargreaves, 1999; Chryssanthopoulos et al., 2002, 2004; Kerksick et al., 2008) ofertada 3 a 4 horas antes do exercício, pode ser uma estratégia efetiva para aumentar a disponibilidade de CHO durante o exercício;
- *ingestão de CHO 30 a 60 minutos antes*: deve gerar maior cuidado em relação aos efeitos metabólicos (citados anteriormente), os quais apresentam potencial para redução da *performance* porque promovem fadiga precoce (Marmy-Conus et al., 1996; Horowitz et al., 1997; Kerksick et al., 2008). Contudo, a maioria absoluta dos estudos não demonstra tal efeito (Gleeson, Maughan e Greenhaff, 1986; Kirwan, O'Gorman e Evans, 1998). Recomendações práticas: dar preferência a CHO de baixo IG; ofertar tal carboidrato durante o aquecimento; dar preferência por alimentos líquidos que não gerem desconforto gastrointestinal; cuidar de respostas individuais.

Consumo de CHO durante o exercício de *endurance*

O maior objetivo de se ingerir CHO durante o exercício associa-se diretamente à manutenção dos níveis sanguíneos de glicose, a fim de evitar a fadiga nos minutos finais do exercício prolongado (Coyle et al., 1986; Jeukendrup et al., 1999).

Diversos estudos têm demonstrado que o consumo de CHO durante a atividade física pode aumentar a *performance* e o volume total de exercício realizado (Tsintzas et al., 1995), especialmente quando as reservas endógenas de glicogênio não estão plenamente estabelecidas (por alimentação inadequada, jejum prolongado ou exercício prévio) (Neufer et al., 1987).

Também sugere-se que os efeitos positivos da suplementação de CHO durante exercício de longa duração estejam relacionados à maior disponibilidade sanguínea de CHO, que leva a efeito poupador do glicogênio hepático por inibição da glicogenólise (McConell, Kloot e Hargreaves, 1996; Bosh et al., 1996) e aumento da captação de glicose pelos músculos ativos, permitindo a conservação de reservas de glicogênio nas fases finais do exercício.

Em relação ao glicogênio muscular, estudos em bicicleta ergométrica não identificaram tal efeito (Hargreaves, 1999). Contudo, estudos avaliando o comportamento das reservas de glicogênio muscular com suplementação de carboidrato durante exercício de corrida demonstram redução na utilização dessa reserva endógena (Tsintzas et al., 1995). Desse modo, sugere-se que a quantidade de massa muscular envolvida no exercício pode alterar os mecanismos que levam a efeitos poupadores de glicogênio muscular quando há consumo de carboidrato durante o exercício.

A glicemia pode ser mantida com o consumo de 40 g a 75 g de CHO, por hora, diluídos em 400 ml a 750 ml de água. Este grau de diluição (6% a 10%) na solução ingerida permite que os CHO nela contidos sejam absorvidos pelo trato gastrointestinal em velocidade semelhante à absorção da água (FAO/WHO, 1998), além de não gerarem alterações significativas na concentração plasmática de insulina (Murray et al., 1989).

Em relação aos tipos de carboidratos, pouca ou nenhuma diferença é observada quando comparados à glicose, à sacarose ou à maltodextrina (Hawley, Dennis e Noakes, 1992). Contudo, frutose e galactose não são recomendadas por não serem bem oxidadas durante o esforço físico e por aumentarem o risco de redução da *performance* por desconforto gastrointestinal (Massicotte et al., 1989; Leijssen et al., 1995).

Também não são apontadas diferenças significativas em relação à oferta dos CHO em forma líquida ou sólida (Lugo et al., 1993). Contudo, a forma líquida parece ser mais prática, tem menor possibilidade de gerar desconforto gastrointestinal e contribui para manter a hidratação.

No que diz respeito ao momento e à frequência com que o carboidrato deve ser ofertado, os estudos apontam que tal consumo não necessita ser realizado desde o início da sessão de exercícios (Coggan e Coyle, 1991; Tsintzas et al., 1996), uma vez que o efeito positivo de sua utilização se dá nos momentos finais da sessão. Pode-se recomendar, então, que a oferta seja distribuída nos últimos 30 a 40 minutos da atividade ou a partir do ponto de ocorrência da fadiga (Jeukendrup e Chambers, 2010). Contudo, não há prejuízo algum nos efeitos benéficos do consumo caso este seja realizado desde o início do exercício; de fato, na prática, torna-se mais viável à realidade da maior parte dos praticantes que a reposição de carboidrato e água tenha início concomitante ao exercício e ocorra em intervalos regulares ao longo da sessão. Tal estratégia também evita que o atleta consuma grandes volumes de líquido (ou sólido, dependendo do tipo de oferta) que possam gerar desconforto gastrointestinal durante o exercício.

Assim sendo, a respeito do consumo de CHO durante o exercício, podemos destacar as seguintes recomendações práticas:

- o consumo de 45 g/h a 70 g/h de CHO em solução de 6% a 10% são suficientes para manter a glicemia e promover uma boa velocidade de esvaziamento gástrico sem gerar alteração nas concentrações plasmáticas de insulina;
- o tipo de carboidrato (glicose, maltodextrina e sacarose) parece não interferir nos resultados do procedimento;

- a oferta do carboidrato em forma líquida contribui para o processo de reidratação;
- recomenda-se que a oferta da solução seja distribuída de maneira equilibrada ao longo da sessão de exercício;
- a utilização de bebidas hidroeletrolíticas pode ser uma boa alternativa à oferta de CHO durante o exercício, desde que respeitem a quantidade de CHO em gramas e o percentual de solubilidade recomendados (de forma geral, ao consumir 150 ml a 300 ml a cada 15 a 20 minutos, tem-se acesso a ≈30 g/h a 60 g/h);
- o alimento ofertado ao atleta deve ser familiar e de fácil absorção e digestão para evitar desconforto gastrointestinal. Jamais se deve ofertar uma nova forma de consumo em competições oficiais.

Jeukendrup (2011) sugere um detalhamento nas recomendações de quantidade, modo de consumo e tipo de CHO durante o exercício de acordo com sua duração:

- *sessões de até 30 minutos*: não é necessário consumir CHO durante o exercício;
- *sessões entre 30 a 120 minutos*: 30 g/h de CHO de rápida oxidação (glicose/maltodextrina);
- *sessões entre duas e três horas*: 60 g/h de CHO de rápida oxidação (glicose/maltodextrina);
- *sessões maiores que 2,5 horas*: 90 g/h de CHO glicose e frutose.

Consumo de CHO após o exercício de *endurance*

O período pós-exercício é, sem dúvida, um momento singular no sentido de potencializar a melhor adaptação possível a partir do estímulo que acabou de ser ofertado e preparar o organismo para um novo estímulo, a ocorrer no menor período de tempo possível, permitindo uma recuperação plena de todos os aspectos orgânicos impactados pela sessão de treinamento.

Há muito tempo se estuda o período mais crítico para a ingestão de nutrientes, uma vez que se sabe que o treinamento intenso pode resultar em depleção significativa das reservas energéticas e em lesões (Beck et al., 2015).

A depleção dos estoques de glicogênio muscular pode ocorrer após duas a três horas de exercício contínuo com intensidade de 60% a 80% do VO_2máx, ou após 15 a 60 minutos de exercício intermitente de alta intensidade (90% a 130% do VO_2máx).

É improvável que a recuperação de todo o glicogênio muscular esgotado durante o exercício de *endurance* ocorra em algumas horas; de modo geral, pode ser necessário mais de 24 horas. Entretanto, para indivíduos que devem voltar a se exercitar em poucas horas, a reposição parcial pode ser de grande importância (Ivy et al., 2002), daí a necessidade de se compreender tal processo.

Os fatores que influenciam a taxa de armazenamento do glicogênio muscular imediatamente após o exercício são o tempo de consumo de CHO; a quantidade e o tipo de CHO consumidos; presença de outros nutrientes junto com os CHO; a frequência do consumo e o tipo de exercício realizado.

Tradicionalmente, recomenda-se iniciar os procedimentos de recuperação das reservas energéticas o mais rápido possível após o término da sessão de treinamento (Beck et al., 2015). Iniciar o consumo de CHO imediatamente após o exercício, para que a oferta do nutriente coincida com a fase inicial do processo de aumento nas taxas de síntese de glicogênio, é uma prática que tem sido regularmente recomendada e utilizada para maximizar as taxas de síntese de glicogênio muscular. Sabe-se que iniciar o consumo de CHO cerca de duas horas após o exercício reduz significativamente a taxa de ressíntese de glicogênio muscular (Parkin et al., 1997).

Contudo, a urgência em iniciar o processo de recuperação é questionada quando há longo período disponível para o restabelecimento físico e acesso à CHO suficiente para recuperação (Beck et al., 2015).

Ao que tudo indica, melhorar a taxa de síntese de glicogênio por meio do consumo imediato de CHO parece ser mais eficaz quando existe um curto período de tempo até a próxima sessão (≈8 horas), do contrário não haverá possibilidade de acesso a fontes de carboidrato em quantidade necessária (Parkin et al., 1997; Jensen et al., 2015).

Outra prática que tem sido questionada é a frequência com que se deve ofertar o carboidrato quando há tempo para realizar a recuperação. Burke et al. (1996) compararam o efeito do consumo de 16 pequenos lanches ao de quatro grandes refeições (de mesmo conteúdo total) sobre o conteúdo de glicogênio muscular em um período de 24 horas após o exercício e não encontraram diferenças significativas entre as estratégias de reposição.

Contudo, se existir a necessidade de maximizar a síntese de glicogênio em pouco tempo, o consumo de CHO em várias porções pode aumentar as taxas de recuperação nas primeiras quatro horas após o exercício. Para tanto, recomenda-se o consumo de 0,4 g por quilograma de peso corporal a cada 15 minutos (Doyle, Sherman e Straus, 1993).

Por outro lado, quando se tem menos de oito horas de intervalo entre a realização das sessões de treinamento ou competição, recomenda-se, para maximização da síntese de glicogênio, o consumo de 1,0 g/kg a 1,2 g/kg por hora nas primeiras quatro horas após o exercício (Burke et al., 2011).

Outra recomendação semelhante preconiza, após um exercício de longa duração, o consumo de 0,7 g/kg a 1,5 g/kg a cada duas horas durante seis horas após o exercício intenso, de modo que totalize 600 g de CHO nas primeiras 24 horas após a atividade física (Ivy, 1998). A combinação com fontes de aminoácidos também oferece potencialização das taxas de síntese de glicogênio muscular nessa situação (Burke et al., 2011).

Diversos estudos demonstram que a adição de aminoácidos em refeição pós-treino potencializa a ressíntese de glicogênio muscular, e sugerem consumi-los entre 0,2 g/kg a 0,5 g/kg (Berardi et al., 2006; Ivy et al., 2002; Kerksick et al., 2008).

Para situações de pouco tempo de recuperação, recomenda-se, ainda, a oferta de CHO de alto e moderado índice glicêmico. Contudo, vale ressaltar que, em estudo que comparou o efeito da reposição de glicogênio muscular a partir de alimentos com alto ou baixo índice glicêmico após 3 horas de exercício em bicicleta ergométrica (5 km "contra o relógio"), não foram observadas diferenças significativas entre os tipos de CHO (Brown et al., 2013).

Por outro lado, Burke, Collier e Hargreaves (1993) realizaram estudo com objetivo semelhante: comparar a utilização de alimentos de alto ou moderado índice glicêmico na recuperação do glicogênio muscular em 24 horas. Para tanto, ofereceram a atletas de elite, após exercício para depleção das reservas de glicogênio muscular (duas horas a 75% do VO_2máx), duas dietas: uma com alimentos de alto índice glicêmico e outra com alimentos de moderado índice glicêmico, e ambas continham 10 g de CHO por quilograma de peso corporal. A quantidade de glicogênio muscular foi avaliada por meio de biópsia após 24 horas de recuperação, e os resultados demonstram que a recuperação promovida pela alimentação de alto índice glicêmico foi mais efetiva que a promovida pela alimentação de moderado índice glicêmico (106 ± 11,7mmol/kg de peso seco contra 71,5 ± 6,5 mmol/kg de peso seco, respectivamente.

No que diz respeito à forma na qual o carboidrato deve ser ofertado após o exercício, tudo indica que não há diferença se a oferta for líquida ou sólida, desde que respeite a quantidade recomendada.

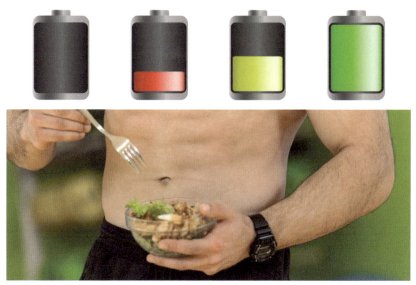

Figura 2.5 – O consumo de CHO após a sessão de exercício é fundamental para restabelecer as reservas de glicogênio no organismo.

Em síntese, desde que se mantenha a mesma quantidade de CHO (500 g a 600 g em 24h), a composição de macronutrientes de uma refeição ou a frequência de consumo não influencia a ressíntese de glicogênio nesse período. No entanto, se não há 24 horas disponíveis antes de uma nova sessão de treinamento ou competição, a opção de oferecer de 0,5 g/kg a 1,5 g/kg de CHO, com adição de 0,2 g/kg a 0,5 g/kg de aminoácidos, a cada duas horas nas primeiras quatro a seis horas, pode potencializar os processos de recuperação do glicogênio muscular em pouco tempo de recuperação.

RECOMENDAÇÃO PARA EXERCÍCIOS DE FORÇA

Os motivos para o consumo de CHO em atividades de força são diferentes daqueles para as atividades de *endurance* (Conley e Stone, 1996). Nas atividades de *endurance* de intensidade moderada a alta, o consumo é capaz de atrasar a ocorrência da fadiga. À medida que aumenta a duração da atividade, o glicogênio muscular é depletado (Fielding et al., 1985; Mitchell et al., 1989; Coyle et al., 1986) e a glicose sanguínea se torna mais importante como fonte de CHO a ser oxidada (McMillan et al., 1993).

No caso dos exercícios de força, normalmente não se observa a ocorrência de redução da glicemia; ao contrário, observa-se seu aumento (McMillan et al., 1993; Robergs et al., 1991), assim como ocorre em atividades aeróbias com intensidade acima de 80% do VO_2máx (Farell, Garthwait e Gustafson, 1983) ou em exercícios anaeróbios realizados em cicloergômetro (Kindermann et al., 1982).

A taxa de glicogenólise é muito maior durante exercícios anaeróbios intermitentes de alta intensidade em comparação aos aeróbios. Porém, esse tipo de exercício é normalmente interrompido e não acontece a depleção do estoque (esse tipo de atividade reduz entre 20% e 40% dessa fonte nos músculos exercitados) (Robergs et al., 1991), a salvo, claro, atividades intermitentes intervaladas, que podem realmente esgotar os CHO (como é o caso do futebol e outras modalidades esportivas coletivas). Dessa forma, para as atividades intermitentes não prolongadas (rotinas intensas de treinamento de força podem ser realizadas em menos de uma hora), é pouco provável que a depleção do glicogênio muscular esteja associada à fadiga.

Assim, indivíduos envolvidos em atividades de força devem consumir CHO com outros objetivos, como: possível aumento do desempenho entre duas sessões de treinamento de força, realizadas no mesmo dia (por exemplo, manhã e tarde) por permitir recuperação do glicogênio gasto (Lambert et al., 1991); aumento do volume de treinamento; aumento na síntese proteica e hipertrofia muscular (por meio da liberação de insulina após o treinamento e/ou menor catabolismo muscular durante o próprio treino, embora esta última seja uma hipótese) e facilitar a recuperação do glicogênio muscular quando ela se encontra normalmente dificultada, o que pode ocorrer em virtude da presença de microlesões (Costill et al., 1990; Doyle, Sherman e Strauss, 1993; Widrick et al., 1993) provocadas pela ação muscular excêntrica, presente na maioria das atividades de alta intensidade.

Como o conteúdo de glicogênio muscular e hepático está associado à fadiga e à redução na produção de força, acredita-se que o consumo de uma dieta rica em CHO aumente o desempenho de *endurance*. Porém, no caso das atividades de força, o papel do consumo de CHO, seja na dieta ou antes/durante o treino, não está bem estabelecido.

Contudo, vale destacar que o glicogênio muscular é fundamental para manter as demandas energéticas relacionadas ao treinamento de força. Aproximadamente 80% da energia requisitada por atividades dessa natureza provém dos processos de glicólise e glicogenólise (Robergs et al., 1991).

Estudo conduzido por Haff et al. (2000) demonstrou que o consumo de CHO antes e durante uma sessão convencional de treinamento de força pode contribuir para menor depleção das reservas de glicogênio muscular. Segundo o estudo, o grupo que recebeu placebo teve suas reservas de glicogênio reduzidas em 26,7%, ao passo que o grupo que recebeu carboidrato (1 g/kg de peso corporal antes e 0,5 g/kg durante o treinamento, a cada 10 minutos), sofreu redução de 13,7% no conteúdo de glicogênio do músculo vasto lateral. Os autores concluíram, então, que a ingestão de carboidrato antes e durante o exercício promoveu síntese de glicogênio muscular ao longo dos intervalos do treinamento, poupando as reservas desse substrato.

Desse modo, indivíduos interessados em aumentar a massa muscular poderiam ser beneficiados pelo consumo de CHO, uma vez que este poderia inibir a glicogenólise (por meio da ressíntese do glicogênio entre as pausas). Outra forma da ingestão de CHO agir seria por meio da liberação de insulina durante o exercício e seu consequente efeito de aumentar a ressíntese após o treino (Lambert et al., 1991; Conley et al., 1995).

Outra razão para indivíduos envolvidos no trabalho de força consumirem CHO é a possibilidade de aumento do desempenho. A literatura demonstra que o consumo desse macronutriente influencia positivamente o desempenho no exercício de *endurance*, prolongando sua duração e o trabalho realizado num determinado período (Bjorkman et al., 1984; Coyle et al., 1985; Fielding et al., 1985; Ivy et al.,

1983). Embora nem sempre seja observado (Lamb et al., 1990), algumas evidências demonstram que tal prática também afeta o desempenho de exercícios intermitentes (Jenkins, Palmer e Spillman, 1993).

Infelizmente, no caso do treinamento de força, não existem muitas investigações quanto aos efeitos do consumo de CHO imediatamente antes e durante a sua realização. Para complicar mais o problema, os resultados obtidos nessas poucas observações são discordantes, tendo alguns apontado efeito positivo sobre o desempenho (ou seja, estimulando o praticante a executar maior número de séries e repetições) (Lambert et al., 1991), enquanto outros não (Conley et al., 1995; Vincent, Freedson e Decheke, 1993).

É possível que a justificativa para tal discrepância se dê em razão do tipo de exercício avaliado em cada um dos estudos; do que se considerou fadiga e da diferença na duração das sessões. A sessão de treinamento acompanhada pelo estudo que apontou efeito positivo foi mais longa (isto é, durou 56 minutos) (Lambert et al., 1991), quando comparada à sessão de 35 minutos da pesquisa na qual o consumo de CHO, nas mesmas condições, não apresentou efeito (Conley et al., 1995).

Desse modo, sugere-se que o consumo de CHO antes e durante o exercício de força (especialmente em sessões de treinamento mais longas) pode contribuir com relativa preservação dos estoques de glicogênio muscular.

Preservar, mesmo que em parte, o glicogênio muscular pode contribuir de maneira efetiva nos processos relacionados à hipertrofia muscular. Existem evidências de que a manutenção das reservas musculares de glicogênio podem modular as vias de sinalização biomoleculares para ressíntese de proteínas miofibrilares (Aragon e Schoenfeld, 2013).

Estudos que submeteram indivíduos a exercícios de força, com e sem consumo de carboidrato antes e/ou durante o exercício, demonstram que aqueles que não receberam o carboidrato terminavam o treino com depleção mais acentuada do glicogênio muscular do que os indivíduos que consumiam carboidrato; estes também apresentavam maiores taxas de fosforilação da Akt, importante proteína relacionada à inibição dos processos relacionados à síntese proteica, e maiores concentrações de fator de diferenciação miogênica D (MyoD) e IGF-3, importantes sinalizadores relacionados aos processos de síntese proteica (Creer et al., 2005).

Assim, sugere-se que a disponibilidade e a recuperação de glicogênio muscular pode modular importantes vias relacionadas à síntese proteica e às adaptações induzidas pelo treinamento de força.

Tais apontamentos justificam a preocupação em se utilizar estratégias para manter e recuperar as reservas de glicogênio muscular durante sessões de treinamento de força.

Além de ser fundamental para o fornecimento de energia durante o exercício intermitente, por permitir que sessões completas possam ser realizadas com a mesma qualidade/intensidade, o consumo de CHO durante e após o exercício de força pode causar alterações hormonais benéficas aos processos de ressíntese das reservas orgânicas (como discutido anteriormente) e à modulação de importantes vias biomoleculares relacionadas à síntese proteica.

DIETA DE SUPERCOMPENSAÇÃO

Homens e mulheres respondem de forma diferente ao aumento do consumo de CHO realizado durante a execução da dieta de supercompensação (Tarnopolsky et al., 2001).

Vários estudos sugerem que é necessário um consumo de CHO equivalente a 8 g a 10 g de CHO por quilograma de peso corporal ao dia, para que ocorra o acúmulo de glicogênio. De acordo com Tarnopolsky et al. (2001) isso seria impraticável para uma mulher com 60 kg que siga uma dieta de 2000 kcal, porque o consumo representaria aproximadamente 93% a 120% da ingestão energética à qual ela estaria habituada. Assim sendo, para que as mulheres possam se beneficiar da manobra, é preciso que elas aumentem sua ingestão habitual de calorias. Teoricamente, isso poderia ocasionar alterações negativas tais como aumento do conteúdo de gordura corporal. Entretanto, de acordo com autores citados anteriormente, para uma atleta de elite, isso representaria cerca de 2800 kcal/dia ao longo de quatro dias e, além disso, a manobra é realizada poucas vezes durante o ano. Logo, é provável que essa seja uma manobra nutricional aceitável.

Vale destacar que a resposta diferenciada de homens e mulheres ao aumento no consumo de CHO (de 58% para 75% do total calórico), com os homens aumentando o glicogênio muscular e as mulheres não, deve-se à diferença entre a quantidade absoluta de energia consumida por homens e mulheres. Também é improvável que fatores que parecem estar relacionados ao gênero (enzimas como a hexoquinase, glicogênio sintase e transportadores de glicose como o GLUT4) possam ser responsáveis pelas diferenças na incorporação de CHO em função da dieta de supercompensação (Tarnopolsky et al., 2001).

Em virtude dos dados conflitantes em relação a qual tipo de regime de supercompensação é melhor (o clássico ou o modificado); se é melhor realizar exercícios exaustivos ou realizar um regime de polimento para atingir a supercompensação; ou se o procedimento clássico de biópsia interfere ou não na recuperação do glicogênio, Goforth et al. (2003) decidiram investigar: (1) a importância relativa de uma sessão de exercício exaustivo e uma dieta rica em CHO ao longo do regime de supercompensação; e (2) o efeito de sessões diárias de treinamento leve (20 minutos a 65% do consumo de oxigênio de pico) sobre as concentrações de glicogênio muscular durante e após a supercompensação de CHO. Outro aspecto bastante relevante desse estudo é que ele utilizou, ao contrário dos predecessores, a ressonância magnética espectroscópica de ^{13}C. Os autores concluíram que um protocolo de sobrecarga de CHO que começa com exercícios que depletam glicogênio resultam em aumentos significativamente maiores e que persistem por mais tempo em comparação a protocolos que se utilizam apenas de polimento (resposta para a questão 1). Além disso, também ficou demonstrado que a realização diária de exercícios leves por 20 minutos pode ser mantida durante todo o tempo que durar a dieta de supercompensação sem afetar negativamente o armazenamento do glicogênio.

ÍNDICE GLICÊMICO

Como já discutido, os substratos energéticos para o exercício são os CHO (glicose) e os lipídios (ácidos graxos), e isso é verdadeiro no caso do exercício aeróbio. Entretanto, a magnitude de contribuição de cada um deles é, em geral, diferente.

O principal fator na determinação do uso desses substratos é a intensidade do exercício. Os esforços mais intensos utilizam predominantemente CHO, ao passo que naqueles menos intensos prevalece a gordura. Quando se considera a duração do exercício, essa variável contribui para o aumento gradual na utilização da gordura (Parkin et al., 1997).

A disponibilidade desses substratos também é um fator capaz de influenciar a fonte de energia a ser consumida durante o exercício. A maior disponibilidade de ácidos graxos aumenta o uso de gordura e quando há mais CHO mais desse nutriente é metabolizado. Isso ocorre em função do efeito antilipolítico da insulina.

Como os CHOs se encontram armazenados em menor quantidade no organismo e possuem suma importância na realização de atividades de moderada e alta intensidade, uma ideia interessante seria a de potencializar seu estoque sem gerar alteração na sua taxa de oxidação. Desse modo, o indivíduo iniciaria o exercício com reservas maiores de glicogênio e poderia manter o esforço por mais tempo, dado o fato que continuaria a usar mais gordura (reserva praticamente ilimitada) caso o maior consumo de CHO não tivesse influenciado a taxa de oxidação dos próprios carboidratos. Nesse contexto, Parkin et al., (1997) questionam se certos alimentos podem fornecer CHOs suficientes de forma a afetar minimamente a insulina e, assim, encorajar o uso de gordura como substrato energético.

Essa é uma questão importante, pois apesar da enorme quantidade de evidências que demonstram a capacidade dos CHO em melhorar o desempenho quando consumidos antes e durante o exercício e das recomendações para ingeri-los em porcentagens elevadas (60% do VCT ou 5 g a 12 g por quilograma de peso), essas orientações normalmente não mencionam quais tipos de CHO devem ser consumidos (Kerksick et. al., 2008; ACSM, 2000; ADA, 2009).

Os CHO não são digeridos e absorvidos nas mesmas taxas, mesmo quando pertencentes ao mesmo grupo (por exemplo, dos monossacarídeos). Portanto, a classificação estrutural dos CHO em monossacarídeos (açúcares de uma unidade como glicose, frutose e galactose), dissacarídeos (açúcares duplos como o açúcar de mesa, a sacarose) e polissacarídeos (CHO complexos, como o amido) não descreve o "comportamento" dos CHO no organismo. Costumava-se acreditar que os mais simples seriam absorvidos mais rápido e os complexos, mais lentamente.

Diante disso, foi desenvolvido um sistema para a classificação dos CHO, o chamado Índice Glicêmico (IG). O termo se refere ao grau relativo de aumento da glicemia após o consumo de um determinado alimento (alteração denominada *resposta glicêmica*). De acordo com Parkin et al., (1997), a mensuração do índice glicêmico exige a ingestão de 50 g de CHO e a mensuração da glicemia deve ser feita ao longo de duas horas. Os dados obtidos devem ser representados graficamente para que se possa calcular a área sob a curva da glicemia em relação ao padrão (ingestão de 50 g de glicose). O índice glicêmico é apresentado como uma porcentagem da área sob a curva da glicose; isto é, se um alimento apresenta IG de 80, quando 50 g dele forem consumidos haverá um aumento equivalente a 80% daquele provocado pela ingestão de 50 g de glicose.

Os fatores que influenciam o IG de um alimento incluem, por exemplo, sua estrutura bioquímica (por exemplo, taxa de amilose para amilopectina). Isso explica por que o amido de diferentes vegetais apresenta IGs diferentes apesar de todos serem, essencialmente, amido. O aumento na glicemia proporcionado por amilopectina é mais rápido do que o da amilose, em função das enzimas digestivas. Dessa forma, fontes de CHO ricos em amilose podem não ser totalmente convenientes. Diferenças estruturais também afetam o IG dos açúcares. A frutose é absorvida mais lentamente no intestino que a glicose e sua metabolização ocorre predominantemente no fígado. Por isso, a ingestão de frutose tem pouca influência imediata na glicemia. Por conseguinte, alimentos ricos em frutose apresentam baixo IG.

O IG também é afetado pelo processo de absorção; pelo tamanho da partícula de alimento; o grau de processamento térmico/mecânico (transformam os alimentos em partículas menores ou as tornam mais suscetíveis à ação de enzimas digestivas); pelo tempo desde a última refeição; e pela coingestão de lipídios, fibras e proteínas (em razão de tornarem mais lento o esvaziamento gástrico) (Guezennec, 1995).

Efeito do IG sobre o desempenho

Teoricamente, carboidratos de alto IG, quando consumidos antes do exercício, poderiam prejudicar o desempenho em função da promoção de um estado de hipoglicemia e pela redução na lipólise em decorrência da hiperinsulimia (Foster, Costill e Fink, 1979). Estudos científicos demonstraram que ambas as condições são promovidas pelo consumo de CHO, mas a constatação de efeitos adversos não é comum (Sherman, 1991); pelo contrário, estudos mais recentes têm observado melhorias no desempenho.

Diversos estudos têm investigado o efeito do consumo de CHO com diferentes IG sobre variáveis importantes do exercício. Os métodos usados por eles incluem comparação entre monossacarídeos (por exemplo, frutose e glicose), alimentos com diferentes IG (como lentilhas e batatas) ou, ainda, alimentos que foram processados de forma diferente (caso de farinha e grãos) e que sofreram adição de outros macronutrientes (proteínas e lipídios), a uma fonte de CHO.

Por meio de uma revisão da literatura, Craig (1993) investigou o efeito do consumo de frutose e glicose antes do exercício e constatou que:

- em um estudo, o consumo de frutose, antes de uma sessão de 30 minutos de exercício, apresentou maior efeito poupador de glicogênio do que o consumo de glicose ou de água (Levine et al., 1983);

- não foi observado o efeito poupador do glicogênio promovido pela frutose em estudos avaliando sessões de exercício com duração maior que 30 minutos (nas quais é mais provável haver redução da reserva de glicogênio). É importante observar que os padrões glicêmicos e insulinêmicos suscitados pelo consumo de glicose e frutose não foram os mesmos;
- semelhante ao que foi constatado no uso de glicogênio em exercícios com mais de 30 minutos, não se observou diferenças no desempenho;
- a frutose, em função de ser absorvida mais lentamente, parece não poder ser consumida em quantidades suficientes para fornecer energia sem que cause mal-estar gastrointestinal. Aconselha-se que ela seja consumida misturada ao CHO. Existem evidências de que essa opção promove aumento no desempenho (frutose e maltodextrina, quando consumidas junto, são mais eficientes).

Febbraio et al. (2000) investigaram a influência da ingestão de CHO de diferentes índices glicêmicos sobre o metabolismo e desempenho do exercício na bicicleta. Oito homens se exercitaram por 120 minutos numa intensidade de 70% do VO_2 de pico e, em seguida, realizaram 30 minutos de exercício produzindo o máximo de trabalho possível.

Na comparação entre CHO (1 g/kg, 60 minutos antes do exercício) de alto (HGI) e baixo índice glicêmico (LGI) observou-se, durante o exercício, alteração na resposta glicêmica e insulinêmica. A ingestão de HGI provocou hiperinsulinemia, com aumento na captação de glicose e diminuição na captação de ácidos graxos livres. A ingestão de LGI, por sua vez, resultou em resposta glicêmica e insulinêmica mais estável. É importante destacar, porém, que, independentemente do índice glicêmico do carboidrato, a ingestão de CHO antes do exercício não afetou o desempenho (quantidade de trabalho produzida em 30 minutos) após 120 minutos de esforço submáximo. Outro dado importante aponta que, ao contrário de outros estudos que verificaram aumento do desempenho em função do IG dos CHO consumidos (esses estudos avaliaram o desempenho em relação ao tempo total de exercício) (Kirwan, O'Gorman e Evans, 1998; Thomas, Brotherhood e Brand, 1991), Febbraio et al. (2000) avaliaram o desempenho em função do trabalho produzido *em um determinado período de tempo*. Essa forma de avaliação é mais adequada, pois o intervalo de tempo do início do exercício até a exaustão, utilizado para avaliar o desempenho no exercício não é prático; os eventos de *endurance* frequentemente, senão sempre, exigem que os atletas completem uma certa quantidade de trabalho no tempo mais curto possível. Conclusivamente, os autores destacam que a resposta metabólica à ingestão de CHO com diferentes IG é complexa e as respostas são amplamente individuais.

Os autores alertam, ainda, que existem situações nas quais o consumo de CHO antes do exercício pode afetar o desempenho, mas em exercícios submáximos prolongados, em que há a diminuição do glicogênio muscular, esse consumo pode resultar em benefícios. Além disso, o consumo de quantidades maiores de CHO (Sherman, Peden e Wright, 1991) ou o consumo desse substrato duas a quatro horas antes do exercício também pode aumentar o desempenho (Sherman et al., 1989).

Desse modo, o consumo de CHO de baixo IG ou alto IG pode reduzir a queda da glicemia que ocorre no início do exercício; pode reduzir a dependência de CHO como substrato e aumentar a utilização de ácidos graxos; porém, há poucas evidências de que essas diferenças metabólicas se traduzam em menor utilização de glicogênio e aumentem o desempenho do exercício de *endurance*.

Ainda que a frutose tenha baixo IG, ela deve ser consumida, quando sozinha, em pequenas quantidades, para evitar o mal-estar gastrointestinal; entretanto, quantidades maiores são bem toleradas quando combinadas com outros CHO. Como alternativas ao CHO de baixo IG, podem ser consumidos frutas, macarrão, arroz e até legumes, desde que sejam bem tolerados.

Quanto às bebidas esportivas, seus IGs não foram publicados, mas se presume que aquelas com maiores concentrações de glicose apresentem IG mais alto que o das bebidas ricas em frutose e sacarose.

Quando se trata de alimentos, a predição do IG não é tarefa simples, o que dificulta a utilização prática desse índice nessa situação. Quando diversos alimentos são consumidos em conjunto, um influencia o IG do outro. Além disso, o estado fisiológico da pessoa também conta. Um indivíduo com estoques baixos de glicogênio provavelmente terá menor aumento na glicemia depois de se alimentar, se comparado a outro com estoques altos.

É importante destacar que o IG, quando considerado em relação ao período da prática do exercício, provavelmente não se mostrará crítico, porque a resposta da insulina se modifica.

Em relação ao consumo pós-exercício, o IG pode ser importante nas primeiras horas posteriores ao esforço. Entretanto, se o tempo de recuperação é de 20 horas ou mais, o IG dos CHO ingeridos mostra-se menos importante.

UTILIZAÇÃO DE PROTEÍNAS/AMINOÁCIDOS MAIS CHO

A fadiga apresentada durante exercícios prolongados é frequentemente associada à depleção do glicogênio muscular, portanto, acredita-se que concentrações elevadas desse substrato nos momentos prévios ao exercício sejam essenciais para o desempenho ótimo (Burke et al., 1995; Coggan e Mendenhall, 1992; Ivy, 1991). Em razão de os atletas de *endurance* frequentemente treinarem duas vezes ao dia, por vários dias, e poderem competir em dias consecutivos, a restauração rápida do glicogênio muscular é de crucial importância para otimizar a recuperação (Jentjens et al., 2001).

Estudos clássicos demonstraram que alguns aminoácidos, quando acrescentados a soluções contendo CHO, promovem a secreção de insulina em comparação a soluções que contenham apenas carboidratos (Floyd, Fajans e Conn, 1966; Fajans et al., 1967). O aminoácido que apresenta maior efeito é a arginina, a qual aumenta em cinco vezes a liberação de insulina, mais do que promovem a glicose ou a arginina, quando administradas sozinhas por via intravenosa.

Zawadzki, Yaspelkis e Ivy (1992) demonstraram que 112 g de CHO mais 40,7 g de proteínas aumentaram a ressíntese de glicogênio muscular durante o período de quatro horas (contados a partir do término do exercício), em comparação ao consumo de 112 g de CHO sozinho. A solução contendo proteínas promoveu uma ressíntese 39% mais rápida e maior aumento na concentração de insulina plasmática (apesar do menor aumento da glicemia). Entretanto, esse estudo é criticado, pois o consumo de CHO e de proteínas propiciou mais calorias que o grupo que consumiu apenas CHO (Van Hall et al., 2000).

Van Hall et al. (2000) avaliaram o quanto a ingestão de CHO adicionado de proteínas poderia aumentar a ressíntese de glicogênio muscular e a taxa de captação de glicose pelo músculo vasto lateral. Participaram do estudo cinco homens adultos, treinados, que tiveram sua concentração de glicogênio muscular depletada pela execução de tiros em bicicleta por dois minutos (alternando tiros a 90% e 50% da potência máxima dos sujeitos). Cada indivíduo executou três sessões de testes separadas pelo intervalo de um mês.

Nessas diferentes ocasiões, os indivíduos puderam consumir soluções contendo CHO/PRO a 1,67 g por quilograma de sacarose e 0,5 g por quilograma de um hidrolisado de *whey protein*; só CHO (CHO a 1,67 g/kg de sacarose) ou água, durante quatro horas após o término do exercício.

Os resultados demonstraram que a solução de CHO/PRO foi superior à que continha CHO, em relação ao aumento na concentração plasmática de insulina (70 a 80 mU/l *versus* 40 a 50 mU/l) e glucagon (90 ng/l *versus* 50 ng/l); porém, não houve diferença na captação de glicose pelo músculo vasto lateral (verificada por meio de biópsias) entre as duas soluções (1,6 mmol/min após 10 a 20 minutos do consumo das soluções e ≈ 9 mmol/min uma hora após o consumo). Após a realização do protocolo de exercício intermitente e de 26 minutos de exercício incremental, a concentração de glicogênio muscular restante mostrou-se igual para as três sessões.

Assim, partindo de uma mesma concentração inicial de glicogênio, o consumo de CHO/PRO ou de CHO não apresentou diferenças quanto à taxa de ressíntese de glicogênio muscular 1,5 hora após a ingestão das soluções, ou entre 1,5 e quatro horas após a ingestão (a quantidade de glicose captada na perna na 1,5 hora foi equivalente a 100% do necessário para a recuperação do glicogênio muscular, e entre 1,5 a quatro horas a glicose captada apresentou-se superior ao necessário para a ressíntese).

Portanto, a conclusão dos autores foi que nem a taxa de glicogênio muscular com a ingestão de CHO, nem a captação de glicose pelo vasto lateral, foi afetada pela ingestão adicional de proteína. Assim, parece que a ingestão de proteína *per se* ou via estimulação da secreção de insulina não pode aumentar a ressíntese de glicogênio em humanos quando um regime adequado de suplementação de CHO se segue ao exercício (acima de 1 g a 1,5 g de CHO por quilograma de peso) (Blom et al., 1987; Doyle, Sherman e Strauss, 1993).

Quantidades maiores parecem não ser necessárias, pois a infusão intravenosa de 3 g de glicose por quilograma de peso durante quase quatro horas não aumentou a ressíntese de glicogênio em comparação à ingestão de 1,5 g de glicose por quilograma de peso (dentro do período de quatro horas) (Reed et al., 1989).

Jentjens et al. (2001) também investigaram essa questão em indivíduos submetidos a um exercício de pedalagem que esgotou o conteúdo de glicogênio muscular. Esses indivíduos receberam ou uma solução contendo apenas CHO (1,2 g/kg por hora) ou outra contendo CHO e proteínas (a mesma quantidade de CHO mais proteínas, sendo 50% da massa composta de *whey protein*, 25% de leucina e 25% de fenilalanina, na quantidade de 0,4 g/kg por hora).

As soluções foram ministradas em intervalos regulares de 30 minutos por um período total de três horas durante a recuperação do exercício exaustivo. Os autores verificaram que apesar do aumento significativo na concentração de insulina, não foram observadas diferenças na resposta da glicose ou no armazenamento de glicogênio muscular entre os indivíduos que consumiram as duas soluções. Dessa forma, os autores concluem que a insulina pode ser excluída como fator limitante na síntese de glicogênio. Por outro lado, a quantidade total de glicose ingerida no período pós-exercício parece exercer um papel mais relevante quando são necessárias taxas máximas de ressíntese de glicogênio.

A ingestão de 1,2 g de CHO/kg ou mais, por hora, parece ser necessária para resultar em uma taxa máxima de ressíntese de glicogênio. Outro fator destacado pelos autores foi a prevalência de desconforto gastrointestinal após o consumo das bebidas contendo CHO mais proteínas, o que pode limitar sua utilização, pelo menos por parte de alguns indivíduos.

CONCLUSÃO

Conclui-se que os CHO são a principal fonte energética para o exercício, especialmente os de moderada e alta intensidade. Os efeitos do treinamento podem aprimorar os mecanismos de utilização desse substrato como fonte energética, ao passo que estratégias nutricionais podem ser utilizadas para potencializar as reservas pré, durante e/ou pós sessão (treinamento ou competição), o que resultará no aprimoramento da *performance* e/ou promoverá a recuperação em exercícios de *endurance* ou de força. Finalmente, vale destacar que entender o metabolismo dos CHO durante o exercício e no tempo de recuperação, bem como o controle de sua ingestão (pré, durante ou após a sessão de exercício), combinada ou não a outros nutrientes, configura-se em importante ação para promover a *performance* e/ou acelerar os processos de recuperação.

DESTAQUE PARA APLICAÇÃO PRÁTICA

- A oferta de refeição rica em CHO, com 140 g a 330 g, de três a quatro horas antes do exercício, pode ser uma estratégia efetiva para aumentar a disponibilidade desse nutriente durante o exercício;

- Durante a sessão de exercício, o consumo de 45 g/h a 70g/h de CHO em solução de 6% a 10%, distribuídos uniformemente ao longo do treinamento, são suficientes para manter o nível de glicemia e promover uma boa velocidade de esvaziamento gástrico sem alterar as concentrações plasmáticas de insulina;
- Após a sessão de exercício, quando se tem pouco tempo (até oito horas) de recuperação antes de uma nova exigência, recomenda-se o consumo de 1,0 g a 1,2 g de CHO por quilograma de peso, a cada hora (Burke et al., 2011) com a adição de 0,2 g/kg a 0,5 g/kg de aminoácidos (Berardi et al., 2006; Ivy et al., 2002; Kerksick et al., 2008) para maximização da síntese de glicogênio.

QUESTÕES PARA ESTUDO

1. Os CHO possuem um papel central no metabolismo energético durante o exercício, em decorrência de sua disponibilidade, velocidade de fornecimento energético e versatilidade. Assim sendo, discuta acerca de como tal substrato é utilizado pelas células durante o exercício e como o organismo consegue mantê-lo disponível em concentrações adequadas por longos períodos.

2. Quais os motivos e as recomendações para a ingestão de CHO antes e durante o exercício de *endurance*?

3. A ingestão de CHO após o exercício relaciona-se diretamente aos processos de recuperação das reservas de glicogênio. Em vista disso, explique os processos envolvidos na ressíntese de glicogênio muscular e hepático e aponte quais estratégias nutricionais podem ser adotadas para maximizá-los.

4. Praticantes de exercício de força também podem se beneficiar quando entendem a relevância da ingestão adequada de CHO. Desse modo, quais são os motivos com os quais um praticante de exercício de força deve se preocupar ao ingerir esse nutriente e quais as recomendações para uma dieta adequada?

5. Discuta acerca da relação entre: índice glicêmico (IG) dos CHO, *performance* e recuperação física.

BIBLIOGRAFIA

ACHTEN, J.; JEUKENDRUP, A. E. The effect of pre-exercise carbohydrate feedings on the intensity that elicits maximal fat oxidation. *Journal of Sports Sciences.*, v. 21, n.12, p.1017-24, 2003.

AHLBORG, G.; FELIG, P. Influence of glucose ingestion on fuel-hormone response during prolonged exercise. *Journal of Applied Physiology*, v. 41, p.1-6, 1976.

AMERICAN COLLEGE OF SPORTS MEDICINE (ACSM), American Dietetic Association, Dietitians of Canada. Joint and position statement: nutrition and athletic performance. *Medicine and Science in Sports and Exercise*, v.12, p.2130-45, 2000.

AMERICAN DIETETICS ASSOCIATION (ADA). Position of the American Dietetics Association, Dietitians of Canada and the American College of Sports Medicine: Nutrition and athletic performance. *Journal of the American Dietetic Association*, v. 109, p. 509-27, 2009.

ARAGON, A. A.; SCHOENFELD, B. J. Nutrient timing revisited: is there a post-exercise anabolic window? *Journal of International Society of Sports Nutrition*, v.10, n.1, 2013.

BANZET, S. et al. Control of glucogeonic genes during intense/prolonged exercise: hormone-independent effect of muscle-derived IL-6 on hepatic tissue and PEPCK mRNA. *Journal of Applied Physiology*, v.107, n.6, p.1830-9, 2009.

BECK, K. L. et al. Role of nutrition in performance enhancement and postexercise recovery. *Open Access Journal of Sports Medicine*, p.259-67, 2015.

BERARDI, J. M. et al. Postexercise muscle glucogen recovery enhanced with a carbohydrate-protein supplement. *Medicine and Science in Sports and Exercise*, v. 38, n.6, p.1106-13, 2006.

BERGSTRON, J. et al. Diet, muscle glycogen and physical performance. *Acta Physiologica Scandinavica*, v.71, n.2, p.140-50, 1967.

BJORKMAN, O. et al. Influence of glucose and fructose ingestion on the capacity for long-term exercise in well-trained men. *Clinical Physiology*, v.4, n.6, 483-494, 1984.

BLOM, P. C. S. et al. Effect of different post-exercise sugar diets on the rate of muscle glycogen synthesis. *Medicine and Science in Sports and Exercise*, v.19, p.491-6, 1987.

BOSH, F. et al. Fuel substrate turnover ond oxidation and glycogen sparing with carbohydrate ingestion in non-carbohydrate loaded cyclists. *Pflügers Archiv*, v.432, n.6, p.1003-10, 1996.

BROWN, L. J. et al. High *versus* low glycemic index 3 h recovery diets following glycogen-depleting exercise has no effect on subsequente 5 km cycling time trial performance. *Journal of Science and Medicine Sports*, v.16, n.5, p.450-4, 2013.

BURKE, L. M.; COLLIER, G. R.; HARGREAVES, M. Muscle glycogen storage after prolonged exercise: effect of the glycemic index of carbohydrate feedings. *Journal of Applied Physiology (1985)*, v.75, n.2, p.1019-23, 1993.

BURKE, L. et al. Effect of coingestion of fat and protein with carbohydrate feedings on muscle glycogen storage. *Journal of Applied Physiology.*, v.78, n.6, p.2187-92, 1995.

BURKE, L. M. et al. Muscle glycogen storage after prolonged exercise: effect of the frequency of carbohydrate feedings. *American Journal of Clinical Nutrition*, v.64, n.1, p.115-19, 1996.

Burke, L. M.; Hawley, J. A. Carbohydrate and exercise. *Current Opinion in Clinical Nutrition and Metabolic Care*, v.2, n.6, p.515-20, 1999.

Burke, L. M. et al. Guidelines for daily carbohydrates intake. Do athletes achieve them? *Sports Medicine*, v. 31, n.4, p.267-99, 2001.

Burke, L. Preparation for competition. In: Burke, L.; Deakin, V. (Ed.). *Clinical sports nutrition*. 3 ed. Australia: McGraw-Hill, 2006.

Burke, L. M. et al. Carbohydrates for training and competition. *Journal of Sports Sciences*, v. 29, (suppl.1), p.S17-S27, 2011.

Chen, Y. J. et al. Effects of glycemic index meal and CHO-electrolyte drink on cytokine response and run performance in endurance athletes. *Journal of Science and Medicine in Sports*, v.12, n.6, p.697-703, 2009.

Chryssanthopoulos, C. et al. Skeletal muscle glycogen concentration and metabolic responses following a high glycaemic carbohydrate breakfast. *Journal of Sports Sciences*, v.22, n.11-12, p.1065-71, 2004.

Chryssanthopoulos, C. et al. The effect of a high carbohydrate meal on endurance running capacity. *International Journal of Sport Nutrition and Exercise Metabolism*, v.12, p.157-71, 2002.

Coggan, A. R.; Coyle, E. F. Carbohydrate ingestion during prolonged exercise: effects on metabolism and performance. *Exercise and Sports Sciences Review*, v.19, p.1-40, 1991.

Coggan, A. R.; Mendenhall, L. A. Effect of diet on substrate metabolism during exercise. In: Lamb, D. R.; Gisolfi, C.V. (Ed.). Perspectives in exercise science and sports medicine. *Energy Metabolism in Exercise and Sport*. Dubuque: Brown and Benchmark, 1992.

Conley, M. S. et al. Effects of carbohydrate ingestion on resistance exercise [abstract]. *Journal of Strength and Conditioning Research*, v.9, n.3, p.201, 1995.

Conley, M. S.; Stone, M. H. Carbohydrate ingestion/supplementation for resistance and training. *Sports Medicine*, v.21, p.7-17, 1996.

Costill, D. L. et al. Effects of elevated plasma FFA and insulin on muscle glycogen usage during exercise. *Journal of Applied Physiology*, v.43, n.4, p.695-9, 1977.

Costill, D. L. et al. Impaired muscle glycogen resynthesis after eccentric exercise. *Journal of Applied Physiology*, v.69, n.1, p.46-50, 1990.

Coyle, E. F. et al. Substrate usage during prolonged exercise following a preexercise meal. *Journal of Applied Physiology (1985)*, v.59, n.2, p.429-33, 1985.

Coyle, E. F. et al. Muscle glycogen utilization during prolonged strenuous exercise when fed carbohydrate. *Journal of Applied Physiology (1985)*, v.61, n.1, p.165-72, 1986.

Coyle, E. F. Substrate utilization during exercise in active people. *American Journal of Clinical and Nutrition*, v.61(suppl.4), p.968-79, 1995.

Craig, B.W. The influence of fructose feeding on physical performance. *American Journal of Clinical Nutrition*, v.58, n.5, p.815S-819S, 1993.

Creer, A et al. Influence of muscle glycogen availability on ERK1/2 and Akt signaling after resistance exercise in human skeletal muscle. *Journal of Applied Physiology (1985)*, v.99, n.3, p.950-6, 2005.

DEFRONZO, R. A. et al. Regulation of splanchnic and peripheral glucose uptake by insulin and hyperglycemia in man. *Diabetes*, v.32, n.1, p.35-45, 1983.

DENNIS, S. C.; NOAKES, T. D.; HAWLEY, J. A. Nutritional strategies to minimize fatigue during prolonged exercise: fluid, electrolyte and energy replacement. *Journal of Sports and Sciences*, v.15, n.3, p.305-13, 1997.

DEVLIN, J. T.; CALLES-ESCANDON, J.; HORTON, E. S. Effects of preexercise snack feeding on endurance cycle exercise. *Journal of Applied Physiology*, v.60, n.6, p.980-5, 1986.

DOUEN, A. et al. Exercise induces recruitment of the "insulin-responsive glucose transporter". Evidence for distinct intracellular insulin-and exercise-recruitable transporter pools in skeletal muscle. *Journal of Biology and Chemistry*, v.265, v.23, p.13427-30, 1990.

DOYLE, J. A.; SHERMAN, W. N.; STRAUSS, R. L. Effects of eccentric and concentric exercise on muscle glycogen replenishment. *Journal of Applied Physiology (1985)*, v.74, n.4, p.1848-55, 1993.

FAJANS, S. S. et al. Effect of amino acids and proteins on insulin secretion in man. *Recent Progress in Hormone Research*, v.23, 617, 1967.

FAO/WHO. The role of carbohydrate in nutrition. In: Carbohydrates in human nutrition. *Report of a joint FAO/WHO Expert Consulation*. Rome, p.1-13, 1998.

FARELL, P. A.; GARTHWAIT, T. L.; GUSTAFSON, A. B. Plasma adrenocorticotropin and cortisol responses to submaximal and exaustive exercise. *Journal of Applied Physiology*, v.55, p.1441-4, 1983.

FEBBRAIO, M.; STEWART, K. CHO feeding before prolonged exercise: effect of glycemic index on muscle glycogenolysis and exercise performance. *Journal of Applied Physiology (1985)*, v.81, n.3, p.1115-20, 1996.

FEBBRAIO, M. A. et al. Preexercise carbohydrate ingestion, glucose kinetics, and muscle glycogen use: effect of the glycemic index. *Journal of Applied Physiology (1985)*, v.89, n.5, p.1845-51, 2000.

FIELDING, R. et al. Effect of carbohydrate feeding frequencies and dosage on muscle glycogen use during exercise. *Medicine and Science in Sports and Exercise*, v.17, n.4, p.472-6, 1985.

FLOYD, J. C.; FAJANS, S. S.; CONN, J. W. Stimulation of insulin secretion by aminoacids. *Journal of Clinical Investigation*, v.45, p.1487-502, 1966.

FOSTER, C.; COSTILL, D. L.; FINK, W. J. Effects of preexercise feedings on endurance performance. *Medicine and Science in Sports*, v.11, p.1-5, 1979.

GLEESON, M.; MAUGHAN, R. J; GREENHAFF, P. L. Comparison of the effects of preexercise feeding of glucose, glycerol and placebo on endurance and fuel homeostasis in man. *European Journal of Applied Physiology*, v.55, n.6, p.645-53, 1986.

GOFORTH, H. W. et al. Effects of depletion exercise and light training on muscle glycogen supercompensation in men. *American Journal of Physiology, Endocrinology and Metabolism*, v.285, n.6, p.E1304-11, 2003.

GUEZENNEC, C. Y. Oxidation rates, complex carbohydrates and exercise. Practical recommendations. *Sports Medicine*, v.19, n.6, p.365-72, 1995.

HAFF, G.G. et al. Carbohydrate supplementation attenuates muscle glycogen loss during acute bouts of resistance exercise. *International Journal of Sport Nutrition and Exercise Metabolism*, v.10, n.3, p.326-39, 2000.

HARDMAN, A. E. High-carbohydrate diets, physical activity, and plasma lipoprotein lipids. *American Journal of Clinical Nutrition*, v.72, n.4, p.1061-2, 2000.

HARGREAVES, M. et al. Effect of fructose ingestion on muscle glycogen usage during exercise. *Medicine and Sciences in Sports and Exercise*, v.17, v.3, p.360-3, 1985.

HARGREAVES, M. et al. Effect of preexercise carbohydrate feedings on endurance cycling performance. *Medicine and Science in Sports and Exercise*, v.19, p.33-6, 1987.

HARGREAVES, M. Carbohydrates and exercise. *Journal of Sports Science*, v.9 (special number), p.17-28, 1991.

HARGREAVES, M. Metabolic responses to carbohydrate ingestion: effects on exercise performance. In: LAMB, D. R.; MURRAY, R. (Ed.). *Perspectives in exercise science and sports medicine. The metabolic basis of performance in exercise and sport*. Cooper Publishing Group, 1999. v.12.

HARGREAVES, M. Exercise physiology and metabolism. In: BURKE, L.; DEAKIN, V. (Ed.). *Clinical Sports Nutrition*. 3 ed. Australia: McGraw-Hill, 2006.

HAWLEY, J. A.; DENNIS, S. C.; NOAKES, T. D. Oxidation of carbohydrate ingested during prolonged endurance exercise. *Sports Medicine*, v.14, n.1, p.27-42, 1992.

HOLT, S. et al. Relationship of satiety to postprandial glycaemic, insulin and cholecystokinin responses. *Appetite*, v.18, n.2, p.129-41, 1992.

HOROWITZ, J. F. et al. Lipolytic suppression following carbohydrate ingestion limits fat oxidation during exercise. *American Journal of Physiology*, v.273, p.E768-75, 1997.

IVY, J. L. et al. Endurance improved by ingestion of a glucose polymer supplement. *Medicine and Sciences in Sports and Exercise*, v.15, n.6, p.466-71, 1983.

IVY, J. L. Muscle glycogen synthesis before and after exercise. *Sports Medicine*, v.11, p.6-19, 1991.

IVY, J. L. Glycogen resynthesis after exercise: effect of carbohydrate intake. *International Journal of Sports Medicine*, v.19, n.2, p.142-5, 1998.

IVY, J. L. et al. Early postexercise muscle glycogen recovery is enhanced with a carbohydrate-protein supplement. *Journal of Applied Physiology (1985)*, v.93, n.4, p.1337-44, 2002.

JACOBS, K. A.; SHERMAN, W. M. The efficacy of carbohydrate supplementation and chronic high carbohydrate diets for improving endurance performance. *International Journal of Sport Nutrition and Exercise Metabolism*, v.9, p.92-115, 1999.

JENKINS, D. J. et al. The effect of starch-protein interaction in wheat on the glycemic response and rate of in vitro digestion. *American Journal of Clinical Nutrition*, v.45, n.5, p. 946-51, 1987.

JENKINS, D. G.; PALMER, J.; SPILLMAN, D. The influence of dietary carbohydrate on performance of supramaximal intermittent exercise. *European Journal of Applied Physiology*, v.67, p.309-14, 1993.

JENSEN, L. et al. Carbohydrate restricted recovery from long-term endurance exercise does not affect gene responses involved in mitochondrial biogenesis in highly trained athletes. *Physiologycal Reports*, v.3, n.2, p.e12184, 2015.

JENTJENS, R. L. P. G. et al. Addition of protein and aminoacids to carbohydrates does not enhance postexercise muscle glycogen synthesis. *Journal of Applied Physiology*, v.91, n.2, p.839-46, 2001.

JENTJENS, R. L. P. G.; JEUKENDRUP, A. E. Effect of acute and short-term administration of vanadyl sulfate on insulin sensitivity in healthy active humans. *International Journal of Sport Nutrition and Exercise Metabolism*, v.12, p.434-43, 2002.

JENTJENS, R. L. P. G. et al. Effects of preexercise ingestion of differing amounts of carbohydrate on subsequent metabolism and cycling performance. *European Journal of Applied Physiology*, v.88, n.(4-5), p.444-52, 2003.

JEUKENDRUP, A. E. et al. Glucose kinetics during prolonged exercise in highly trained human subjects: effect of glucose ingestion. *Journal of Physiology*, v.515 (Pt 2), p.579-89, 1999.

JEUKENDRUP, A. E.; KILLER, S. C. The myths surrounding preexercise carbohydrate feeding. *Annals of Nutrition and Metabolism*, v.57 (suppl. 2), p.18-25, 2010.

JEUKENDRUP, A. E.; GLEESON, M. *Sport nutrition*: an introduction to energy production and performance. Human Kinetics, 2010.

JEUKENDRUP, A. E.; CHAMBERS, E. S. Oral carbohydrate sensing and exercise performance. *Current Opinion in Clinical Nutrition and Metabolic Care*, v.13, n.4, p.447-51, 2010.

JEUKENDRUP, A. E. Nutrition for endurance sports: marathon, triathlon, and road cycling. *Journal of Sports and Sciences*, v.29 (suppl.1), p.S91-9, 2011.

KERKSICK, C. et al. International society of sports nutrition position stand: nutrient timing. *Journal of International Society of Sports Nutrition*, v.5, p.17, 2008.

KINDERMANN, W. et al. Catecholamines, growth hormone, cortisol, insulin, and sex hormones in anaerobic and aerobic exercise. *European Journal of Applied Physiology*, v.49, n.3, p.389-99, 1982.

KIRWAN, J. P.; O'GORMAN, D.; EVANS, W. J. A moderate glycemic meal before endurance exercise can enhance performance. *Journal of Applied Physiology*, n.84, n.1, p.53-9, 1998.

KOIVISTO, V. A.; KARONEN, S. L.; NIKKILÄ, E. A. Carbohydrate ingestion before exercise: comparison of glucose, fructose, and sweet placebo. *Journal of Applied Physiology*, v.51, p.783-7, 1981.

KUIPERS, H.; FRANSEN, E. J.; KEIZER, H. A. Preexercise ingestion of carbohydrate and transient hypoglycemia during exercise. *International Journal of Sports Medicine*, v.20, n.4, p.227-31, 1999.

LAMB, D. R. et al. Dietary carbohydrate and intensity of interval swim interval training. *American Journal of Clinical Nutrition*, v.52, p.1058-63, 1990.

LAMBERT, C. P. et al. Effects of carbohydrate feeding on multiple-bout resistance exercise. *Journal of Applied Sport Science Research*, v.5, p.192-7, 1991.

LEIJSSEN, D. P. C. et al. Oxidation of orally ingested [^{13}C] galactose and [^{13}C] glucose during exercise. *Journal of Applied Physiology*, v.79, n.3, p.720, 1995.

LEVINE, L. et al. Fructose and glucose ingestion and muscle glycogen use during submaximal exercise. *Journal of Applied Physiology*, v.55, n.6, p.1767-71, 1983.

LUGO, M. et al. Metabolic responses when different forms of carbohydrate energy are consumed during cycling. *International Journal of Sport Nutrition and Exercise Metabolism*, v.3, p.398-407, 1993.

MAMUS, R. T. et al. Biochemical effects of carbohydrate supplementation in simulated competition of short terrestrial duathlon. *Journal of Interntional Society of Sports Nutrition*, n.3, v.2, p.6-11, 2006.

MARMY-CONUS, N. et al. Preexercise glucose ingestion and glucose kinetics during exercise. *Journal of Applied Physiology (1985)*, v.81, n.2, p.853-7, 1996.

MASSICOTTE, D. et al. Oxidation of glucose polymer during exercise: comparison with glucose and fructose. *Journal of Applied Physiology*, v.66, n.1, p.179-83, 1989.

MCARDLE, W. D.; KATCH, F. I.; KATCH, V. L. *Fisiologia do exercício*: nutrição, energia e desempenho humano. Rio de Janeiro: Guanabara Koogan, 2013.

MCCONELL, G; KLOOT, K; HARGREAVES, M. Effect of timing of carbohydrate ingestion on endurance exercise performance. *Medicine and Science in Sports and Exercise*, v.28, n.10, p.1300-4, 1996.

MCMILLAN, J. L. et al. 20-hour physiological responses to a single weight-training session. *Journal of Strength and Conditioning Research*, v.7, n.1, p.9-21, 1993.

MCMURRAY, R. G.; WILSON, J. R.; KITCHELL, B. S. The effects of fructose and glucose on high intensity endurance performance. *Research Quaterly for Exercise and Sport*, v.54, p.156-62, 1983.

MILLER, J. B. et al. Glycaemic index: is it a useful tool in human health and disease? *Proceedings of the Nutrition Society of Australia*, v.1, n.18, p.15-22, 1994.

MITCHELL, J. B. et al. Influence of carbohydrate dosage on exercise performance and glycogen metabolism. *Journal of Applied Physiology (1985)*, v.67, n.5, p.1843-9, 1989.

MORALES, A. P. et al. Alterações dos níveis séricos de creatinina, ácido úrico, creatina kinase e da taxa de filtração glomerular em corredores de rua. *Revista Brasileira de Cineantropometria e Desempenho Humano*, v.15, n.1, p.71-81, 2013.

MOURTZAKIS, M. et al. Carbohydrate metabolism during prolonged exercise and recovery: interactions between pyruvate dehydrogenase, fatty acids, and amino acids. *Journal of Applied Physiology*, v.100, n.6, p.1822-30, 2006.

MOSELEY, L.; LANCASTER, G. I.; JEUKENDRUP, A. E. Effects of timing of preexercise ingestion of carbohydrate on subsequent metabolism and cycling performance. *European Journal of Applied Physiology*, v.88, p.453-8, 2003.

MOUNTAIN, S. J. et al. Exercise metabolism at different time intervals after a meal. *Journal of Applied Physiology*, v.70, p.882-8, 1991.

MURRAY, R. et al. Carbohydrate feeding and exercise: effect of beverage carbohydrate content. *European Journal of Applied Physiology*, v.59, n.1-2, p.152-8, 1989.

NEUFER, P. D. et al. Improvements in exercise performance: effects of carbohydrate feedings and diet. *Journal of Applied Physiology*, v.62, p.983-8, 1987.

PARKIN, J. A. et al. Muscle glycogen storage following prolonged exercise: effect of timing of ingestion of high glycemic index food. *Medicine and Science in Sports and Exercise*, v.29, n.2, p.220-4, 1997.

PRITCHETT, K. et al. Effects of timing of pre-exercise nutrient intake on glucose responses and intermittent cycling performance. *South African Journal of Sports Medicine*, v.20, n.3, p.86-90, 2008.

REED, M. J. et al. Muscle glycogen storage postexercise: effect of mode of carbohydrate administration. *Journal of Applied Physiology (1985)*, v.66, n.2, p.720-6, 1989.

ROBERGS, R. A. et al. Muscle glycogenolysis during differing intensities of weight-resistance exercise. *Journal of Applied Physiology*, v.70, n.4, p.1700-6, 1991.

SARIS, W. H. et al. Pasclaim – Physical performance and fitness. *European Journal of Nutrition*, v.41, (suppl.1), p.150-95, 2003.

SHERMAN, V. M. et al. Effects of 4 h preexercise carbohydrate feedings on cycling performance. *Medicine and Science in Sports and Exercise*, v.21, n.5, p.598-604, 1989.

SHERMAN, W. M.; PEDEN, M. C.; WRIGHT, D. A. Carbohydrate feedings 1 h before exercise improves cycling performance. *American Journal of Clinical Nutrition*, v.54, p.866-70, 1991.

SPARKS, M. J.; SELIG, S. S.; FEBBRAIO, M. A. Preexercise carbohydrate ingestion: effect of the glycemic index on endurance exercise performance. *Medicine and Science in Sports and Exercise*, v.30, n.6, p.844-9, 1998.

TARNOPOLSKY, M. A. et al. Gender differences in carbohydrate loading are related to energy intake. *Journal of Applied Physiology (1985)*, v.91, n.1, p.225-30, 2001.

TAYLOR, R. et al. Direct assessment of liver glycogen storage by 13C nuclear magnetic resonance spectroscopy and regulation of glucose homeostasis after a mixed meal in normal subjects. *Journal of Clinical Investigation*, v.97, p.126-32, 1996.

TOKMAKIDIS, S. P.; KARAMANOLIS, I. A. Effects of carbohydrate ingestion 15 min before exercise on endurance running capacity. *Applied Physiology, Nutrition, and Metabolism*, v.33, n.3, p.441-9, 2008.

THOMAS, D. E.; BROTHERHOOD, J. R.; BRAND, J. C. Carbohydrate feeding before exercise: effect of the glycemic index. *International Journal of Sports Medicine*, v.12, p.180-6, 1991.

TSINTZAS, O. K. et al. Carbohydrate ingestion and glycogen utilization in diferent muscle fibre types in man. *Journal of Physiology*, v.489, p.243-250, 1995.

TSINTZAS, O. K. et al. Carbohydrate ingestion and single muscle fiber glycogen metabolism during prolonged running in men. *Journal of Applied Physiology*, n.81, p.801, 1996.

VAN HALL, G. et al. The effect of free glutamine and peptide ingestion on the rate of muscle glycogen resynthesis in man. *International Journal of Sports Medicine*, v.21, n.1, p.25-30, 2000.

VAN ZANT, R. S.; CONWAY, J. M.; SEALE, J. L. A moderate carbohydrate and fat diet does not impair strength performance in moderately trained males. *Journal of Sports Medicine and Physical Fitness*, v.42, n.1, p.31-7, 2002.

VINCENT, K. R.; FREEDSON, P. S.; DECHEKE, M. Effect of a preexercise liquid, high carbohydrate feeding on resistance exercise performance. *Medicine and Science in Sports and Exercise*, v.25, p.S194, 1993.

WASSERMAN, D. H.; CHERRINGTON, A. D. Regulation of extramuscular fuel sources during exercise. In: ROWELL, L. B.; SHEPHERD, J. T. (Ed.). *Handbook of physiology*. Section 12: exercise: regulation and integration of multiple systems. New York: Oxford University Press, p.1036-74, 1996.

WEE, S. L. et al. Influence of high and low glycemic index meals on endurance running capacity. *Medicine and Science in Sports and Exercise*, v.31, n.3, p.393-9, 1999.

WHITLEY, H. A. et al. Metabolic and performance responses during endurance exercise after high-fat and high-carbohydrate meals. *Journal of Applied Physiology*, v.85, n.2, p.418-24, 1998.

WIDRICK, J. J. et al. Carbohydrate feedings and exercise performance: effect of initial muscle glycogen concentration. *Journal of Applied Physiology (1985)*, v.74, n.6, p.2998-3005, 1993.

WILKINSON, J. G.; LIEBMAN, M. Carbohydrate metabolism in sport and exercise. In: WOLINSKY, I. *Nutrition in exercise and sport*. 3 ed. CRC Press, 1998.

WRIGHT, D. A; SHERMAN, W. M.; DERNBACH, A. R. Carbohydrate feedings before, during, or in combination improve cycling endurance performance. *Journal of Applied Physiology (1985)*, v.71, n.3, p.1082-8, 1991.

ZAWADZKI, K. M.; YASPELKIS, B. B.; IVY, J. L. Carbohydrate-protein complex increases the rate of muscle glycogen storage after exercise. *Journal of Applied Physiology*, v.72, n.5, p.1854-9, 1992.

CAPÍTULO 3

BATERIAS DE LONGA DURAÇÃO (LIPÍDIOS E ATIVIDADE FÍSICA)

Daniela Caetano Gonçalves
Reury Frank P. Bacurau

RESUMO

O presente capítulo aborda os lipídios, importantes macronutrientes, suas características químicas e nutricionais, suas funções biológicas, bem como sua importância durante o exercício físico. Além disso, descrevem-se evidências de possíveis efeitos benéficos da suplementação lipídica aos atletas de força e *endurance*. Embora os estudos não sejam conclusivos, algumas estratégias encontram respaldo experimental, podendo ser utilizadas com o cuidado apropriado e bom senso. Vale a pena ressaltar, mais uma vez, que o consumo de gordura em quantidades equivalentes de 30% a 35% do total energético da dieta, além de não levar o atleta a engordar, garante a ele condições mais satisfatórias de adaptação e resposta ao treinamento de força intermitente. Isso permite, também, que o atleta obtenha energia necessária para incorporar aminoácidos durante o processo de ganho de massa muscular.

INTRODUÇÃO

Os lipídios são moléculas insolúveis em água e solúveis em álcoois, aspecto que lhes confere uma característica hidrofóbica. A principal molécula lipídica na nossa alimentação é o triacilglicerol (TAG), composto de três ácidos graxos (AG) ligados a uma molécula de glicerol. Também pertencem ao grupo dos lipídios o colesterol e os fosfolipídios, compostos de um grupo hidrofílico e uma cauda hidrofóbica (Nelson e Cox, 2002).

Os lipídios são conhecidos principalmente pela sua capacidade energética, porém desempenham diversas funções no organismo. A principal função dos TAGs é *energética*, tanto para fornecer energia para as células como formar estoques de energia do organismo. Entretanto, os TAGs podem apresentar diferentes composições de ácidos graxos, o que altera sua função. Os ácidos graxos *insaturados* têm funções sinalizadoras e desencadeiam diversas reações metabólicas no organismo. O colesterol possui diversas funções: participa na formação de membranas celulares, compõe os sais biliares, e atua como precursor de hormônios esteroides e da vitamina D. Os fosfolipídios são responsáveis pela formação da bicamada lipídica das membranas celulares, além de compor os sais biliares e as lipoproteínas (Curi, 2002).

Os lipídios são amplamente encontrados nos alimentos de origem animal, como carne, leite e ovos, assim como nos vegetais, em grãos, sementes e castanhas. Como o tipo de gordura encontrado nesses alimentos pode variar em termos de composição e, consequentemente, na sua função metabólica, atualmente divide-se as fontes de gordura em dois grupos: *fontes alimentares de gordura saturada* (gordura de origem animal) e *fontes alimentares de gordura insaturada* (óleos vegetais) (Shills et al., 2009).

CLASSIFICAÇÃO DOS ÁCIDOS GRAXOS

Pelo grau de saturação

Os ácidos graxos podem ser classificados de acordo com seu *grau de saturação*, ou seja, de acordo com a quantidade de duplas ligações realizadas pelos carbonos ao longo de sua cadeia. Dessa forma, podemos dividir os ácidos graxos em:

- *Ácidos graxos saturados*: não apresentam ligações duplas ao longo da cadeia carbônica.
- *Ácidos graxos monoinsaturados*: apresentam uma ligação dupla ao longo de sua cadeia.
- *Ácidos graxos poli-insaturados*: apresentam duas ou mais ligações duplas em sua cadeia carbônica.

Os TAGs sólidos à temperatura ambiente são compostos por ácidos graxos saturados e denominam-se *gordura*. Os *óleos* são compostos, em sua maioria, por ácidos graxos insaturados (Curi, 2002).

Pelo tamanho da cadeia

Os ácidos graxos também podem ser classificados de acordo com seu *tamanho*, que está relacionado à quantidade de carbonos na sua cadeia. Podem ser classificados da seguinte forma:

- *Cadeia curta*: apresenta de 2 a 4 carbonos, por exemplo: ácido acético, ácido propiônico e ácido butírico (este é formado por bactérias intestinais a partir da fermentação de fibras).
- *Cadeia média*: apresenta de 6 a 10 carbonos, por exemplo: ácido láurico, ácido cáprico e ácido caprílico (encontrados no óleo de coco).
- *Cadeia longa*: apresenta de 12 a 18 carbonos, por exemplo: ácido palmítico, ácido esteárico (encontrados nas gorduras animais), ácido oleico (encontrado no azeite de oliva), ácido linoleico (encontrado nos óleos vegetais) e ácido linolênico (encontrado na linhaça).
- *Cadeia muito longa*: tem acima de 20 carbonos, por exemplo: ácido araquidônico (gorduras animais), ácido eicosapentanoico (EPA, sigla em inglês) e ácido docosa-hexanoico (DHA, sigla em inglês) que são encontrados nos óleos de peixe (Lima, 2009).

RECOMENDAÇÕES NUTRICIONAIS

A ingestão diária de lipídios recomendada para indivíduos saudáveis deve alcançar de 15% a 35% do *valor calórico total*, dependendo do indivíduo, seu estado fisiológico ou patológico e da referência a ser seguida (Tabela 3.1).

Tabela 3.1 – Valores de referência para ingestão diária de lipídios

Componentes da dieta	DRIs – IOM (2002)	WHO (2003)	Philippi et al. (1999)
Carboidratos	45% a 65%	55% a 75%	50% a 60%
Proteínas	10% a 35%	10% a 15%	10% a 15%
Lipídios	20% a 35%	15% a 30%	20% a 30%

METABOLISMO DOS LIPÍDIOS

Após a digestão dos lipídios no trato digestório, eles são absorvidos pelo *enterócito* (célula intestinal) e lá são adicionados a uma lipoproteína denominada *quilomícron*. Essa lipoproteína tem a função de transportar os lipídios provenientes da dieta, pela corrente linfática, em direção aos tecidos periféricos. A enzima lipase de lipoproteína (LPL) realiza a hidrólise do TAG contido no quilomícron (QM), permitindo a captação do ácido graxo pelo tecido muscular ou adiposo. Após a distribuição de TAG pelos tecidos, o quilomícron cai na circulação na forma de *quilomícron remanescente* e é captado pelo fígado (Nelson e Cox, 2002).

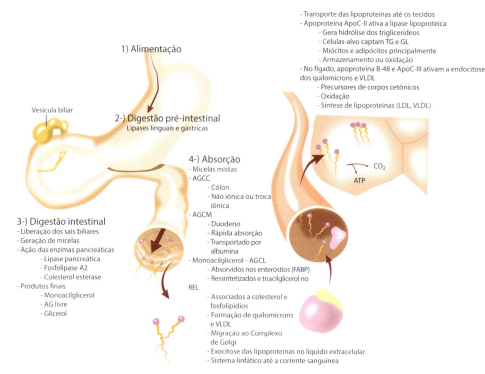

Figura 3.1 – Síntese dos processos de digestão e absorção dos lipídios.
Fonte: adaptado de Nelson e Cox (2002).

As células do tecido adiposo, os *adipócitos*, captam os ácidos graxos provenientes do quilomícron para estoque de energia. Em situações nas quais há aumento da demanda energética no organismo, ou diminuição da disponibilidade de outros macronutrientes, como a glicose, ocorre a hidrólise do TAG estocado nos adipócitos para posterior liberação dos ácidos graxos na corrente sanguínea. Esse processo é denominado *lipólise* (Stryer, 2008).

As *catecolaminas* (adrenalina e noradrenalina, liberadas principalmente durante o exercício físico) são os principais hormônios responsáveis pelo estímulo da lipólise, entretanto, outros hormônios podem desempenhar esse papel, como o *cortisol* e o *hormônio do crescimento* (GH). As catecolaminas se ligam a seus receptores de membrana localizados na membrana do adipócito, promovendo ativação da *lipase hormônio sensível* (LHS), enzima responsável pela quebra do TAG estocado no adipócito e consequente liberação de ácidos graxos livres para a corrente sanguínea (Nelson e Cox, 2002).

O transporte dos ácidos graxos pela corrente sanguínea se dá pela *albumina*, uma proteína visceral amplamente encontrada no sangue e sintetizada pelo fígado. Esses ácidos graxos são captados pelo músculo esquelético em situações de aumento da demanda energética, como, por exemplo, no momento do exercício físico, ou quando da diminuição de glicose sanguínea e de glicogênio (Curi, 2002).

Quando há a captação de ácidos graxos pelo músculo esquelético, a oxidação deles é necessária para a formação de ATP. Dessa forma, os ácidos graxos são transportados até a mitocôndria para sofrer um processo denominado *beta-oxidação*; nesse momento, eles são oxidados em várias moléculas de acetil-CoA. Esse transporte de ácidos graxos do citoplasma para a mitocôndria depende de uma amina quaternária denominada *carnitina* (Curi, 2002).

A *lipogênese* é a formação de ácidos graxos a partir de outros compostos energéticos (carboidratos e proteínas). Essa via é estimulada quando há um excesso de ATP intracelular, além de acúmulo de acetil-CoA mitocondrial formado a partir do piruvato ou de aminoácidos cetogênicos. Esse excesso de ATP inibe as enzimas do ciclo de Krebs, gerando acúmulo de acetil-CoA na mitocôndria. As moléculas de acetil-CoA, quando transportadas ao citosol, são condensadas uma à outra para a formação do ácido graxo (Stryer, 2008).

Os *corpos cetônicos* são produzidos em situações metabólicas específicas, que incluem jejum prolongado ou dieta cetogênica (sem carboidratos). Eles são compostos energéticos que podem ser usados pelas células nervosas como fonte de energia quando há privação de carboidratos, visto que essas células não têm a capacidade de oxidar a gordura por meio da beta-oxidação. O fígado é o responsável pela produção destes compostos, formando os corpos cetônicos a partir de acetil-CoA produzido pela beta-oxidação (Nelson e Cox, 2002).

O cortisol é o hormônio responsável pela ativação dessa via metabólica e pelo acúmulo de acetil-CoA na célula, que não consegue ser oxidado no ciclo de Krebs por causa da deficiência de oxaloacetato, pois esta molécula, na ausência de glicose, é desviada do ciclo de Krebs e usada pelo fígado para a formação de novas moléculas de glicose em um processo denominado *neoglicogênese*. Três compostos diferentes se originam a partir das moléculas de acetil-CoA que se acumulam, ligam-se e são, mais tarde, hidrolisadas: o acetaldeído, a acetona e o beta-hidroxibutirato (Stryer, 2008).

A *síntese de colesterol* ocorre no fígado também a partir do excesso de acetil-CoA na mitocôndria, porém, a insulina é o hormônio responsável pelo estímulo dessa via, pois ativa a enzima HMG CoA redutase, a mais importante do processo. A síntese de colesterol pelo fígado ocorre em virtude de excessos alimentares, dieta rica em açúcar e gorduras, genética, estresse, entre outros fatores (Shills, 2009).

LIPÍDIOS E EXERCÍCIO

Como discutido anteriormente, os ácidos graxos são importantes substratos energéticos, pois oferecem maior aporte energético em relação aos carboidratos. Apesar de sua característica altamente energética, sua utilização pode variar de acordo com o tempo e intensidade do exercício (Lima, 2009).

A oferta de ácidos graxos para o músculo esquelético durante o exercício físico pode ser disponibilizada pelo tecido adiposo, por meio dos ácidos graxos livres no sangue ou pelas lipoproteínas transportadoras de TAG, VLDL (sigla da expressão em inglês para lipoproteína de muito baixa densidade) e QM. Para a utilização dessas fontes, há necessidade da liberação de catecolaminas e do glucagon (Carnevali Jr. et al., 2011).

A proporção de lipídios usada como substrato energético durante o exercício físico varia de acordo com o tempo e intensidade dele. O gráfico abaixo mostra a contribuição percentual dos substratos energéticos em diferentes intensidades do exercício físico. Nesse gráfico podemos observar que, durante o repouso e durante o exercício de intensidade leve/moderada, a contribuição relativa dos lipídios como substrato energético é superior a 50%. Em compensação, o aumento da intensidade do exercício diminui a utilização de lipídios como substrato energético. Em exercícios de leve/moderada intensidade, a utilização de lipídios é fundamental. Os ácidos graxos também são preferencialmente utilizados em exercícios de longa duração.

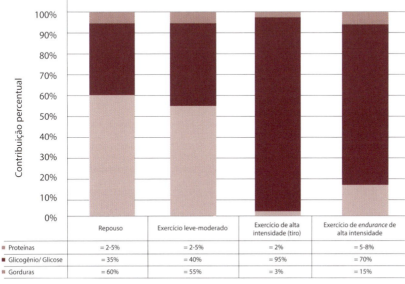

Figura 3.2 – Contribuição aproximada de cada substrato energético em diferentes modelos de exercício.

Fonte: adaptada de Powers e Howley (1997).

O aumento no consumo de lipídios ao invés de carboidratos, como resposta ao treinamento aeróbico de *endurance*, já é conhecido (Horowitz e Klein, 2000). Ainda que o papel relativo de cada um desses nutrientes na manutenção da contração muscular continue sendo alvo de discussão, é consensual que, se por um lado, quanto maior a intensidade de treinamento, menor será a contribuição relativa dos lipídios (Brooks e Mercier, 1994), por outro, durações maiores de exercício aumentam o consumo relativo desse substrato (Turcotte, Richter e Kiens, 1992).

Considerando as intensidades nas quais o consumo relativo de lipídios aumenta, observa-se, nessas situações, que a prática do exercício pode se entender por longos períodos, além de haver atraso na depleção dos estoques de glicogênio (limitante da continuidade do esforço) (Coggan et al. 1995). Isso tem sido comprovado em estudos com humanos e com animais, ambos treinados (Molé, Oscai e Holloszy, 1971; Baldwin et al., 1972; Winder, Baldwin e Holloszy, 1974).

Foi demonstrado, por exemplo, que o treinamento intermitente (a 112% do VO_2máx, durante 60 minutos com intervalo para recuperação de 15 segundos) aumentou o consumo relativo de lipídios poupando, em consequência, os estoques de glicogênio. Semelhantemente, vinte indivíduos treinados de modo intermitente e a alta intensidade demonstraram elevação no consumo de ácidos graxos (incluindo oxidante), – mais que um grupo em treinamento contínuo (Tremblay, Simoneau e Bouchard, 1994). As diferenças sexuais não afetaram a adaptação, pois mulheres praticando 4 minutos de exercício intermitente em ciclo ergômetro a 90% do VO_2máx, com intervalos de 2 minutos, apresentaram aumento de indicadores bioquímicos ligados ao maior consumo de ácidos graxos. Finalmente, jovens saudáveis treinados de modo contínuo ou intermitente, isto é, por 40 a 60 min a 60% VO_2máx ou praticando de 4 a 6 tiros de 30 segundos com 4 minutos de intervalo, a 100% VO_2máx, também demonstraram aumento na oxidação de lipídios em relação a carboidratos (Burgomaster et al., 2008).

Em relação a estudos experimentais, roedores treinados por 12 semanas, também de forma intervalada, aumentaram a razão entre a oxidação de ácidos graxos e a oxidação de carboidratos nas mitocôndrias subsacolermais e intermiofibrilares.

No âmbito molecular, o maior consumo de lipídios dá-se por meio do aumento na atividade máxima de enzimas participantes do metabolismo desses substratos (por exemplo, acetil-CoA sintetase, carnitina palmitoil transferase e 3-hidroxiacil CoA desidrogenase) (Molé, Oscai e Hollosky, 1971; Baldwin et al., 1972; Jansson e Kaijser, 1987; Phillips et al., 1996). Além dessas enzimas, envolvidas nos processos de ativação, transporte e beta-oxidação, respectivamente, enzimas do ciclo de Krebs (por exemplo, malato e succinato, ambas desidrogenases) e da cadeia respiratória (NADH desidrogenase, NADH citocromo-c redutase e citocromo oxidase) também aumentam com o treinamento (Jansson e Kaijser, 1987).

É importante destacar que exercícios aeróbicos realizados de modo intermitente (isto é, repetição de sessões de curtos ou longos períodos, preferencialmente de alta intensidade – aproximadamente a 100% do VO_2máx –, intercaladas por pausas ou períodos de menor intensidade) induzem adaptações similares às anteriormente citadas, promovidas pelo exercício aeróbico contínuo (Gibala et al., 2006; Billat, 2001).

ADAPTAÇÕES DO EXERCÍCIO E EFEITO DO TREINAMENTO NO METABOLISMO LIPÍDICO

Como discutido anteriormente, o treinamento crônico promove adaptações importantes no metabolismo de lipídios, auxiliando a manutenção e melhora tanto do aproveitamento, como do oferecimento dos substratos energéticos durante o exercício físico. As principais alterações promovidas pelo treinamento crônico no metabolismo dos lipídios são:

- diminuição da lipólise no tecido adiposo;
- aumento da gordura dentro da fibra muscular;

- rápido aumento da oxidação de gordura;
- redução da gordura corporal;
- aumento da atividade máxima das enzimas oxidativas de queima de gordura;
- menor aumento da secreção de catecolaminas.

LÍPIDIOS E EXERCÍCIO DE *ENDURANCE*

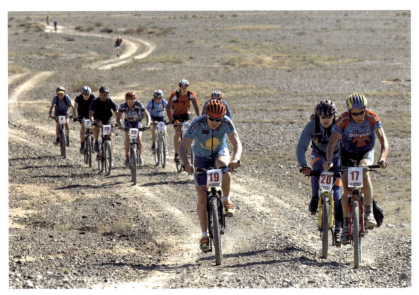

Figura 3.3 – A utilização de dietas hiperlipídicas é uma estratégia polêmica para poupar carboidratos em atividades prolongadas.

Sabe-se que a oxidação da mistura de lipídios mais carboidratos – cujas proporções na mistura dependem da intensidade e da duração da atividade física, da dieta, do sexo e do grau de treinamento do atleta – é o principal recurso energético para a realização da maioria dos exercícios (Powers e Howley, 1997).

Em vista disso, recomenda-se às pessoas normalmente ativas (entre elas, os atletas de *endurance*) um consumo calórico diário com a seguinte proporção: 60% na forma de carboidratos e 25% na forma de lipídios (Short e Short, 1983; Burke e Read, 1987). Porém, este é um perfil ideal que poucos alcançam. De modo geral, os norte-americanos, por exemplo (e, coincidentemente, muitos atletas), consomem, em relação ao total calórico recomendado, menos carboidratos (45% a 50%) e mais lipídios (35% a 40%).

Nesse contexto, a ocorrência da fadiga em atividades prolongadas (com mais de 60 minutos de duração) associa-se à depleção das reservas de glicogênio no músculo e no fígado (Wilkinson e Liebman, 1998). Deve-se, portanto, poupar carboidratos durante exercícios desse porte (Bergstrom et al., 1967), pois, quanto maior (ou quanto mais tempo perdurar) o estoque de carboidratos, mais tempo o indivíduo permanecerá em atividade. Recorde-se, também, que, das adaptações bioquímicas promovidas pelo treinamento de *endurance*, uma das mais importantes é a que aumenta a utilização de lipídios pela musculatura e reduz a queima de carboidratos (Coggan et al., 1995).

Denomina-se *ciclo glicose/ácido graxo* (Figura 3.4) a oxidação de lipídios e carboidratos caracterizada pela queima preferencial de um desses nutrientes todas as vezes em que a disponibilidade do outro estiver diminuída (Spriet e Odland, 1999).

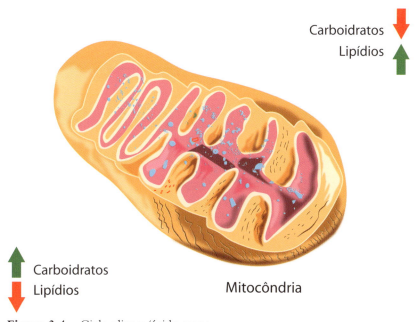

Figura 3.4 – Ciclo glicose/ácido graxo.

Inúmeras estratégias de treino usam o ciclo glicose/ácido graxo para melhorar a *performance*, e as mais estudadas são as tradicionais manobras para aumentar a disponibilidade de carboidratos antes, durante e depois do exercício.

Também há manobras que promovem a economia de carboidratos por meio da queima dos lipídios, intensificando, assim, o chamado efeito poupador de glicogênio (Wilkinson e Liebman, 1998). Uma delas recomenda o consumo de triglicérides de cadeia média (TCM), em que o aumento da oxidação de gorduras decorre da maior oferta de ácidos graxos no plasma.

Em relação a dietas hiperlipídicas, o objetivo é que a musculatura desenvolva adaptações que permitam ao indivíduo oxidar mais lipídios durante o exercício de *endurance*. Dessas dietas, destacam-se as populares Dieta da Zona (*zone diet*) (Sears, 1995) e a Dieta 40/30/30 (Allen, Oddoye e Margen, 1979).

Elevação aguda de ácidos graxos no plasma

Na década de 1970, vários estudos (Costill et al., 1977; Dyck et al., 1993; Hickson et al., 1977; Rennie, Winder e Holloszy, 1976) usaram refeições ricas em lipídios associadas à ativação da lipase lipoproteica por administração intravenosa de heparina, como forma de aumentar a concentração plasmática de ácidos graxos e diminuir a degradação do glicogênio muscular utilizado na suplementação lipídica. Ressalte-se que a lipase lipoproteica é a enzima responsável pela captação de ácidos graxos em tecidos como o adiposo e o muscular esquelético. Ficou demonstrado que a aguda elevação dos ácidos graxos plasmáticos induz à redução do uso do carboidrato endógeno durante o exercício.

Outra estratégia – associada ao consumo de heparina – é a infusão (injeção venosa) de Intralipid – composta preponderantemente (85%) por ácidos graxos insaturados de cadeia longa.

Não se deve esquecer, porém, que os resultados foram obtidos em laboratórios sob condições ideais, bem diferentes das do nosso cotidiano. Sem dúvida, isso limita a aplicação dessas estratégias. Tanto a administração de heparina (considerado *doping*) quanto a infusão de ácidos graxos são técnicas *invasivas* que precisam de estrutura bem organizada em termos de recursos materiais e humanos para ser executada.

Uma maneira mais simples de elevar a concentração plasmática de ácidos graxos durante a atividade física é valer-se de soluções com *triglicérides de cadeia média* (TCM) (Jeukendrup et al., 1995).

Os TCM, formados por ácidos graxos com 6 a 12 átomos de carbono na sua cadeia, sofrem a ação da lipase no estômago e no duodeno, liberando glicerol e ácidos graxos de cadeia média (AGCM). Estes, por causa de certas particularidades, são absorvidos mais rapidamente do que os ácidos graxos de cadeia longa (AGCL). Outra "vantagem" é que os AGCM são liberados no sistema porta-hepático e seguem direto para o fígado, sem a necessidade de entrar na circulação linfática (como os AGLC) (Beckers et al., 1992).

Estudos (Jeukendrup e Kaijser, 1987; Jeukendrup et al., 1996; Jeukendrup et al., 1995) apontam que a ingestão de uma solução de 5% (4 ml por quilograma de peso corporal no início e 2 ml/kg a cada 20 minutos) de TCM é capaz de gerar energia suficiente para suportar o exercício e também para auxiliar na manutenção da glicemia. Tal contribuição energética, no entanto, acaba limitando-se à faixa de 3% a 7% do total da energia despendida durante o exercício, uma vez que existe baixa tolerância gastrointestinal ao TCM, cuja ingestão máxima não deve exceder 30 g. Por fim, nesses estudos, não foi observada elevação dos ácidos graxos livres e, consequentemente, não houve economia de glicogênio.

Algumas pesquisas, no entanto, chegam a mostrar resultados positivos com a suplementação de TCM (400 ml no início e 100 ml a cada 10 min de uma solução a 4,3%), oferecido em doses elevadas (90 g), observando-se maior concentração plasmática de ácidos graxos e economia de glicogênio. Diz-se, porém, que doses elevadas de TCM (como a utilizada nesses estudos) podem causar desconforto intestinal e comprometer o desempenho. Além disso, ainda não existe a certeza científica de que essas estratégias são capazes de melhorar a *performance* dos atletas (Jeukendrup et al., 1998).

DIETAS HIPERLIPÍDICAS

O consumo de dietas hiperlipídicas é uma das estratégias mais complexas em comparação com as que promovem aumentos agudos de ácidos graxos no plasma, havendo, porém, muitos fatores que dificultam o entendimento adequado dos resultados desta manobra na *performance* do exercício, destacando-se:

- os riscos em comparar modelos animais (por exemplo, ratos e cachorros) a humanos;
- a variação da quantidade de carboidratos presentes nessas dietas, havendo algumas que apresentam até 45% desse nutriente e outras, quase nada;
- o período de tempo em que se consome a dieta;
- a intensidade do exercício;
- a presença de indivíduos com diferentes graus de adaptação ao treinamento.

Encontramos dois principais tipos de dietas hiperlipídicas: com pouquíssima (menos de 10%) porcentagem de carboidratos; e com porcentagem moderada (em torno de 40% a 45% do total calórico total) (Coyle e Hodgkinson, 1999).

Parece não haver dúvidas de que o primeiro tipo de dieta hiperlipídica (< 10% de carboidratos) diminui a *performance* de indivíduos que realizam atividade prolongada, afeta o equilíbrio ácido-básico e dificulta a capacidade de o músculo manter-se em exercício, reduzindo, também, o conteúdo de glicogênio muscular, o que impede os indivíduos de se exercitarem satisfatoriamente em intensidades maiores que 64% do VO_2máx (Bergstrom et al., 1967; Christensen e Hansen, 1939; Galbo, Holst e Christensen, 1979; Gollnick et al., 1972; Martin, Robinson e Robertshaw, 1978).

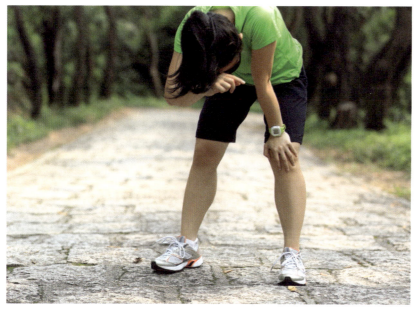

Figura 3.5 – A utilização de dietas hiperlipídicas diminui a capacidade de realizar exercícios de intensidade moderada para alta (> 64% VO_2máx).

A maior polêmica se apresenta em relação às dietas que contêm carboidratos em quantidades moderadas (e, portanto, não afetam o equilíbrio ácido-básico), principalmente quando realizadas por períodos maiores que 14 dias (Coyle e Hodgkinson, 1999). Muitos apontam que esse período é suficiente para a musculatura apresentar aumento de enzimas em virtude do metabolismo oxidativo de gordura. É importante ressaltar que as dietas hiperlipídicas reduzem a quantidade de glicogênio muscular. O aumento de enzimas, por causa da maior oxidação de gordura, compensaria o menor consumo de carboidratos.

Na prática, o que a maioria dos estudos demonstra é que as dietas hiperlipídicas, associadas ou não ao treinamento de *endurance*, propiciam o aumento da quantidade de enzimas responsáveis pela queima de gordura. Porém, esse aumento é muito menor do que aquele que acontece em cobaias, o que parece não compensar a falta de carboidratos no organismo, havendo, na maioria das vezes, diminuição da *performance* (Coyle e Hodgkinson, 1999; Phiney et al., 1983a, 1983b).

Uma variação dessas dietas consiste em realizar o consumo agudo de carboidratos logo após a fase hiperlipídica. Assim, o indivíduo mantém o consumo de uma dieta rica em gorduras por várias semanas e, a seguir, aumenta o conteúdo de carboidratos da dieta. Entretanto, os resultados, quanto à *performance*, afirmam que essa estratégia pode ser pior do que o consumo de gorduras isoladamente.

Muito em moda, algumas dietas populares divulgam ganhos de *performance* a partir do consumo de elevadas quantidades de gordura (visando aumentar o consumo desse nutriente). Uma delas, a Dieta da Zona ou sua versão "modificada" (Sears, 1995), vai mais longe: além da baixa quantidade de carboidratos (aproximadamente 66% de gorduras, 17% de carboidratos/proteínas), ela é hipocalórica (tem calorias em quantidades insuficientes). Os estudos sugerem queda de rendimento.

Outra dieta popular é a chamada 40/30/30 (40% carboidratos, 30% gorduras e 30% proteínas) (Allen e Oddoye, 1979), que fornece quantidade de energia adequada se comparada à Dieta da Zona, pois oferece uma quantidade razoável de carboidratos. O problema dessa dieta é a quantidade muito elevada de proteínas (4,2 g/kg), como será mencionado no Capítulo 4. A ingestão excessiva de proteínas pode ser prejudicial à saúde.

LÍPIDIOS E EXERCÍCIO DE FORÇA

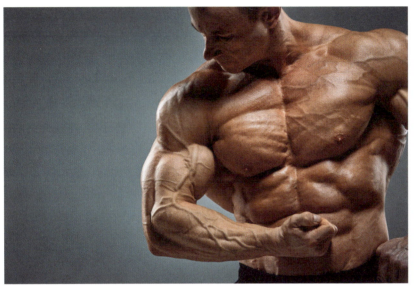

Figura 3.6 – O consumo de lipídios é importante para o aumento da massa muscular?

Como já discutido anteriormente, durante atividades físicas moderadas e de longa duração, percebe-se a indiscutível importância dos lipídios como substrato energético. No que diz respeito às atividades de força, há poucas pesquisas que discutem a relação direta desses macronutrientes com as concentrações plasmáticas de hormônios esteroides, entre eles, a *testosterona* (T) (Volek et al., 1997), determinante das características sexuais masculinas e, também, dos processos de aumento da massa magra e de redução da massa gorda. A presença de gorduras na dieta deve ser discutida sob dois aspectos:

- *a quantidade*: entre indivíduos que ingeriram, respectivamente, 20% e 40% de gordura, estudos revelam que aqueles tiveram redução mais significativa na concentração plasmática de testosterona (Hamalainen et al., 1984; Reed et al., 1987; Volek et al., 1997);

- *a qualidade*: nos atletas que trocaram a dieta rica em carne pela ovolactovegetariana, houve redução na T circulante (Raben et al., 1992); nos que consumiram maior quantidade de ácidos graxos monoinsaturados (Volek et al., 1997), houve aumento na T circulante.

Além de ser um dos principais hormônios determinantes das características sexuais masculinas, a testosterona tem muitas implicações no metabolismo de gorduras, proteínas e carboidratos. Sem dúvida, o efeito da testosterona na estimulação da síntese proteica e na redução do catabolismo proteico é o fato mais interessante para atletas de força. Ao contrário do ocorrido no segundo item, a substituição dos ácidos graxos da membrana dos testículos pela suplementação de ácidos graxos do tipo ômega-3 (encontrados no óleo de peixe), aumentou a resposta do receptor de hormônio luteinizante, responsável por estimular a síntese de T (Sebokova et al., 1990).

Ainda é cedo, porém, para recomendar algum tipo de suplemento que altere a concentração plasmática dos hormônios esteroides. Os exemplos mostrados, no entanto, dão relevância ao papel dos nutrientes, em particular as gorduras, na modulação do perfil hormonal de atletas.

LIPÍDIOS E ENERGIA

Já diz o princípio do treinamento: "quanto mais treinado, menos treinável". Outra maneira de dizer isso é afirmando que atletas encontrarão uma "barreira de treinamento" à medida que vão evoluindo. O controle destas três variáveis é considerado fundamental na tentativa de superar tal barreira: treinamento adequado, descanso e dieta. No que diz respeito à última, o mais importante é a correta ingestão energética, não o consumo de quantidade cada vez maiores de proteínas, como muitos pensam (Greadjean, 1998).

Os atletas, em geral – mas principalmente os fisiculturistas –, sofrem da conhecida síndrome de "*fat-fobia*" (medo de gordura), amplamente divulgada na década de 1980 (Pendergast et al., 1996). No entanto, como vimos neste capítulo, as gorduras são essenciais para o funcionamento do corpo.

A American Heart Association, por exemplo, recomenda que 30% das calorias da dieta sejam provenientes das gorduras. Já a World Health Organization (WHO) atesta que, para pessoas fisicamente ativas, esse porcentual deve elevar-se a 35% (Greadjean, 1998).

Analisando o hábito alimentar de fisiculturistas (conhecidos por fazer uso de estratégias radicais), observa-se quantidades muito reduzidas de gordura e, como se sabe, em uma dieta com 70% de conteúdo energético oriundo de carboidratos, essa falta de gordura (Greadjean, 1988) não fornece a esses indivíduos as calorias de que necessitam (basta lembrar-se do conteúdo energético por grama de gordura *versus* o conteúdo energético por grama de carboidratos). Então, é válido especular que talvez o limitador para a hipertrofia desses atletas seja o *deficit* energético (afinal, a síntese proteica estaria comprometida).

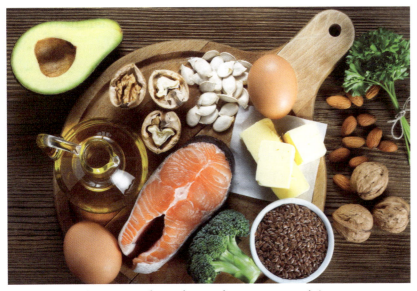

Figura 3.7 – O consumo de gordura pode ser uma estratégia para o aumento de calorias.

O acréscimo de gordura à alimentação é uma maneira de balancear a elevada necessidade de energia. Atente-se, porém, para dois pontos: em indivíduos sedentários, o excesso de gordura na dieta pode depositar-se no corpo; em atletas que precisam de grande quantidade de energia, as gorduras são, preferencialmente, oxidadas para gerar ainda mais energia.

Alguns atletas de força vêm consumindo, sem adequada comprovação científica, vários tipos de gordura para compensar seu déficit energético, destacando-se:

- os triglicerídeos de cadeia média (TCM), cujas características especiais permitem que eles sejam preferencialmente oxidados para gerar energia, ao invés de serem depositados no tecido adiposo.
- as gorduras do tipo insaturadas, outro interessante meio de aumentar as calorias na dieta, uma vez que elas são mais facilmente oxidadas.

NECESSIDADES NUTRICIONAIS EM PRATICANTES E ATLETAS

Segundo a Sociedade Brasileira de Medicina do Exercício e do Esporte (SBMEE) (2009), a ingestão de lipídios deve ser correspondente a 30% do aporte calórico diário (cerca de 1 g/kg de peso por dia). Os ácidos graxos essenciais devem corresponder a 8 g a 10 g por dia. A proporção de ácidos graxos consumidos deve seguir a recomendação para a população em geral: 10% saturados; 10% monoinsaturados; 10% poli-insaturados.

SUPLEMENTAÇÃO LIPÍDICA

Apesar de raros, os suplementos lipídicos têm duas funções diferenciadas: a primeira, de alterar o perfil lipídico das membranas celulares, pois estas geralmente incorporam a gordura ingerida mais recentemente. Esse fenômeno pode ser obtido a partir da suplementação de óleos de peixe, ricos em EPA e DHA, os quais substituiriam o ácido araquidônico, relacionados com um perfil mais inflamatório nas membranas celulares, alterando a cascata de prostaglandinas celulares (Boudreau et al., 1991). A segunda função é a utilização celular de combustíveis energéticos, a qual pode se alterar quando tipos incomuns de lipídios são oferecidos como combustível energético. Os suplementos de TAG de cadeia média, por exemplo, podem ser mais rapidamente absorvidos e oxidados nas células, como será discutido a seguir.

Óleos de peixe

A suplementação com óleo de peixe é provavelmente o tipo mais utilizado e popular de suplementação lipídica. As cápsulas gelatinosas ricas em ômega-3 apresentam 50% do total do conteúdo da cápsula como EPA (predominante) e DHA. Alguns produtos concentrados apresentam mais EPA e DHA e podem conter proporção maior de DHA. Dessa forma, é importante observar a quantidade de cada composto dependendo do efeito desejado, pois sabidamente EPA e DHA têm funções diferenciadas.

Os numerosos efeitos do consumo de suplementos que contenham EPA-DHA são comprovados por evidências científicas, o que os tornam muito populares. O principal argumento para a utilização desses suplementos é o fato de que o consumo de ômega-3 é extremamente baixo na maioria das culturas ocidentais, ocasionando um estado de deficiência relativa ou desequilíbrio entre o consumo de ômega-6 e ômega-3. Dessa forma, pode-se afirmar que a maioria dos efeitos benéficos relacionados à suplementação estão associados à correção dessa deficiência e não ao consumo elevado desses lipídios. Um exemplo sobre tal fato é um estudo promovido por Archer et al. (1998) que relata uma baixa ingestão de ômega-3 por parte da população norte-americana, particularmente a que habita no centro-oeste, pois esses indivíduos consomem muito pouca gordura de peixe, e, assim, não tiram proveito dos seus efeitos cardioprotetores. Nessa população específica, a suplementação mostra-se interessante, pois poderia lhe conferir esses benefícios. Uma recomendação da American Heart Association sugere que a suplementação deva ser necessária em populações selecionadas (Breslow, 2006). Desse modo, sabe-se que os efeitos benéficos da suplementação de óleos de peixe relacionam-se à correção da deficiência, a qual induz efeitos positivos potenciais e confiáveis se comparada à hipersuplementação de um nutriente que já é consumido de forma adequada.

Há poucas publicações que relacionam os benefícios da suplementação de EPA e DHA à melhora de parâmetros bioquímicos e fisiológicos relacionados ao exercício físico. Uma revisão de Lowery (2004) sugeriu que os efeitos anti-inflamatórios e antidepressivos dos ácidos graxos ômega-3 devem beneficiar atletas que treinam "pesado" ou que apresentem síndrome do *overtraining*. Um estudo realizado por Simopoulos (2007), sugerindo 1 g a 2 g diários de EPA com DHA, também demonstrou que os efeitos anti-inflamatórios foram benéficos para atletas.

A suplementação de ômega-3 (especialmente o EPA) poderia ser interessante em atletas que apresentam condições inflamatórias como tendinites, bursites e osteoartrites. Aqueles que padecem da síndrome do *overtraining* poderiam apresentar melhora na depressão com a suplementação de DHA. Curtis et al. (2000) demonstraram um efeito protetor contra a degradação da cartilagem, por exemplo, nas condições de artrite. Essa proteção, que atua também nos ossos, poderia conferir longevidade à carreira do atleta (Fernandes, Lawrence e Sun, 2003). Entretanto, não existem pesquisas nesse campo para esportes específicos. Mickleborough et al. (2003) mostraram que a suplementação de ômega-3 reduziu a broncoconstrição induzida pelo exercício, efeito que ocorre por causa do excesso de citocinas inflamatórias produzidas durante o exercício. Outros estudos promovidos pelos mesmos autores (Mickleborough et al., 2006) e outros (Phillips et. al., 2003) demonstram que a suplementação de ômega-3 foi capaz de reverter o perfil de citocinas inflamatórias liberadas durante o exercício físico. Além disso, algumas pesquisas sugerem um efeito do ômega-3 na redução da gordura corporal, visto que alguns estudos demonstram que a suplementação aumenta a oxidação de gordura muscular

(Maillet e Weber, 2006; Clavel, 2002). As pesquisas sobre a relação entre a suplementação de ômega-3, recuperação muscular e a dor promovida pelo exercício é controversa, e parece estar relacionada à dose e à idade (Cannon et al., 1995; Lenn et al., 2002; Phillips et al., 2003).

Ácido linoleico conjugado

O *ácido linoleico conjugado* ou CLA (sigla em inglês), consiste, na verdade, em uma classe de isômeros posicionais e geométricos do ácido linoleico octadecadienoico (Stachowska et al., 2007; Risérus et al., 2004). Ao longo de sua cadeia carbônica, há duas ligações duplas entre carbonos: a primeira localizada entre os carbonos nove e dez, e a segunda entre os carbonos onze e doze, mas o número de ligações e suas posições podem variar, havendo 28 isômeros geométricos e posicionais possíveis (Lee, 2008).

O CLA é produzido por animais ruminantes a partir de ácidos graxos insaturados linolênico (18:3) e linoleico (18:2), obtidos na dieta. Portanto, as fontes naturais dessa substância são produtos lácteos e carne vermelha. A biossíntese do CLA se dá por meio de duas transformações importantes no rúmen: hidrólise das ligações éster, catalisadas por lipases microbiológicas, e a segunda, mais importante, a bio-hidrogenação do *ácido graxo poli-insaturado* (PUFA, sigla em inglês), realizada por várias bactérias encontradas no rúmen (Bauman, Baumgard e Corl, 1999).

Apesar da variedade de possibilidades de isômeros geométricos do ácido linoleico, as formas mais associadas aos seus efeitos benéficos em animais e humanos são o (18:2) cis-9, trans-11; e (18:2) trans-10, cis-12, que também são encontrados em maior abundância (Pariza, Park e Cook, 2001). A forma (18:2) c-9 t-11, batizada de *ácido rumênico*, foi a primeira a ser descoberta. Esse é o tipo mais produzido pelos ruminantes e representa de 80% a 90% da composição total de CLA presente na gordura do leite. Entretanto, mudanças na dieta dos ruminantes, como uma dieta muito pobre em fibras, pode alterar o tipo de isômeros do CLA encontrados, ocorrendo um aumento na concentração de (18:2) t-10 c-12 (Bauman, Baumgard e Corl, 1999).

A concentração do ácido linoleico conjugado nos alimentos está relacionada à quantidade de gordura total que estes apresentam, e essa concentração pode variar de 3 mg a 7 mg de ácido linoleico por grama de gordura (Brown et al., 2001).

Atualmente, são descritos diversos efeitos benéficos relacionados à suplementação do CLA em animais e humanos. Churruca, Fernández-Quintela e Portillo (2009) relataram efeitos no tratamento do câncer, sobre o sistema imunológico, no estresse oxidativo, na aterosclerose, na formação e composição óssea, na obesidade e no diabetes. Um estudo realizado por Williams e Schacter (1997) mostrou que pode haver relação entre a suplementação do CLA e o aumento de massa magra por meio da produção de prostaglandina E1 (PGE 1). O aumento desse eicosanoide levaria ao aumento da concentração de somatotropina no cérebro, acarretando um aumento na secreção do hormônio do crescimento, que é um hormônio anabólico. O efeito mais estudado em relação à suplementação do CLA, entretanto, é a alteração do metabolismo lipídico em várias vias bioquímicas e fisiológicas de controle, influenciando a composição corporal (Silveira et al., 2007; Yanagita e Nagao, 2008; Terpstra et al., 2003).

O CLA atua sobre o metabolismo lipídico, alterando a composição corporal não só de animais, como também de humanos (Takahashi et al., 2003; Yamasaki et al., 2003; Mizanoor et al., 2001). Também são relatadas alterações na concentração de lípidios no sangue e em alguns órgãos, entre eles o fígado (Baddini Feitoza et al., 2009; Takahashi et al., 2003; Priore et al., 2007). Entretanto, verifica-se que nem todos seus isômeros estão associados a tais efeitos sobre os lipídios. O isômero trans-10, cis-12 parece ser mais eficiente na promoção de mudanças no tecido adiposo, agindo diretamente na regulação da concentração de hormônios e enzimas relacionados ao seu metabolismo (Moon et al., 2007; Rodríguez, Ribot e Palou, 2002; Black, Roche e Gibney, 2002).

As alterações provocadas pelo CLA no tecido adiposo ainda são muito controversas. Estudos com ratos mostraram redução de gordura corporal após suplementação com CLA (Brown et al., 2001; Takahashi et al., 2002; Yamasaki et al., 2003). Rahman et al. (2001) observaram em ratos uma perda de 5,2% do peso corporal após a suplementação com CLA. Takahashi et al. (2002) observaram diminuição da massa dos tecidos adiposos branco e marrom em camundongos, concomitante a mudanças na expressão gênica de proteínas reguladoras do metabolismo energético. Um estudo feito por Terpstra et al. (2003) mostrou que houve mudanças na composição corporal de camundongos, independente da forma como o CLA foi administrado (AGs ou TAGs). Outros mostram que a suplementação com CLA em animais não alterou a composição corporal, tanto em curto (Xu et al., 2003) quanto em longo prazo (Demaree, Gilbert e Mermsmann, 2002; Bouthegourd et al., 2002). Pesquisas realizadas em humanos também se mostram controversas. Blankson et al. (2000) verificaram diminuição das variáveis lipídicas no sangue e do IMC em humanos suplementados com CLA. Entretanto, estudos realizados com mulheres não demonstraram mudanças na composição corporal (Petridou, Mougios e Sagredos, 2003).

Por todos os resultados apresentados em pesquisas com animais, o CLA é um dos suplementos mais populares entre atletas e indivíduos que procuram o emagrecimento, entretanto, sabe-se atualmente que humanos são "hiporresponsivos" se comparados a animais, como os camundongos. Os benefícios da suplementação em humanos, especialmente em atletas, ainda não estão elucidados. Muitas das razões para isso foram relacionadas à ineficácia relativa das pesquisas com humanos, as quais trabalham com doses diferentes, têm duração desigual e os indivíduos estudados apresentam diferentes gênero, idade, grau de treinamento e estado nutricional.

Poucos estudos foram realizados em humanos e alguns deles apontam aumento na força ou na massa corporal magra com o uso da suplementação (Lowery, 2004; Terpstra et al., 2003), ao passo que outros detectaram uma pequena redução na gordura corporal (Thom, Wadstein e Gudmundsen, 2001; Colakoglu et al., 2006). Alguns estudos apontaram os efeitos deletérios da suplementação, os quais prejudicaram a sensibilidade à insulina, aumentando a esteatose hepática (Ahrén et al., 2009; Wang et al., 2004). Estudos em humanos, portanto, apresentam-se inconclusivos em relação à eficácia e à segurança da suplementação à base de lipídios.

Ácidos graxos de cadeia média

Os ácidos graxos de cadeia média são utilizados como suplementos alimentares, na atualidade, em virtude de suas propriedades fisiológicas e metabólicas diferenciadas em relação aos ácidos graxos de cadeia longa.

Comparados aos ácidos graxos de cadeia longa, os TCM são hidrossolúveis o suficiente para serem absorvidos diretamente na corrente sanguínea, sem a necessidade de serem transportados por lipoproteínas. Uma vez na corrente sanguínea, são captados pelos tecidos como o do fígado e o músculo esquelético. Os TCM são oxidados na mitocôndria sem a necessidade usual de enzimas carnitinas-transferases. Dessa forma, na década de 1980, muitos pesquisadores investigaram as funções da suplementação de TCM como um substrato energético de desempenho imediato. Infelizmente, essas pesquisas não demonstraram benefícios ao desempenho ou efeito poupador de glicogênio durante o exercício (Horowitz e Klein, 2000; Vistisen et al., 2003; Zderic et al., 2004). Muitos autores especularam que grandes quantidades eram necessárias para oferecer benefícios, porém, doses acima de 30 gramas não são toleradas pelos indivíduos, pois oferecem desconforto gastrointestinal. Pesquisas realizadas com grandes doses de TCM (de 71 g a 85 g) demonstraram que os atletas apresentaram sintomas como cãibras e diarreia (Calabrese et al., 1999; Jeukendrup et al., 1998).

Outra hipótese em relação à suplementação com TCMs é de que poderia auxiliar na redução da gordura corporal (Aoyama, Nosaka e Kasai, 2007; Takeuchi et al., 2008). Contudo, essa hipótese não foi confirmada. Atualmente, as pesquisas indicam que a suplementação com TCM é vantajosa para atletas que necessitam de um alto aporte energético e de aumento no peso corporal (Horvath et al., 2000;

Lowery, 2004; Venkatraman, Feng e Pendergast, 2001; Venkatraman, Leddy e Pendergast, 2000).

CONCLUSÃO

Os lipídios são importantes fontes energéticas para a prática do exercício físico. Apresentam, ainda, outras funções biológicas importantes e seu consumo é essencial. Muitos suplementos lipídicos são oferecidos no mercado sob a indicação de aumentarem o aporte energético e diminuirem a utilização de carboidratos provenientes do glicogênio, mas também para promover efeitos biológicos diferenciados, como diminuição de processos inflamatórios e emagrecimento.

DESTAQUE PARA APLICAÇÃO PRÁTICA

- Os óleos de peixe são ricos em ômega-3, principalmente EPA e DHA, e sua suplementação confere diminuição de processos inflamatórios, pode diminuir as chances do aparecimento de *overtraining* e promover melhora do metabolismo oxidativo.
- O CLA é um grupo de ácidos graxos que promove emagrecimento, entretanto, sua eficácia e segurança em humanos é questionável.
- Os TCMs (ácidos graxos de cadeia média) promovem um aumento energético rápido, porém apresentam o dobro de calorias quando comparados à glicose.

QUESTÕES PARA ESTUDO

1. Descreva algumas das funções dos lipídios.
2. Qual a possível vantagem do consumo de lipídios por parte dos fisiculturistas?
3. Qual a razão por trás do uso de suplementos à base de lipídios?
4. Qual parece ser um dos maiores empecilhos para o uso de dietas hiperlipídicas?
5. Qual o objetivo do consumo de dietas hiperlipídicas por períodos prolongados?

BIBLIOGRAFIA

Aoyama, T.; Nosaka, N.; Kasai, M. Research on the nutritional characteristics of medium-chain fatty acids. *Journal of Medical Investigation*, v.54, n.3-4, p.385-8, 2007.

Ahrén, B. et al. Effects of conjugated linoleic acid plus n-3 polyunsaturated fatty acids on insulin secretion and estimated insulin sensitivity in men. *European Journal of Clinical Nutrition*, v.63, n.6, p.778-86, 2009.

Allen, L. H.; Oddoye, E. A.; Margen, S. Protein induced hypercalciuria: a longer term study. *American Journal of Clinical Nutrition*, v.32, n.4, p.741-9, 1979.

Archer, S. D. et al. Association of dietary fish and n-3 fatty acid intake with hemostatic factors in the coronary artery risk development in young adults (CARDIA) study. *Arteriosclerosis, Thrombosis, and Vascular Biology*, v.18, p.1119-23, 1998.

Baddini Feitoza et al. Conjugated linoleic acid (CLA): effect modulation of body composition and lipid profile. *Nutrition Hospitalaria*, v.24, n.4, p.422-8, 2009.

Baldwin, K. M. et al. Respiratory capacity of white, red, and intermediate muscle: adaptative response to exercise. *American Journal of Physiology*, v.222, p.373-8, 1972.

Bauman, D. E.; Baumgard, L. H.; Corl, B. A. Byosinthesis of CLA in ruminants. *Proceedings of American Society of Animal Science*, 1999.

Beckers, E. J. et al. Gastric emptying of carbohydrate-medium chain triglyceride suspensions at rest. *International Journal of Sports Medicine*, v.13, n.8, p.581-4, 1992.

Bergstrom, J. et al. Diet, muscle glycogen and physical performance. *Acta Physiologica Scandinavica*, v.71, n.2, p.140-50, 1967.

Billat, L. V. Interval training for performance: a scientific and empirical practice. Part II: anaerobic interval training. *Sports Medicine*, v.31, n.2, p.75-90, 2001.

Blankson, H. et al. Conjugated linoleic acid reduces body fat mass in overweight and obese humans. *Journal of Nutrition*, v.130, n.12, p.2943-8, 2000.

Black, I. L.; Roche, H. M.; Gibney, M. J. Chronic but not acute treatment with conjugated linoleic acid (CLA) isomers (trans-10, cis-12 CLA and cis-9, trans-11 CLA) affects lipid metabolism in caco-2 cells. *Journal of Nutrition*, v.132, p.2167-73, 2002.

Boudreau, M. D. et al. Lack of dose response by different levels of dietary n-3 fatty acids at a constant n-3/n-6 fatty acid in suppressing eicosanoid biosynthesis from arachidonic acid. *American Journal of Clinical Nutrition*, v.54, n.1, p.111-7, 1991.

Bouthegourd, J. C. et al. A CLA mixture prevents body triglyceride accumulation without affecting energy expenditure in Syrian hamsters. *Journal of Nutrition*, v.132, n.9, p.2682-9, 2002.

Breslow, J. N-3 fatty acids and cardiovascular disease. *American Journal of Clinical Nutrition*, v.83, n.6 (suppl.), p.1477S-82S, 2006.

Brooks, G. A.; Mercier, J. Balance of carbohydrate and lipid utilization during exercise: the "crossover" concept. *Journal of Applied Physiology*, v.76, n.6, p.2253-61, 1994.

Brown, J. M. et al. Trans-10, Cis-12, but not Cis-9, Trans-11, CLA attenuates lipogenesis in primary cultures of stromal vascular cells from human adipose tissue. *Journal of Nutrition*, v.131, n.9, p.2316-21, 2001.

BURGOMASTER, K. A. et al. Similar metabolic adaptations during exercise after low volume sprint interval and traditional endurance training in humans. *Journal of Physiology*, v.586, n.1, p.151-60, 2008.

BURKE, L. M.; READ, R. S. D. Diet patterns of elite Australian male triathletes. *Physician and Sports Medicine*, v.15, n.2, p.140, 1987.

CALABRESE, C. et al. A cross-over study of the effect of a single oral feeding of medium chain triglyceride oil vs. canola oil on post-ingestion plasma triglyceride levels in healthy men. *Alternative Medicine Review*, v.4, n.1, p.23-8, 1999.

CANNON, J. G. et al. Aging and dietary modulation of elastase and interleukin-1 beta secretion. *American Journal of Physiology,* v.268, v.1 (Pt 2), p.R208-213, 1995.

CARNEVALI JR., et al. *Exercício, emagrecimento e intensidade do treinamento*. São Paulo: Phorte, 2011.

CHILLIBECK, P. D. et al. Higher mitochondrial fatty acid oxidation following intermittent versus continuous endurance exercise training. *Canadian Journal of Physiology and Pharmacology*, v.76, n.9, p. 891-4, 1998.

CHRISTENSEN, E. H.; HANSEN, O. Arbeitsfähigkeit und ernahrung. *Skandinavisches Archiv fur Physiologie*, v.81, p.160-71, 1939.

CHURRUCA, I.; FERNÁNDEZ-QUINTELA, A.; PORTILLO, M. P. Conjugated linoleic acid isomers: differences in metabolism and biological effects. *Biofactors*, v.35, n.1, p.105-1, 2009.

CLAVEL, S. Effect of endurance training and/or fish oil supplemented diet on cytoplasmic fatty acid binding protein in rat skeletal muscles and heart. *European Journal of Applied Physiology*, v.87, n.3, p.193-201, 2002.

COGGAN, A. R. et al. Effect of endurance training on hepatic glycogenolysis and gluconeogenesis during prolonged exercise in men. *American Journal of Physiology*, v.268, p.E375-83, 1995.

COGGAN, A. R.; WILLIAMS, B. D. *Metabolic adaptations to endurance training*: substrate metabolism during exercise. Exercise metabolism. Champaign: Human Kinetics Publishers, 1995.

COLAKOGLU, S. et al. Cumulative effects of conjugated linoleic acid and exercise on endurance development, body composition, serum leptin and insulin levels. *Journal of Sports Medicine and Physical Fitness*, v.46, n.4, p.570-7, 2006.

COSTILL, D. L. et al. Effects of elevated plasma FFA and insulin on muscle glycogen usage during exercise. *Journal of Applied Physiology*, v.43, n.4, p.695-9, 1977.

COYLE, E.F.; HODGKINSON, B.J. Influence of dietary fat and carbohydrate on exercise metabolism and performance. In: LAMB, D. L.; MURRAY, R. (Ed.). *Perspectives in exercise science and sports medicine*. Cooper Publishing Group, v. 12, p.165, 1999.

CURI, R.(coord.). *Entendendo a gordura*: os ácidos graxos. Barueri: Manole, 2002.

CURTIS, C. L. et al. N-3 fatty acids specifically modulate catabolic factors involved in articular cartilage degradation. *Journal of Biological Chemistry*, v.275, p.721-4, 2000.

DEMAREE, S. R.; GILBERT, C. D.; MERMSMANN, H. J. Conjugated linoleic acid differentially modifies fatty acid composition in subcellular fractions of muscle and adipose tissue but not adiposity of postwealing pigs. *Journal of Nutrition*, v.132, p. 3272-9, 2002.

DYCK, D. J. et al. Regulation of fat-carbohydrate interaction in skeletal muscle during intense aerobic cycling. *American Journal of Physiology*, v.265, p.E852-59, 1993.

FERNANDES, G.; LAWRENCE, R.; SUN, D. Protective role of n-3 lipids and soy protein in osteoporosis. *Prostaglandins, Leukotrienes and Essential Fatty Acids*, v.68, n.6, p.361-72, 2003.

GALBO, H.; HOLST, J. J.; CHRISTENSEN, N. J. The effect of different diets and of insulin on the hormonal response to prolonged exercise. *Acta Physiologica Scandinavica*, v.107, p.19, 1979.

GIBALA, M. J. et al. Short-term sprint interval versus traditional endurance training: similar initial adaptations in human skeletal muscle and exercise performance. *Journal of Physiology*, v.575, p.901-11, 2006.

GOLLNICK, P. D. et al. Diet, exercise, and glycogen changes in human muscle fibers. *Journal of Applied Physiology*, v.33, p.421, 1972.

GREADJEAN, A. C. How to eat your way through a training plateau. *Muscle and Fitness*, jul. 1998.

HAMALAINEN, E. et al. Diet and serum sex hormones in healthy men. *Journal of Steroid Biochemistry*, v.20, p.459-64, 1984.

HICKSON, R. D. et al. Effects of increased plasma fatty acids on glycogen utilization and endurance. *Journal of Applied Physiology*, v.43, p.829-33, 1977.

HOROWITZ, J. F.; KLEIN, S. Lipid metabolism during exercise. *American Journal of Clinical Nutrition*, v.72, p.558S-63S, 2000.

HORVATH, P. J. et al. The effects of varying dietary fat on performance and metabolism in trained male and female runners. *Journal of American College of Nutrition*, v.19, n.1, p.52-60, 2000.

INSTITUTE OF MEDICINE (IOM). *Dietary reference intakes for energy, carbohydrate, fiber, fat, fatty acids, cholesterol, protein, and amino acids (macronutrients)*. Washington: National Academy, 2002.

JANSSON, E.; KAIJSER, L. Substrate utilization and enzymes in skeletal muscle of extremely endurance-trained men. *Journal of Applied Physiology*, v.62, p.999-1005, 1987.

JEUKENDRUP, A. E. et al. Effects of carbohydrate and fat supplementation on carbohydrate metabolism during prolonged exercise. *Metabolism*, v.45, n.7, p.915-21, 1996.

JEUKENDRUP, A. E. et al. Metabolic availability of medium-chain triglycerides coingested with carbohydrates during prolonged exercise. *Journal of Applied Physiology*, v.79, n.3, p.756-62, 1995.

JEUKENDRUP, A. E. et al. Effect of medium-chain triacylglycerol and carbohydrate ingestion during exercise on substrate utilization and subsequent cycling performance. *American Journal of Clinical Nutrition*, v.67, p.397-404, 1998.

LEE, Y. Isomer specificity of conjugated linoleic acid (CLA): 9E,11E-CLA. *Nutrition Research and Practice*, v.2, n.4, p.326-30, 2008.

LENN, J., et al. The effects of fish oil and isoflavones on delayed onset muscle soreness. *Medicine and Science in Sports and Exercise*, v.34, n.10, p.1605-13, 2002.

LIMA, W. P. *Lipídios e exercício*. São Paulo: Phorte, 2009.

LOWERY, L. Dietary fat and sports nutrition: a primer. *Journal of Sports Science and Medicine,* v.3, n.3, p.106-17, 2004.

MAILLET, M.; WEBER, J. M. Performance-enhancing role of dietary fatty acids in a long-distance migrant shorebird: the semipalmated sandpiper. *Journal of Experimental Biology,* v.209, p.2686-95, 2006.

MARTIN, B.; ROBINSON, S.; ROBERTSHAW, D. Influence of diet on leg uptake of glucose during heavy exercise. *American Journal of Clinical Nutrition,* v.31, p.62-7, 1978.

MICKLEBOROUGH, T. D. et al. Fish oil supplementation reduces severity of exercise-induced bronchoconstriction in elite athletes. *American Journal of Respiratory and Critical Care Medicine,* v.168, n.10, p.1181-9, 2003.

MICKLEBOROUGH, T. D. et al. Protective effect of fish oil supplementation on exercise-induced bronchoconstriction in asthma. *Chest,* v.129, n.1, p.39-49, 2006.

MIZANOOR, R. S. et al. Effects of conjugated linoleic acid on serum leptin concentration, body-fat accumulation, and beta-oxidation of fatty acid in OLETF rats. *Nutrition.* v.17, n.5, p.385-90, 2001.

MOLÉ, P. A.; OSCAI, L. B.; HOLLOSZY, J. O. Adaptation of muscle to exercise: increase in level of palmityl CoA sintetase, carnitine palmityltransferase and palmityl CoA dehydrogenase, and in the capacity to oxidize fatty acids. *Journal of Clinical Investigation,* v.50, v.11, p.2323-30, 1971.

MOON, H. S. et al. Leptin-induced marix metalloproteinase-2 secretion is suppressed by trans-10, cis-12 conjugated linoleic. *Biochemical and Biophysical Research Communications,* v.18, n.4, p.955-60, 2007.

NELSON, D. L.; COX, M. *Lehninger:* princípios de bioquímica. São Paulo: Sarvier, 2002.

PARIZA, M. W.; PARK, Y.; COOK, M. E. Mechanisms of action of conjugated linoleic acid. *Proceedings of the Society for Experimental Biology and Medicine,* v.223, n.1, p.8-13, 2001.

PENDERGAST, D. R. et al. The role of dietary fat on performance, metabolism, and health. *American Journal Of Sports Medicine,* v.24 (suppl.6), p.S53-8, 1996.

PETRIDOU, A.; MOUGIOS, V.; SAGREDOS, A. Supplementation with CLA: isomer incorporation into serum lipids and effect on body fat of women. *Lipids,* v.38, n.8, p.805-11, 2003.

PHILIPPI, S. T. et al. Pirâmide alimentar adaptada: guia para escolha dos alimentos. *Revista de Nutrição,* Campinas, v.12, n.1, p.65-80, jan./abr.1999.

PHILLIPS, T. et al. A dietary supplement attenuates IL-6 and CRP after eccentric exercise in untrained males. *Medicine and Science in Sports and Exercise,* v.35, n.12, p.2032-7, 2003.

PHILLIPS, S. M. et al. Effects of training duration on substrate turnover and oxidation during exercise. *Journal of Applied Physiology,* v.81, n.5, p.2182-91, 1996.

PHINEY, S. D. et al. The human metabolic response to chronic ketosis without caloric restriction: physical and biochemical adaptation. *Metabolism,* v.32, n.8, p.757-68, 1983a.

PHINEY, S. D. et al. The human metabolic response to chronic ketosis without caloric restriction: preservation of submaximal exercise capability with reduced carbohydrate oxidation. *Metabolism,* v.32, n.8, p.769-76, 1983b.

PRIORE, P. et al. Metabolism and short-term metabolic effects of conjugated linoleic acids in rat hepatocytes. *Biochemical and Biophysical Acta*, v.1771, n.10, p.1299-1307, 2007.

POWERS, S. K.; HOWLEY, E. T. *Exercise physiology*: theory and application to fitness and performance. 3. ed. Madison: Brown & Benchmark, 1997.

RABEN, A. et al. Serum sex hormones and endurance performance after lacto-ovo-vegetarian and a mixed diet. *Medicine and Science in Sports and Exercise*, v.24, n.11, p.1290-7, 1992.

RAHMAN, S. M.; et al. Effect of CLA on serum leptin concentration, body-fat accumulation, and beta-oxidation of fatty acid in OLETF rats. *Nutrition*, v.17, n.5, p.385-90, 2001.

REED, M. J. et al. Dietary lipids: an additional regulator of plasma levels of sex hormones binding globulin. *Journal of Clinical Endocrinology and Metabolism*, v.64, p.1083-5, 1987.

RENNIE, M. J.; WINDER, W. W.; HOLLOSZY, J. O. A sparing effect of increased plasma fatty acids on muscle and liver glycogen content in the exercising rat. *Biochemistry Journal*, v.156, p.647-55, 1976.

RISÉRUS, U. et al. Supplementation with trans10cis12-conjugated linoleic acid induces hyperproinsulinaemia in obese men: close association with impaired insulin sensitivity. *Diabetologia*, v.47, n.6, p.1016-9, 2004.

RODRÍGUEZ, E.; RIBOT, J.; PALOU, A. Trans-10, cis-12, but not cis-9, trans-11 CLA isomer, inhibits brown adipocyte thermogenic. *American Journal of Physical, Regulation, Integrative and Comparative Physiology*, v.282, p.R1789-R97, 2002.

SOCIEDADE BRASILEIRA DE MEDICINA DO EXERCÍCIO E DO ESPORTE (SBMEE). Modificações dietéticas, reposição hídrica, suplementos alimentares e drogas: comprovação de ação ergogênica e potenciais riscos para a saúde. *Revista Brasileira de Medicina do Esporte*, v.15, n.3, maio/jun. 2009.

SEARS, B. *Entering the zone*. New York: Harper Collins, 1995.

SEBOKOVA, E. et al. Alteration of the lipid composition of rat testicular plasma membranes by dietary (n-3) fatty acids changes the responsiveness of Leydig cells and testosterone synthesis. *Journal of Nutrition*, v.120, p.610-8, 1990.

SHILLS, M. E. et al. *Tratado de nutrição moderna na saúde e na doença*. Barueri: Manole, 2009.

SHORT, S. H.; SHORT, W. R. Four-year study of university athletes' dietary Intake. *Journal of American Dietetic Association*, v.82, p.632, 1983.

SILVEIRA, M. B. et al. Conjugated linoleic acid (CLA) and obesity. *Public Health Nutrition*, n.10A, p.181-6, 2007.

SIMOPOULOS, A. Omega-3 fatty acids and athletics. *Current Sports Medicine Reports*, v.6, p.230-6, 2007.

SPRIET, L. L.; ODLAND, L. M. Biochemical regulation of carbohydrate-lipid interaction in skeletal muscle during low and moderate intensity exercise. In: HARGREAVES, M.; THOMPSON, M. (Ed.). *Biochemistry of exercise*. Champaign: Human Kinectics, 1999. p.241.

STACHOWSKA, E. et al. Conjugated linoleic acids can change phagocytosis of human monocytes/macrophages by reduction in Cox-2 expression. *Lipids*, v.42, p.707-16, 2007.

STRYER, L. *Bioquímica*. Rio de Janeiro: Guanabara Koogan, 2008.

TAKAHASHI, Y. et al. Activity and mRNA levels of enzymes involved in hepatic fatty acid synthesis and oxidation in mice fed conjugated linoleic acid. *Biochimica et Biophysica Acta*, v.1631, n.3, p.265-73, 2003.

TAKEUCHI, H. et al. The application of medium-chain fatty acids: edible oil with a suppressing effect on body fat accumulation. *Asia Pacific Journal of Clinical Nutrition*, v.17, n.1, p.320-3, 2008.

TERPSTRA, A. et al. Dietary conjugated linoleic acids as free fatty acids and triacylglycerols similarly affect body composition and energy balance in mice. *Journal of Nutrition*, v.133, p.3181-6, 2003.

THOM, E.; WADSTEIN, J.; GUDMUNDSEN, O. Conjugated linoleic acid reduces body fat in healthy exercising humans. *Journal of International Medical Research*, v.29, n.5, p.392-6, set./out.2001.

TREMBLAY, A.; SIMONEAU, J. A.; BOUCHARD, C. Impact of exercise intensity on body fatness and skeletal muscle metabolism. *Metabolism*, v.43, n.7, p.814-8, 1994.

TURCOTTE, L. P.; RICHTER, E. A.; KIENS, B. Increased plasma FFA uptake and oxidation during prolonged exercise in trained vs. untrained humans. *American Journal of Physiology*, v.262, n.6 (Pt 1), p.E791-9, 1992.

VENKATRAMAN, J. T.; FENG, X.; PENDERGAST, D. Effects of dietary fat and endurance exercise on plasma cortisol, prostaglandin E2, interferon-gamma and lipid peroxides in runners. *Journal of American College of Nutrition*, v.20, n.5, p.529-36, 2001.

VENKATRAMAN, J. T.; LEDDY, J. J.; PENDERGAST, D. R. A perspective on fat intake in athletes. *Journal of American College of Nutrition*, v.19, n.3, p.345-50, 2000.

VISTISEN, B. et al. Minor amounts of plasma medium-chain fatty acids and no improved time trial performance after consuming lipids. *Journal of Applied Physiology*, v.95, n.6, p.2434-43, 2003.

VOLEK, J. S. et al. Testosterone and cortisol in relationship to dietary nutrients and resistance exercise. *Journal of Applied Physiology (1985)*, v. 82, n.1, p.49-54, 1997.

WANG, Y. et al. Soy protein reduces triglyceride levels and triglyceride fatty acid fractional synthesis rate in hypercholesterolemic subjects. *Atherosclerosis*, v.173, n.2, p.269-75, 2004.

WILKINSON, J. G.; LIEBMAN, M. Carbohydrate metabolism in sport and exercise. In: WOLINSKY. I. (Ed.). *Nutrition in exercise and sport*. 3 ed. Boca Raton: CRC Press, 1998. p.63.

WILLIAMS, J. A.; SHACTER, E. Regulation of macrophage cytokine production by prostaglandin E2. *Journal of Biological Chemistry*, v.272, p.25693-9, 1997.

WINDER, W. W.; BALDWIN, K. M.; HOLLOSZY, J. O. Enzymes involved in ketone utilization in different types of muscle: adaptation to exercise. *European Journal of Biochemistry*, v.47, n.3, p.461-7, 1974.

WORLD HEALTH ORGANIZATION (WHO). *Diet, nutrition and the prevention of chronic diseases*: report of a joint WHO/FAO expert consultation on diet, nutrition and the prevention of chronic diseases. Geneva, 2003. (WHO Technical Report Series 916).

Xu, X. et al. Short-term intake of conjugated linoleic acid inhibits lipoprotein lipase and glucose metabolism but does not enhance lipolysis in mouse adipose tissue. *Journal of Nutrition*, v.133, p.663-7, 2003.

Yamasaki, M. et al. Modulation of body fat and serum lipids levels by dietary CLA in Sprague-Dawley rats fed various fat-levels diet. *Nutrition*, v.19, p.30-5, 2003.

Yanagita, T.; Nagao, K. Functional lipids and the prevention of the metabolic syndrome. *Asia Pacific Journal of Clinical Nutrition*, v. 17, (suppl. 1), p.189-91, 2008.

Zderic, T.W. et al. High-fat diet elevates resting intramuscular triglyceride concentration and whole body lipolysis during exercise. *American Journal of Physiology. Endocrinology and Metabolism*, v.286, n.2, p.E217-25, 2004.

CAPÍTULO 4

OS BLOCOS DO CRESCIMENTO (PROTEÍNAS E ATIVIDADE FÍSICA)

Lucas Guimarães Ferreira
Marcelo Larciprete Leal

RESUMO

A síntese proteica muscular é importante para as adaptações ao treinamento de força e de *endurance*. Após o exercício, a ingestão de proteínas de alta qualidade, com alta concentração de aminoácidos essenciais, aumenta a ativação de vias de sinalização que regulam a síntese de proteínas musculares. Para maximizar esse processo e potencializar as adaptações ao treinamento, o consumo adequado de proteínas é fundamental. Alguns fatores como fonte, velocidade de absorção e concentração de aminoácidos essenciais da proteína, bem como a quantidade e o *timing* da ingestão proteica, devem ser levados em consideração na construção da dieta. Demonstrou-se que o estímulo máximo de síntese de proteínas musculares foi alcançado após a ingestão de 0,25 g a 0,3 g de proteína por quilograma de peso corporal. Sendo assim, recomenda-se a ingestão dessa quantidade de proteína de alta qualidade após a sessão de exercício e em cada grande refeição diária. Uma vez que a exposição contínua a níveis elevados de aminoácidos parece promover um efeito refratário, no qual a síntese proteica deixa de ser estimulada, pode ser interessante a ingestão de 0,25 g/kg a 0,3 g/kg a cada 4 ou 5 horas, intercalando as refeições com lanches menores. Além disso, a ingestão de 30 g a 40 g de proteína imediatamente antes de dormir pode aumentar a síntese proteica durante o jejum noturno e potencializar a hipertrofia muscular induzida pelo treinamento de força.

INTRODUÇÃO

As *proteínas* foram assim nomeadas como uma derivação da palavra grega *proteos*, que significa "primário; primordial; principal". Esse nome foi sugerido por um famoso químico sueco do século XVIII, chamado Jöns Jacob Berzelius, por acreditar que essas moléculas eram parte fundamental de todos os seres vivos. De fato, as proteínas são fundamentais para a vida e estão presentes em todos os tecidos corporais. Nesses tecidos, elas desempenham as mais variadas funções, como, por exemplo, as funções de transporte, função estrutural, hormonal, enzimática e função contrátil. No entanto, apesar de sua ampla distribuição corporal, cerca de 50% a 75% de todas as proteínas estão localizadas no *tecido muscular esquelético* (Frontera e Ochala, 2015), que junto com as *proteínas dietéticas* e o *exercício físico* serão o foco deste capítulo.

O tecido muscular esquelético é composto por um conjunto de fibras que têm como função primária produzir força e gerar movimento para o desempenho nas atividades da vida diária. Porém, para a manutenção da força, que exerce importante influência sobre o bem-estar físico ao longo da vida, os músculos precisam ser constantemente estimulados por meio de atividades que ativam as fibras musculares. Tanto as fibras do tipo I (que produzem menos força por tempo prolongado) quanto as fibras do tipo II (as quais produzem mais força, porém, entram em fadiga mais rapidamente), são ativadas durante a atividade contrátil. Nesse cenário, o exercício físico (particularmente o treinamento de força) é a estratégia mais eficiente para promover essa ativação em praticamente todos os grupos musculares corporais.

Ao longo do treinamento de força, é possível desenvolver capacidades físicas que podem ser favorecidas por uma maior ingestão proteica. Por exemplo, é conhecido que indivíduos treinados se beneficiam de uma ingestão proteica quando ela é superior àquela atualmente recomendada para indivíduos sedentários.

A maior necessidade de proteínas estaria relacionada ao aumento da síntese proteica, importante para a reparação e o remodelamento do tecido muscular, danificado durante o treinamento (Kraemer et al., 2006; Ratamess et al., 2003; Roy et al., 2000; Tarnopolsky et al., 1992)

Esses eventos estão diretamente ligados a adaptações celulares (por exemplo, hipertrofia), que contribuirão para o desenvolvimento de capacidades físicas como força e potência. Além de se beneficiarem desta contribuição, força e potência são também intensamente moduladas por adaptações neurais, as quais não são influenciadas pela ingestão proteica. Uma vez que é praticamente impossível dissociar completamente esses mecanismos adaptativos (eventos moleculares/

/neurais), o foco deste capítulo será sobre as adaptações do tecido muscular-esquelético frente ao exercício físico, influenciadas pela ingestão suficiente de proteínas dietéticas.

No início da prática do treinamento de força (≈2 meses), observa-se, em indivíduos destreinados, um aumento da força muscular sem alteração aparente do diâmetro das fibras musculares. Ao aumento da área de secção transversal das fibras musculares, dá-se o nome de *hipertrofia muscular*. Essa é uma adaptação natural ao incremento progressivo de carga sobre os músculos esqueléticos, que ocorre com o treinamento de força. De maneira oposta, com a redução ou retirada do estímulo mecânico, observa-se uma diminuição no diâmetro das fibras musculares, processo denominado *atrofia muscular*. Os dois são processos que evidenciam a capacidade adaptativa do tecido muscular esquelético, conferindo a ele alta plasticidade.

A plasticidade é uma característica marcante que permite aos músculos aumentarem ou reduzirem seu tamanho de acordo com a demanda. O controle do tamanho muscular é diretamente comandado pelo balanço diário entre dois processos celulares: síntese e degradação proteica muscular. Síntese e degradação são processos que estão em constante atividade (*turnover*), com uma taxa de 1% a 2% ao dia em indivíduos adultos com baixo nível de atividade física diária (Gibson et al., 1987). Isso quer dizer que, em um período entre 50 e 100 dias, todos os músculos corporais serão completamente degradados e reconstruídos por esse mecanismo. Nesses indivíduos, a massa muscular pode permanecer inalterada por longo período de tempo, em razão do equilíbrio entre as taxas de síntese e degradação.

No entanto, a prática de exercícios físicos é capaz de alterar o *turnover* proteico, principalmente pelo aumento da síntese, favorecendo o acúmulo de proteínas musculares (Phillips et al., 1997). Em 1997, a mesma pesquisa mostrou a capacidade do treinamento de força em aumentar a taxa de síntese proteica muscular (SPM) após uma sessão de treinamento realizada em jejum. Exercícios de força estimulam a síntese de proteínas miofibrilares por meio da ativação da via de sinalização intracelular que envolve o complexo proteico mTORC1 (*mammalian target of rapamycin complex 1*). Um estudo conduzido por Bodine e seus colaboradores mostrou a essencialidade do mTORC1 para hipertrofia induzida por estímulo mecânico, uma vez que a inibição farmacológica do mTORC1 *in vivo* bloqueou quase completamente esse processo (Bodine et al., 2001).

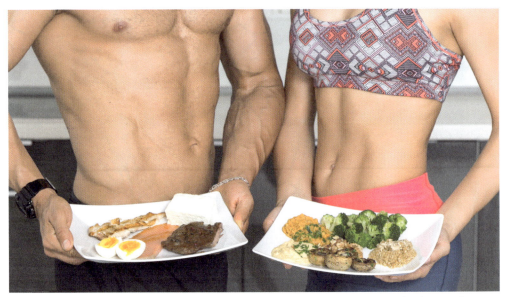

Figura 4.1 – Qual a real necessidade do consumo exagerado de proteína para promoção de hipertrofia muscular?

Já os exercícios de *endurance* promovem adaptações voltadas para o metabolismo oxidativo, com intensa síntese de proteínas mitocondriais (Wilkinson et al., 2008) e menor efeito direto sobre a hipertrofia. Exercícios de longa duração aumentam a relação entre AMP e ATP dentro da célula, o que leva à ativação de uma proteína que atua como uma espécie de sensor energético intracelular: a AMPK (*AMP-activated protein kinase*). Quando os níveis energéticos intracelulares começam a baixar, com alto consumo de ATP e geração de AMP, a AMPK é ativada, levando à fosforilação de um coativador transcricional, responsável por diversas adaptações celulares em resposta ao treinamento de *endurance*, entre elas a biogênese mitocondrial.

Entretanto, para que as adaptações específicas tanto do treinamento de força quanto do treinamento de *endurance* ocorram de maneira otimizada, é necessária a ingestão adequada de proteínas dietéticas em uma dieta energeticamente equilibrada.

Visto que a maioria dos estudos publicados sobre o consumo de proteínas no exercício usa o treinamento de força como modelo, este receberá maior ênfase no decorrer da discussão; uma abordagem mais aprofundada sobre proteínas para o treinamento de *endurance* será feita no tópico *Proteínas* e *Exercício de Endurance* deste capítulo.

Em 1941, o Food and Nutrition Board do Institute of Medicine (IOM) dos Estados Unidos, criou um guia com recomendações para ingestão de nutrientes, objetivando estabelecer os padrões de uma boa nutrição para a população americana (Commitee on Food and Nutrition, National Reserch Council, 1941). Nas *Recommended Dietary Allowances* (RDA), ficou estabelecido que a ingestão proteica diária para indivíduos saudáveis deveria ser de 0,8 g por quilograma de peso corporal, recomendação que vigora até os dias de hoje. Esse valor foi classificado como a menor quantidade de proteína necessária para equilibrar as perdas de nitrogênio corporal e, consequentemente, manter o balanço nitrogenado (Millward, 2001).

Embora não exista uma recomendação estabelecida pelo IOM para atletas e indivíduos saudáveis que praticam exercícios físicos regulares, esse tema tem sido alvo de debate na literatura científica, com muitos autores sugerindo valores maiores que os 0,8 g/kg de peso corporal. O principal argumento é que o exercício promove um aumento da oxidação de aminoácidos e estimula a síntese proteica, o que aumentaria a demanda desse macronutriente (Lemon et al., 1992; Tarnopolsky, MacDougall e Atkinson, 1988; Tarnopolsky et al., 1992). Além disso, o maior consumo proteico por esses indivíduos pode conferir vantagem adaptativa ao músculo esquelético, sem aparente risco à saúde (Dawson-Hughes et al., 2004; Menon et al., 2009; Poortmans e Dellalieux, 2000; Walser, 1999). Atualmente, a American Dietetic Association, o grupo Dietitians of Canada e o American

College Sports of Medicine (ACSM), postulam que o consumo proteico de atletas deve ser maior do que o estabelecido no RDA (Rodriguez, Di Marco e Langley, 2009a, 2009b).

A descoberta do papel das proteínas dietéticas para o músculo exercitado ampliou o interesse sobre o metabolismo muscular no exercício e gerou importantes questões: Existe diferença entre a ingestão de proteínas de origem animal e vegetal?; A velocidade de absorção das proteínas pode influenciar nas adaptações?; O momento da ingestão proteica (pré/pós-treino) promove diferentes resultados?; Existe um limite de ingestão que pode ser usado pelos músculos?; Qual a melhor distribuição de proteínas nas refeições ao longo do dia?; A ingestão combinada a outros nutrientes (carboidratos e/ou gorduras) pode influenciar nas respostas musculares?

Desde essa descoberta, o conhecimento sobre o tema vem aumentando significativamente, com algumas dessas questões já bem esclarecidas. Neste capítulo, o objetivo será discutir criticamente os principais resultados produzidos a respeito dos tópicos acima.

METABOLISMO PROTEICO MUSCULAR

Os aminoácidos (AA) desempenham diversas funções no organismo. Atuam como blocos construtores de proteínas, os quais, por sua vez, têm funções específicas, e servem de precursores de outras moléculas, tais como neurotransmissores, hormônios e metabólitos (como, por exemplo, a creatina). Embora a maior parte dos AA no organismo esteja incorporada a proteínas celulares, existe também um pequeno *pool* de AA livres que podem ser prontamente utilizados para a síntese de proteínas. De maneira oposta, a degradação de proteínas fornece AA que abastecerão o *pool* de AA livres. A esse constante processo de síntese e degradação proteica dá-se o nome de *turnover* proteico (Figura 4.2). Estima-se que o *pool* de AA livres é de cerca de 120 g.

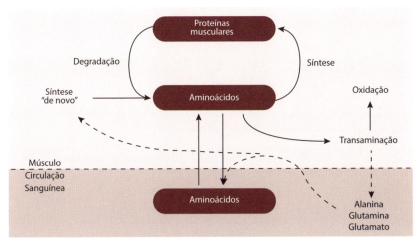

Figura 4.2 – Representação do *turnover* proteico no músculo esquelético.
Fonte: adaptada de Phillips (2004).

As taxas de síntese e degradação proteica musculares são reguladas de forma independente, mas ambas contribuem para o balanço proteico final e, em última instância, para o ganho ou perda de proteínas musculares. Durante o crescimento, a taxa de síntese proteica excede a de degradação e o consumo de nitrogênio excede a excreção deste (balanço nitrogenado positivo). Apesar de haver flutuações no ritmo de ambos os processos ao longo do dia, síntese e degradação proteica são processos constantes e juntos podem ser responsáveis por 10% a 25% do gasto energético basal (Welle e Nair, 1990). Estima-se ainda que somente a musculatura esquelética seja responsável por cerca de 25% a 35% do *turnover* proteico total do corpo humano (Nair, Halliday e Griggs, 1988). O processo de degradação das proteínas é importante por duas razões principais: provê energia quando os AA são convertidos em acetil-CoA ou em intermediários do ciclo de Krebs; e disponibiliza aminoácidos para a conversão em outros compostos.

A oxidação dos AA envolve, primeiramente, a remoção do grupamento amino. Por meio do processo denominado *transaminação*, o grupamento amino é transferido para um cetoácido, dando origem a um novo AA. Além disso, o grupamento pode ser removido na forma de amônia (NH_3) por meio da *desaminação*. Em razão da toxicidade da amônia livre, ela é transportada para o fígado onde é convertida em ureia e, em seguida, é excretada pelos rins. Alternativamente, pode ser utilizada para formar glutamina a partir do glutamato. O esqueleto carbônico dos AA pode então ser convertido em acetil-CoA ou intermediários do ciclo de Krebs e gerar ATP na mitocôndria. Entretanto, a contribuição dos AA para a geração de energia é pequena: fornece apenas cerca de 5% a 15%, dependendo da disponibilidade de carboidratos.

Para que ocorra aumento no diâmetro das fibras musculares (hipertrofia muscular), faz-se necessária a síntese de novas proteínas musculares, das quais mais de 70% são miofibrilares (Phillips, 2004). Durante a hipertrofia muscular, também é necessário que o balanço proteico seja positivo, ou seja, que a taxa de síntese proteica exceda a de degradação. Após uma sessão de treinamento de força, a taxa de síntese proteica mostra-se elevada duas a cinco vezes mais em relação aos valores de repouso, podendo se estender por 48 a 72 horas, dependendo do *status* de treinamento do indivíduo (treinado/destreinado) (Phillips et al., 1997; Miller et al., 2005). Após o exercício, ocorre aumento tanto da síntese de proteínas miofibrilares quanto mitocondriais (Wilkinson et al., 2008).

A captação de AA para o meio intracelular depende da presença de transportadores de AA na membrana celular. Existem transportadores específicos para AA específicos e para grupos de AA com formas e/ou características químicas semelhantes. Um importante transportador é o LAT1, proteína responsável pela captação do AA leucina. Conforme será discutido posteriormente neste capítulo, a leucina apresenta uma característica importante por ser um potente ativador do complexo mTORC1, relacionado à síntese de proteínas. Foi demonstrado que o exercício de força promove um aumento da expressão do transportador LAT1, favorecendo a captação de leucina após o exercício. Em adultos jovens, a ingestão de AA essenciais nesse período promove uma expressão ainda maior do LAT1, mas o mesmo não é observado em idosos (Dickinson et al., 2013).

NECESSIDADES PROTEICAS NO EXERCÍCIO

De acordo com as RDA, a ingestão proteica deve ser de 0,8 g por quilograma de peso corporal ao dia. Entretanto, foi demonstrado que indivíduos submetidos a programas de treinamento de força ou *endurance* necessitam de um aumento da ingestão proteica para que o balanço positivo de nitrogênio seja mantido (Lemon et al., 1992; Tarnopolsky et al., 1992).

Por exemplo, Tarnopolsky et al. (1992) compararam o efeito da ingestão de 0,86 g/kg, 1,4 g/kg e 2,4 g/kg diários de proteínas por indivíduos treinados em exercício de força. O consumo calórico diário total não diferiu entre os grupos. Os autores relatam menor taxa de síntese proteica nos indivíduos que fizeram a ingestão de proteína em concordância às RDA (0,86 g), quando comparada ao maior consumo de proteínas (1,4 g e 2,4 g). A síntese proteica não se mostrou diferente entre os grupos que consumiram 1,4 g/kg e 2,4 g/kg por dia de proteínas, mas no grupo de maior ingestão proteica a oxidação de AA mostrou-se significativamente aumentada. Tal resultado sugere que uma ingestão proteica maior que a medida preconizada pelas RDA pode ser necessária para manter o balanço proteico positivo, mas que o consumo de quantidades muito superiores (como 2,4 g/kg por dia) não promove efeitos adicionais sobre as taxas de SPM.

Em indivíduos sedentários, a ingestão de doses mais altas de proteína (1,7 g/kg e 3,0 g/kg por dia) promoveu maior aumento de massa magra e menor acúmulo de gordura corporal, quando comparada à ingestão de menores doses (0,7 g/kg por dia) durante dieta de *overfeeding*, com aumento de 1.000 kcal por dia (Bray et al, 2012). Em contrapartida, durante dieta de restrição calórica (restrição de 60%) associada ao treinamento de força, por duas semanas, o consumo de 1,0 g/kg ou 2,3 g/kg por dia de proteínas promoveu a redução de gordura corporal de forma semelhante. Entretanto, o grupo com consumo mais elevado de proteínas perdeu menos massa corporal magra (-0,3 kg) que o grupo com menor consumo de proteínas (-1,6 kg) (Mettler, Mitchell e Tipton, 2010).

Alguns estudos mostram que, com o tempo, o organismo se adapta ao treinamento, necessitando de menor ingestão proteica para manter o balanço proteico positivo. À medida que o indivíduo torna-se treinado, a degradação proteica pós-exercício é atenuada e o *turnover* proteico é reduzido. Em outras palavras, o músculo torna-se mais eficiente nesse processo. Assim, alguns autores argumentam que, mesmo que no início do treinamento as necessidades proteicas aumentem, após a adaptação tais necessidades seriam novamente reduzidas. Entretanto, é possível que, com novos incrementos na carga e/ou com maior volume de treinamento, as necessidades proteicas novamente sejam aumentadas para manter o balanço nitrogenado em um estado positivo. Estudos mais longos e com protocolos periodizados de treinamento são necessários para elucidar melhor essa questão.

A recomendação para ingestão proteica por atletas de força é de 1,2 g/kg a 1,7 g/kg por dia (Rodriguez, Di Marco e Langley, 2009a, 2009b). Já para atletas de *endurance*, a ingestão deve ficar entre 1,2 g/kg e 1,6 g/kg por dia, dependendo do *status* de treinamento do indivíduo (Tarnopolsky, 2004). Uma vez que tais atletas usualmente aumentam a ingestão calórica total diária, tal recomendação pode ser facilmente alcançada em suas dietas.

PROTEÍNAS E EXERCÍCIO DE *ENDURANCE*

Durante o exercício de *endurance*, ocorre aumento da oxidação de AA essenciais. Assim, a necessidade proteica de atletas de *endurance* seria aumentada para suprir tal demanda. Entretanto, a controvérsia acerca da necessidade de se aumentar a ingestão de proteínas, por parte desses atletas, ainda persiste. Isso ocorre especialmente porque, assim como no treinamento de força, à medida que o indivíduo se torna mais treinado, menor é a degradação de proteínas e oxidação de AA durante o exercício. De modo geral, indivíduos engajados em programas de exercício de *endurance* de intensidade baixa a moderada não parecem necessitar de ingestão maior de proteínas. Já para atletas bem condicionados, que treinam ao menos 4 vezes na semana, por mais de

60 minutos e em alta intensidade, um aumento da ingestão proteica para até 1,6 g/kg por dia pode ser vantajoso (Tarnopolsky, 2004). O consenso é que indivíduos engajados em programas de treinamento de *endurance* consumam entre 1,2 g/kg e 1,4 g/kg por dia para adaptações ótimas (Tarnopolsky et al., 2007). Um estudo recente investigou o efeito da ingestão de diferentes doses de proteína sobre a síntese proteica muscular após 100 minutos de exercício em cicloergômetro. Os autores verificaram que a ingestão de 23 g de proteína (contendo um total de 5 g de leucina) estimulou a síntese proteica na mesma magnitude que quando 70 g de proteínas foram utilizados (15 g de leucina) (Rowlands et al., 2015). Esse resultado sugere que a ingestão de doses muito elevadas de proteína não promovem estímulo adicional à síntese proteica muscular, de forma semelhante ao observado após o treinamento de força.

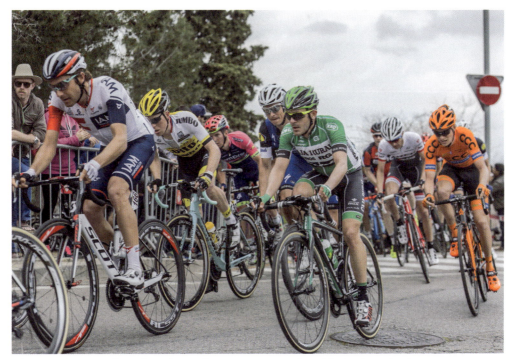

Figura 4.3 – Exercícios de *endurance* levam a aumento da oxidação de aminoácidos em decorrência da depleção das reservas de glicogênio.

Quando se trata da ingestão nutricional nos momentos próximos à sessão de treinamento e da melhora na *performance* em atividades de *endurance*, a coingestão de proteínas e carboidratos é controversa. Enquanto uns mostraram que a coingestão pode aumentar o tempo até a exaustão em atividades de duração prolongada (Saunders, Kane e Todd, 2004; Saunders, Luden e Herrick, 2007), outros não conseguiram reproduzir esse resultado (Lee et al., 2008; Martínez-Lagunas et al., 2010; Romano-Ely et al., 2006; Saunders et al., 2009; Valentine et al., 2008). No entanto, protocolos de tempo até a exaustão têm menor confiabilidade quando comparados a *time trials* (Currell e Jeukendrup, 2008). Esses são os dois protocolos mais utilizados para acessar a *performance* de *endurance* em eventos que envolvem corrida.

Já Breen, Tipton e Jeukendrup (2010) compararam o efeito da ingestão de carboidratos (65 g/h), ou de carboidratos mais proteínas (65 g + 19 g/h), sobre o desempenho em um protocolo de *time trial* com duração de uma hora em cicloergômetro. A coingestão de proteínas e carboidratos não melhorou a *performance* dos indivíduos no *time trial*. Além disso, a recuperação muscular, medida 24 horas pós-exercício, também não foi beneficiada.

Mesmo para o atleta de elite, a utilização de suplementos proteicos não é imprescindível. Tendo em vista a grande demanda energética desses atletas, o aumento da ingestão total de calorias necessárias para a manutenção do peso corporal faz que a exigência de proteínas seja facilmente atendida com a alimentação. Por exemplo, Van Erp-Baart et al. (1989) demonstraram que atletas do Tour de France consumiam uma média de ≈6.500 kcal por dia, sendo 15% delas provenientes de proteínas, o que representa mais de 200 g desse nutriente por dia.

PROTEÍNAS E TREINAMENTO DE FORÇA

Quando se está em jejum no momento de repouso, a taxa de degradação proteica é superior à taxa de síntese, resultando em balanço nitrogenado negativo. Após a ingestão de proteínas, o balanço nitrogenado se torna positivo, uma vez que os AA exercem um estímulo da SPM.

Uma sessão de exercício de força em jejum aumenta a taxa de degradação, porém, a taxa de SPM aumenta ainda mais acentuadamente (Phillips et al., 1997); o balanço nitrogenado permanece negativo, apesar de em menor magnitude quando comparado ao balanço apresentado na condição de repouso (Figura 4.4). Quando proteínas ou aminoácidos são consumidos após uma sessão de exercício de força, um efeito sinérgico é observado, o que resulta em aumento ainda mais significativo do balanço nitrogenado, alterando seu *status* para positivo (Biolo et al., 1997). Com base nessas observações, alguns autores sugerem que indivíduos engajados em programas de treinamento, que visam ao aumento de força e hipertrofia muscular, ingiram proteínas em uma janela temporal próxima ao término da sessão de exercícios. Essa estratégia pode potencializar a SPM (Churchward-Venne et al., 2013). Alguns fatores, entretanto, devem ser considerados no que se refere à ingestão de proteínas após uma sessão de exercício: fontes, tipo, quantidade (dose), e momento da ingestão (*timing*).

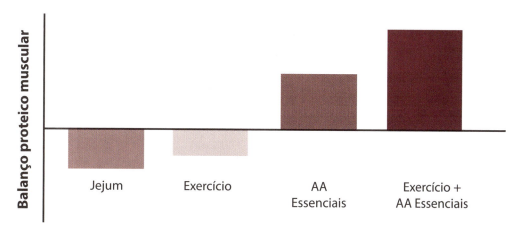

Figura 4.4 – Efeito do exercício, ingestão de AA essenciais ou a combinação de ambos sobre o balanço proteico muscular.
Fonte: adaptada de Biolo et al. (1997).

FONTES DE PROTEÍNA: PROTEÍNA ANIMAL E PROTEÍNA VEGETAL

Todas as proteínas são formadas por AA que, unidos entre si em diferentes combinações, dão origem a elas. Os AA podem ser divididos em: *não essenciais* (podem ser produzidos pelo corpo a partir da transaminação de intermediários do metabolismo); e *essenciais* (têm esqueletos carbônicos que não podem ser sintetizados em quantidade adequada pelo corpo, portanto, precisam ser fornecidos pela alimentação). O Quadro 4.1 contém a lista dos aminoácidos essenciais e não essenciais.

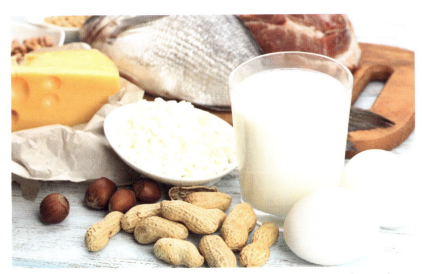

Figura 4.5 – Será a fonte da proteína determinante para seu efeito sobre o desempenho?

Na alimentação humana, as proteínas são oriundas de fontes animais ou vegetais. Essas proteínas, após digeridas, fornecem aminoácidos essenciais que são fonte de nitrogênio para a síntese de aminoácidos não essenciais e outros compostos nitrogenados. Além das proteínas alimentares, estima-se que células descamadas da mucosa gastrointestinal possam contribuir com cerca de 50 g de proteínas por dia, ao passo que enzimas digestivas e glicoproteínas contribuem com cerca de 17 g por dia (Mahé et al., 1994).

As proteínas de origem animal e vegetal podem apresentar grande diferença em relação à sua qualidade. De forma geral, proteínas de origem animal (por exemplo, carnes, ovo, leite e derivados) são proteínas de alta qualidade, enquanto as de origem vegetal (caso de cereais e leguminosas) são de menor qualidade, em virtude de apresentarem carência de um ou mais AA essenciais, ou mesmo por causa da presença de fatores antinutricionais, que interferirão diretamente na cinética de digestão e absorção da proteína (Gilani, Cockell e Sepehr, 2005; Sarwar Gilani, Wu Xiao e Cockell, 2012). A soja, apesar de ser de origem vegetal, é uma exceção por ter alta qualidade.

Quadro 4.1 – Lista dos aminoácidos essenciais e não essenciais

Essenciais	Não essenciais
Fenilalanina	Alanina
Histidina	Arginina
Isoleucina*	Asparagina
Leucina*	Aspartato
Lisina	Cisteína
Metionina	Glicina
Treonina	Glutamato
Triptofano	Glutamina
Valina*	Prolina
	Serina
	Tirosina

* Aminoácidos de cadeia ramificada

Levando em conta as considerações anteriores, é possível que vegetarianos e veganos, por exemplo, tenham mais dificuldade para ingerir AA essenciais em quantidade adequada. Esse problema pode ser minimizado pelo consumo de diferentes alimentos que, quando combinados, forneçam todos os AA essenciais (proteínas complementares). Um exemplo clássico desse efeito complementar é o consumo de arroz com feijão. O feijão é uma leguminosa com boa quantidade de lisina, mas pobre em metionina. Essa carência de metionina pode ser suprida pela mistura com o arroz, que é um cereal deficiente em lisina. Enquanto cereais crus apresentam em torno de 7% a 13% de proteínas, leguminosas cruas podem conter até ≈35% de conteúdo proteico (Tabela Brasileira de Composição, 2011), sendo consideradas as melhores fontes proteicas de origem vegetal. Juntos, arroz e feijão, em uma relação aproximada de 2:1, fornecem todos os AA essenciais em proporção adequada.

Whey protein e caseína

O *whey protein* é atualmente o tipo de proteína mais comum nos suplementos nutricionais, e está disponível na forma concentrada, isolada ou hidrolisada. A diferença entre cada uma diz respeito ao tipo de processamento e diferenças no conteúdo de gordura, lactose e no perfil de aminoácidos presentes. O *whey protein* concentrado é obtido a partir da fração líquida do leite, contém entre 30% e 90% de proteína, mas mantém alguma gordura. As formas isoladas e hidrolisadas contêm cerca de 90% de proteínas e praticamente nenhuma gordura. O *whey protein* hidrolisado é submetido a aquecimento com ácido ou tratamento com enzimas proteolíticas seguido por purificação e filtração, de modo a obter-se uma forma "pré-digerida" da proteína. Os diferentes métodos de processamento afetam também as concentrações dos diferentes peptídeos e proteínas presentes no *whey protein* (por exemplo, a beta-lactoglobulina, alfa-lactalbumina, imunoglobulinas, lactoferrina, entre outras). Teoricamente, proteínas hidrolisadas seriam mais facilmente absorvidas, resultando em aumento mais rápido dos níveis de aminoácidos essenciais circulantes. Entretanto, um estudo demonstrou que não há diferença significativa na velocidade de absorção do *whey protein* na forma intacta ou hidrolisada (Calbet e Holst, 2004). Até o momento, não existem dados concretos na literatura que apontem que uma forma de *whey protein* seja mais efetiva que outra para a potencialização das respostas fisiológicas ao treinamento.

Whey protein e caseína têm aproximadamente 11% e 9% de leucina, respectivamente, o que representa uma ótima fonte desse aminoácido (Tang et al., 2009). Apesar da qualidade similar no conteúdo de leucina, a velocidade de digestão difere significativamente. Enquanto o *whey protein* é solúvel em água e rapidamente absorvido, a caseína é insolúvel e coagula com a acidez do estômago, resultando em lenta absorção.

Cribb et al. (2006) compararam os efeitos da suplementação com *whey protein* isolado ou caseína (1,5 g/kg por dia) aliada a um programa de treinamento de força durante 10 semanas. A suplementação com *whey protein* resultou em ganho de massa corporal magra significativamente maior quando comparado ao ganho obtido com a caseína (5,0 kg *versus* 0,8 kg, respectivamente). Além disso, o grupo que suplementou com *whey* apresentou redução de gordura corporal, o que não foi verificado no grupo suplementado com caseína (-1,5 kg x +0,2, respectivamente). O aumento da força muscular, mensurada por meio do teste de 1 RM, também foi maior no grupo que consumiu *whey protein*.

Kerksick et al. (2006) demonstraram que a ingestão de *whey protein* mais caseína promoveu maiores ganhos de massa muscular que o consumo de *whey protein* mais aminoácidos após 10 semanas de treinamento. Por sua vez, Boirie et al. (1997) demonstraram que a ingestão de *whey protein* resulta em maior estímulo da SPM que a caseína (68% *versus* 31%). Entretanto, esse mesmo estudo apontou que somente a ingestão de caseína foi capaz de inibir a degradação proteica muscular (em 32%). Em estudo recente, Reidy et al. (2012) observaram que a ingestão de um *blend* proteico composto por *whey protein*, caseína e proteína da soja resultou em um balanço proteico mais favorável quando comparado à ingestão de *whey protein* apenas. Apesar de não haver diferenças no transporte de aminoácidos para o músculo e na SPM pós-exercício entre os grupos, o *blend* proteico resultou em efeito mais prolongado, sugerindo que a combinação de diferentes fontes proteicas (com cinéticas de absorção distintas), após a sessão de treinamento de força, pode ser benéfica.

Digestibilidade da proteína

Conforme citado anteriormente, há diferenças na digestibilidade das proteínas, e, consequentemente, na velocidade de absorção de seus AA. A caseína, por exemplo, é uma proteína pouco solúvel em meio ácido. Logo, quando chega ao estômago (pH entre 1,5 e 3,5), forma coágulos que dificultam sua digestão. Isso faz que os AA sejam liberados gradativamente para o intestino, reduzindo a velocidade de absorção e elevando discretamente a concentração de AA no plasma sanguíneo (aminoacidemia). Por outro lado, o *whey protein* é bastante solúvel em meio ácido, o que faz dele uma proteína de rápida digestão e que promove um pico na aminoacidemia. A elevação brusca da aminoacidemia tem sido mostrada como um importante fator para o estímulo ótimo da SPM (West et al., 2011). A Figura 4.6 ilustra a resposta no aumento da concentração plasmática de aminoácidos essenciais após a ingestão de 25 g de *whey*, proteína de soja ou caseína.

Já a proteína isolada de soja, assim como o *whey protein*, também sofre uma digestão relativamente rápida, no entanto, parece prover AA preferencialmente para o *turnover* proteico intestinal (região esplâncnica), com uma menor porção de seus AA atingindo tecidos periféricos como os músculos esqueléticos (Bos et al., 2003; Fouillet et al., 2002). Isso é reforçado por uma menor elevação plasmática de AA essenciais quando comparada à elevação de aminoacidemia, promovida pelo *whey protein* (Tang et al., 2009). Além disso, mais de seus AA são convertidos em ureia do que AA provenientes de produtos lácteos (Fouillet et al., 2002; Luiking et al., 2005), que, por sua vez, chegam a tecidos periféricos em maior concentração (Fouillet et al., 2002).

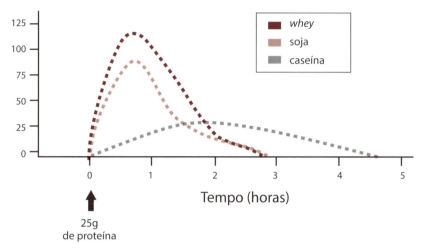

Figura 4.6 – Efeito da ingestão de 25 g de *whey*, proteína de soja e caseína sobre a concentração plasmática de aminoácidos essenciais após uma sessão de exercício.

Leucina, síntese proteica e hipertrofia muscular

Outro fator relacionado ao potencial anabólico de diferentes proteínas pode envolver a concentração do AA leucina na proteína. A leucina é um AA de cadeia ramificada que pode atuar como ativador-chave da SPM, por meio da regulação do início da tradução de mRNA (RNA mensageiro) pela via de sinalização da mTORC1 (Anthony et al., 2000a; Crozier et al., 2005). Um estudo realizado por Tang et al. (2009) separou indivíduos saudáveis, do gênero masculino, em 3 grupos: grupo *whey protein* que ingeriu 2,3 g de leucina; grupo caseína e grupo proteína isolada de soja, os quais ingeriram 1,8 g de leucina. Além da cinética de digestão e absorção das proteínas descritas nos parágrafos anteriores terem aumentado, a maior concentração de leucina no *whey protein* pode também ter contribuído para o maior aumento da SPM observado no primeiro grupo.

Nesse contexto, surgiu, mais recentemente, o conceito de *limiar de leucina*, que sugere uma determinada concentração de leucina para promover um estímulo ótimo da SPM (Breen e Phillips, 2011; Burd et al., 2009; Norton et al., 2009; Rieu et al., 2006). Para uma população jovem, essa concentração é atingida com a ingestão, em média, de ≈20 g a 25 g de proteína animal de alta qualidade (≈2,0 g de leucina) (Churchward-Venne, Burd e Phillips, 2012), podendo variar de acordo com o peso corporal magro de cada indivíduo. Um lutador de boxe peso-pesado (110 kg), por exemplo, provavelmente precisa de uma dose maior de proteína do que uma ginasta com a metade desse peso (55 kg).

Além disso, esse limiar pode ser supostamente modulado, diminuindo com a prática de exercícios físicos, e aumentando com a inatividade física e o envelhecimento. A exemplo do que foi dito, uma pesquisa mostrou que a inatividade física em indivíduos acamados por 28 dias reduziu significativamente o estímulo de SPM (Paddon-Jones et al., 2006). No mesmo sentido, uma resistência anabólica à ingestão proteica tem sido encontrada em indivíduos idosos, sugerindo redução do estímulo de SPM (Cuthbertson et al., 2005; Fry et al., 2011; Guillet et al., 2004; Katsanos et al., 2005; Kumar et al., 2009; Volpi et al., 2000). É possível que isso esteja relacionado à digestão das proteínas e à absorção dos AA (Boirie, Gachon e Beaufrère, 1997), a uma menor captação muscular de AA (Dickinson et al., 2013) e a uma redução do estado de ativação de proteínas-chave sinalizadoras (Cuthbertson et al., 2005; Fry et al., 2011; Kumar et al., 2009). Além disso, como descrito adiante, a suplementação de leucina em idosos pode restaurar a capacidade anabólica, reduzida com o envelhecimento.

Visto que a leucina é um importante ativador intracelular de vias anabólicas, alguns autores sugerem que condições metabólicas estressoras como as citadas anteriormente podem aumentar o limiar de leucina. Isso demandaria uma maior ingestão proteica para obtenção de resultados semelhantes àqueles observados na ausência desses agentes. Porém, para melhor interpretar o efeito da leucina sobre o metabolismo proteico muscular, é importante separar os resultados obtidos em animais de experimentação daqueles obtidos em seres humanos, uma vez que há uma inconsistência entre eles. Enquanto sua função como ativadora anabólica é bem característica em roedores, em seres humanos os resultados dos estudos ainda não são absolutamente conclusivos.

Em meados de 2000, estudos realizados pelo grupo de pesquisadores Scott Kimball e Leonard Jefferson foram pioneiros, demonstrando que a administração oral de leucina aumentava a SPM em animais por conta da ativação independente de componentes pertencentes à via da mTORC1 (Anthony et al., 2000a, 2000b; Anthony et al., 2002). Outro estudo interessante comparou o efeito da suplementação de leucina encontrada em uma proteína de origem vegetal sobre o estímulo da SPM em ratos (Norton et al., 2012). Nesse estudo, os animais consumiram proteína do trigo (glúten), *whey protein*, ou glúten do trigo suplementado com leucina na mesma quantidade contida no *whey protein*. Os resultados mostraram que o glúten do trigo suplementado com leucina foi capaz de estimular a SPM na mesma magnitude que o *whey protein*. Já o glúten do trigo sem adição de leucina não estimulou a SPM, reforçando a importância da leucina para a SPM em animais.

Esses e outros estudos já comprovaram a essencialidade da leucina na ativação da SPM em roedores (Anthony et al., 2000a, 2000b; Anthony, Anthony e Layman, 1999; Anthony et al., 2001; Anthony et al., 2002; Norton et al., 2012). Porém, em seres humanos, os estudos não permitem uma conclusão definitiva. Enquanto uns confirmam a participação da leucina como ativadora da SPM (Casperson et al., 2012; Katsanos et al., 2006; Rieu et al., 2006; Smith et al., 1992; Wilkinson et al., 2013), outros não conseguem comprovar o mesmo efeito (Glynn et al., 2010; Koopman et al., 2008; Nair, Schwartz e Welle, 1992).

Por exemplo, os resultados de Rieu et al. (2006) e Casperson et al. (2012) mostraram que a suplementação de leucina aumentou a SPM em indivíduos idosos. No mesmo sentido, Katsanos et al. (2006) suplementaram com leucina (1,1 g) uma solução de 6,7 g de AA essenciais (contendo 1,7 g de leucina, somando um total de 2,8 g), que foi também ingerida por um grupo de idosos. Este grupo recuperou a resposta anabólica, que se mostrou atenuada no grupo que ingeriu a mesma solução sem a suplementação. Entretanto, quando essas soluções foram ingeridas por indivíduos jovens, não houve diferença na SPM. Estes resultados corroboram com os obtidos por Glynn et al. (2010), que não observaram diferença na SPM de jovens que consumiram ou 10 g de AA essenciais (1,8 g leucina), ou a mesma quantidade de AA essenciais suplementada com leucina (3,5 g no total).

Neste cenário, ≈10 g de AA essenciais (contudo 1,8 g de leucina), quantidade geralmente encontrada em 20 g de proteínas de alta qualidade, parecem ser suficientes para estimular a SPM de maneira ótima em indivíduos jovens, sem efeito adicional promovido pelo acréscimo de leucina. Em contrapartida, indivíduos idosos podem recuperar a resposta anabólica atenuada com o envelhecimento, ingerindo quantidades maiores de leucina.

Em 2012, um grupo de pesquisadores, comandados pelo Professor Stuart Phillips, conduziu um estudo que investigou o efeito da leucina sobre a SPM após exercício de força (Churchward-Venne et al., 2012). Os indivíduos foram divididos em três grupos: WHEY (25 g de *whey protein*; ≈3 g de leucina); LEU (6,25 g de *whey protein* + 3 g de leucina); e EAA-LEU (6,25 g de *whey protein* + AA essenciais até atingirem a mesma quantidade consumida pelo grupo WHEY, mas com ≈0,75 mg de leucina). Embora os três grupos tenham aumentado a SPM no período de 3 horas após ingestão, somente o grupo WHEY foi capaz de sustentar esse aumento por tempo prolongado (5 horas). Quando ingerida isoladamente, 3,42 g de leucina aumentaram a SPM em jovens, medida durante os 150 minutos seguintes à ingestão (Wilkinson et al., 2013). Porém, a ingestão isolada de leucina pode resultar na redução das concentrações plasmáticas de isoleucina e valina (Sherwin, 1978) e levar a uma menor duração da SPM, quando comparada à ingestão de uma refeição completa (Wilson et al., 2011).

Ainda no estudo de Churchward-Venne et al. (2012), é interessante notar que mesmo com uma baixa concentração de leucina (0,75 mg) o grupo EAA-LEU aumentou a SPM no intervalo de 3 horas, tanto em repouso total quanto após o exercício. Isso provavelmente ocorreu em virtude da participação de outros AA essenciais na ativação aguda da SPM, mesmo diante da baixa concentração de leucina (Smith et al., 1998).

Em um segundo estudo conduzido pelos mesmos pesquisadores, uma baixa dose de *whey protein* (6,25 g) enriquecida com leucina (até 5 g) estimulou a SPM de forma similar a 25 g de *whey protein* (≈3 g de leucina), e esse estímulo se sustentou por 4,5 horas pós-ingestão, tanto em repouso total quanto após o exercício (Churchward-Venne et al., 2014). Porém, surpreendentemente, quando uma baixa dose de *whey protein* (6,25 g) foi suplementada com BCAA até atingir 5 g de leucina, o estímulo não alcançou a mesma magnitude que a dos outros dois grupos descritos anteriormente. Segundo os autores, visto que os três AA de cadeia ramificada (valina, isoleucina e leucina) têm um transportador intestinal comum, é possível que a competição entre eles tenha reduzido a velocidade de entrada de leucina na circulação sanguínea, contribuindo para esse resultado. É ainda interessante destacar que mesmo baixas doses de AA essenciais foram suficientes para estimular a SPM acima dos níveis de jejum, tanto na condição de repouso quanto após o exercício de força. Porém, esse não foi um estímulo ótimo como aquele promovido por 25 g de *whey protein*.

Como será discutido adiante, estimular a SPM com a ingestão de proteínas após o treinamento de força parece ser importante para otimizar as adaptações ao treinamento. Entretanto, é preciso analisar criticamente os resultados dos estudos quando se pretende aplicá-los à rotina nutricional de um indivíduo. Nesse sentido, o profissional nutricionista tem ferramentas que descrevem o hábito alimentar do indivíduo (por exemplo, frequência de ingestão proteica/alimentar), e que permitirão a prescrição estratégica de proteínas e/ou de AA após o treinamento, no intuito de ativar a SPM (para aprofundamento, ver tópico *Distribuição proteica diária*).

Ainda que alguns estudos tenham mostrado a capacidade da leucina em estimular a SPM de maneira aguda, poucos avaliaram os efeitos dessa suplementação sobre a massa muscular, por período prolongado. Em estudos de longo prazo (≥ 3 meses), não foi constatada alteração da massa muscular com a suplementação de leucina administrada em doses diárias (Leenders et al., 2011; Verhoeven et al., 2009). Porém, a amostra desses estudos foi composta por idosos que não seguiam um programa regular de treinamento de força.

Portanto, apesar das fortes evidências apontarem controle da leucina sobre a SPM em roedores, ainda não existe um consenso na literatura a respeito desse mesmo efeito em seres humanos. Menos ainda se sabe a respeito da suposta capacidade da suplementação crônica de leucina em produzir hipertrofia, ampliando um campo interessante para novas investigações.

MEDIDAS AGUDAS DE SÍNTESE PROTEICA E HIPERTROFIA MUSCULAR

Apesar da íntima relação entre SPM e hipertrofia, é preciso separar esses processos, que não devem ser usados de maneira intercambiável. Aumentar a SPM após o treinamento de força (medida usualmente feita nos estudos) não é sinônimo de hipertrofia. Enquanto SPM é uma medida aguda, a hipertrofia é uma adaptação crônica à sobrecarga imposta pelo treinamento de força progressivo. Esta só se torna evidente de fato após algumas semanas de treinamento ininterrupto (Kraemer et al., 2004; McCall et al., 1996; Staron et al., 1991, 1994).

Nesse contexto, condições nutricionais favoráveis são fundamentais para um estímulo ótimo da SPM e, consequentemente, para hipertrofia. Por exemplo, já foi demonstrado que, sob outras condições, o déficit energético é capaz de reduzir a amplitude da SPM (Pasiakos et al., 2010). Para minimizar as perdas, a prática de treinamento de força e uma quantidade de proteínas maior do que a recomendada pelo RDA (0,8 g/kg por dia) são valiosas estratégias, conforme será discutido adiante. Portanto, além do treinamento, o balanço energético e o conteúdo proteico da dieta são aspectos fundamentais para adaptações hipertróficas ótimas.

A cada ingestão nutricional contendo proteínas, o corpo altera de maneira transiente seu *status*, passando do estado catabólico para o estado anabólico. Como discutido anteriormente, esse efeito pode durar algumas horas no tecido muscular esquelético, diminuindo gradativamente até ser perdido, reestabelecendo o estado catabólico. O padrão ondulatório entre SPM e DPM gera um balanço proteico dependente da ingestão nutricional e de outros estímulos (por exemplo, treinamento, imobilização, sarcopenia), que vão determinar o acúmulo ou redução do conteúdo proteico muscular em um dado período (como um dia, um mês etc.).

Comparada à SPM, a DPM é uma medida metodologicamente mais difícil de ser realizada, visto que está sob comando de múltiplos sistemas proteolíticos (caso dos sistemas ubiquitina-proteassoma, cálcio-dependente, autofágico-lisossomal) e envolve protocolos experimentais complexos (Bartoli e Richard, 2005; Bechet et al., 2005; Huang e Forsberg, 1998; Jagoe e Goldberg, 2001; Jones et al., 2004; Lecker, Goldberg e Mitch, 2006; Tawa, Odessey e Goldberg, 1997). Além disso, os sistemas proteolíticos podem ser acionados em conjunto ou independentemente, de acordo com a característica do estímulo catabólico (por exemplo, imobilização, inatividade, influência de dexametasona e caquexia) (Costelli et al., 2005).

Em um indivíduo jovem sedentário em equilíbrio energético, a massa muscular pode permanecer inalterada por longo período de tempo. Uma sessão aguda de treinamento de força em jejum é capaz de aumentar tanto SPM quanto DPM (Phillips et al., 1997); se houver ingestão proteica após o exercício, a síntese aumenta significativamente, sobrepondo a taxa de DPM (Biolo et al., 1997; Elliot et al., 2006; Tipton et al., 1999a; Tipton et al., 2004). Tipton et al (2003) compararam o balanço proteico (síntese-degradação) de 24 horas entre dois grupos de indivíduos: repouso *versus* treinamento de força agudo. O grupo que realizou a sessão de treinamento de força apresentou um efeito aditivo sobre o balanço proteico de 24 horas, significativamente maior do que o apresentado pelo grupo que permaneceu em repouso.

Este e outros resultados são fortes indicativos de que a soma dos estímulos agudos promovidos por cada sessão de exercício é determinante para a hipertrofia observada em longo prazo (Wilkinson et al., 2007). Logo, seria plausível que houvesse uma correlação positiva entre a SPM aguda, medida algumas horas após o término do exercício e a hipertrofia observada após algumas semanas de treinamento. Entretanto, Mitchel et al. (2014), em um estudo bem controlado, não conseguiram encontrar tal correlação. No estudo, foram medidas a SPM uma a seis horas após o exercício, e a hipertrofia, após 16 semanas de treinamento de força, sem que tenha sido notada uma forte correlação entre elas. Outros estudos que tentaram mostrar correlação de componentes-chave de vias de sinalização intracelular com a hipertrofia também falharam (Mayhew et al., 2009; Phillips et al., 2013).

Embora seja consenso que SPM e DPM controlem a massa muscular ao longo do tempo, alguns autores questionam que medidas agudas de SPM não necessariamente refletem a hipertrofia de longo prazo, mas indicam maior taxa de remodelamento muscular. Em atividades de *endurance*, por exemplo, ocorre um aumento agudo da SPM, sem promover hipertrofia ao longo do tempo (Ferguson-Stegall et al., 2011). Além disso, a taxa de DPM também precisa ser considerada, visto que pode influenciar significativamente o resultado. Enquanto um indivíduo com elevada taxa de SPM e baixa taxa de DPM pode apresentar pronunciada hipertrofia, outro com taxas de SPM e DPM igualmente elevadas pode não experimentar o mesmo resultado (Deutz e Wolfe, 2013). Esses achados têm suscitado estudos avaliando o chamado *timing*, nos quais é investigada a relevância do momento em que os nutrientes são ingeridos, pré e/ou pós-sessão de exercício, para as adaptações musculares ao treinamento.

TIMING DA INGESTÃO DE PROTEÍNAS

Muita atenção tem sido dada ao *timing* da ingestão proteica no contexto do treinamento físico, ou seja, o melhor momento para consumir proteínas. Fontes de informação que incluem livros didáticos relatam que, para que ocorra o maior efeito sinérgico entre exercício e ingestão de proteínas, tal ingestão deve ser feita até 30 a 45 minutos após o exercício. Esse conceito da "janela metabólica" é muito comum no meio esportivo e *fitness*, e estabelece que a incorporação dos aminoácidos e a síntese proteica muscular seriam potencializadas neste breve intervalo de tempo pós-exercício. Apesar de tal conceito apresentar algum fundamento teórico, a questão não parece ser assim tão simples.

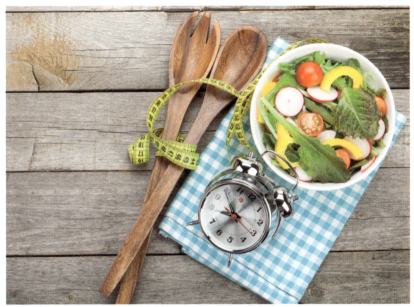

Figura 4.7 – "Janela metabólica": qual a verdade por trás desse conceito?

Estudos que investigaram os efeitos da ingestão de proteínas em períodos próximos à sessão de exercícios demonstraram que a síntese proteica muscular é estimulada de maneira sinérgica pelo exercício e pela ingestão de proteína ou aminoácidos. Foi demonstrado, entretanto, que tal efeito não ocorre somente dentro da chamada "janela metabólica". Mesmo a ingestão de aminoácidos essenciais feita antes da sessão de treinamento estimula a síntese proteica pós-exercício (Tipton et al., 2001). De qualquer forma, é comumente recomendado que a ingestão de proteínas, tanto na forma de refeição completa quanto de suplemento proteico, ocorra imediatamente após o exercício. É possível que o estímulo à síntese de proteínas musculares em resposta aos aminoácidos apresente uma atenuação com o tempo, o que justificaria a ingestão feita o quanto antes (Phillips, 2014). No estudo de Esmarck et al. (2001), 13 homens foram submetidos a um programa de treinamento de força por 12 semanas e ingeriram uma refeição contendo 10 g de proteína imediatamente antes ou duas horas após o treino. Tanto o ganho de força quanto a hipertrofia muscular foram maiores no grupo que ingeriu a refeição imediatamente após a sessão. É importante ressaltar que esse estudo utilizou indivíduos idosos (média de 74 anos) e uma dose inferior à que induz maior SPM pós-exercício. De qualquer forma, tal resultado corrobora com a teoria da "janela metabólica".

Outro fator pouco abordado, mas que deve ser levado em conta, é a capacidade de absorção das proteínas no período pós-exercício. Foi demonstrado que após o exercício de força há um prejuízo na digestão e absorção de proteínas, associado a pequenas lesões no intestino delgado. Por se tratar de efeito agudo e transiente, a integridade dos enterócitos é restabelecida de forma rápida, cerca de 30 minutos após o término da sessão (Van Wijck et al., 2013). Com base nessas observações, especula-se que a ingestão de proteínas algum tempo após a sessão de treinamento (20 a 30 minutos) possibilite a restauração da integridade das células intestinais e maximize a absorção dos aminoácidos.

QUANTIDADE DE PROTEÍNA E SÍNTESE PROTEICA MUSCULAR

Alguns estudos sugerem e existência de uma capacidade limitada de ingestão proteica para que haja um estímulo ótimo da SPM. O estudo de Moore et al. (2009) avaliou os efeitos da ingestão de zero, 5, 10, 20 e 40 gramas de proteína sobre a SPM e a oxidação do aminoácido leucina. Os resultados demonstraram que a ingestão de 20 g de proteína resultou em SPM superior ao da ingestão de 0, 5 ou de 10 gramas, o que não foi diferente da resposta à ingestão de 40 g. A oxidação de leucina foi significativamente maior com a ingestão de 40 g, sugerindo que o excesso de aminoácidos é oxidado e não participa da síntese de proteínas no músculo esquelético.

Posteriormente, Yang et al. (2012) avaliaram os efeitos da ingestão de diferentes doses de proteína sobre a SPM em idosos (média de 70 anos).

Enquanto os estudos anteriores apontaram que os indivíduos jovens apresentaram resposta máxima da SPM com uma dose de 20 g de proteína, a mesma resposta, no teste com idosos, só foi obtida após estes ingerirem uma dose de 40 g de proteína. Isso indica que indivíduos idosos são menos sensíveis aos aminoácidos, sendo necessária a ingestão de maiores doses de proteínas para maximizar o estímulo da SPM.

Nesse contexto, recomendações mais recentes de ingestão proteica para otimizar a resposta de SPM após uma sessão de exercício de força têm sido feitas com base no peso corporal do indivíduo. Assim, é recomendado que indivíduos jovens utilizem de 0,25 g/kg a 0,3 g/kg pós-exercício, enquanto para indivíduos idosos essa ingestão deve ser de 0,4 g/kg a 0,5 g/kg para obter estímulo similar àquele observado em jovens (Moore et al., 2015).

QUALIDADE DA PROTEÍNA E SÍNTESE PROTEICA MUSCULAR

O indicador mais aceito para determinar a qualidade de uma proteína em seres humanos é o PDCAAS (*protein digestibility corrected amino acid score*). Esse índice foi estabelecido com base na necessidade de AA para crianças entre 2 e 5 anos de idade, estimada pela FAO (*Food and Agriculture Organization of the United Nations*). Quanto maior a qualidade da proteína, maior o valor do PDCAAS, artificialmente estabelecido em 1,0 (FAO/WHO Expert Consultation, 1991). Sendo assim, proteínas que, após corrigidas por sua digestibilidade, forneçam AA em quantidade igual ou além das necessidades de crianças nessa faixa etária, recebem um PDCAAS de 1,0. Segundo esse índice, AA além da necessidade não trazem nenhum benefício nutricional adicional (Schaafsma, 2000). Entretanto, como será descrito abaixo, essa afirmação vem sendo contestada em virtude de resultados obtidos com a análise do tecido muscular esquelético em repouso e após o exercício (Tang et al., 2009).

Proteínas de alta qualidade apresentam todos os AA essenciais em proporções adequadas, ao passo que proteínas de baixa qualidade são carentes ou deficientes em um ou mais AA essenciais. É bem estabelecido que somente os essenciais são capazes de estimular a SPM, sem efeito adicional observado pela presença dos não essenciais (Smith et al., 1992, 1998; Tipton et al., 1999b; Volpi et al., 2003). Foi o que mostrou um estudo no qual dois grupos de idosos consumiram 18 g de AA essenciais, ou 18 g de AA essenciais + 22 g de não essenciais. Os dois grupos apresentaram aumento significativo da SPM, sem diferença entre eles, apesar da maior ingestão proteica do grupo que recebeu AA não essenciais (Volpi et al., 2003). O mesmo efeito também já foi demonstrado em indivíduos jovens, confirmando a importância dos AA essenciais para o estímulo da SPM (Smith et al., 1992, 1998).

Como citado previamente, o treinamento *per se* já promove um estímulo à SPM, que pode ser amplificado pela subsequente ingestão proteica. Biolo et al. (1997) publicaram o primeiro trabalho que mostrou um aumento adicional da SPM quando AA foram ingeridos após o exercício de força. A exemplo do que acontece no músculo em repouso, a disponibilização de AA essenciais é determinante para gerar esse efeito amplificado também após o exercício. No estudo de Rasmussen et al. (2000), 6 g de aminoácidos essenciais foram ingeridos uma ou três horas após o término de uma sessão de treinamento de força, apontando aumento mais significativo da SPM após a ingestão de AA do que quando comparado ao resultado advindo da ingestão de solução placebo.

Atualmente, é proposto que aproximadamente 10 g de AA essenciais por meio do consumo de proteína de alta qualidade sejam suficientes para promover um estímulo ótimo sobre a SPM em indivíduos jovens (Cuthbertson et al., 2005; Moore et al., 2009). Nesse sentido, Tang et al. (2009) realizaram um estudo no qual a SPM foi medida após a ingestão de diferentes proteínas (*whey protein*, caseína e proteína isolada de soja), equalizadas para fornecer ≈10 g de AA essenciais cada uma. Cabe ressaltar que essas proteínas têm PDCAAS iguais ou maiores que 1,0 (*whey protein*=1,15; caseína=1,23; proteína isolada de soja=1,04) (Phillips, 2011). Nesse estudo, três grupos de indivíduos realizaram 4 séries no *leg press*, seguidas por 4 séries na cadeira extensora, executados de forma unilateral por 10 a 12 repetições máximas (RM). A perna contralateral (não treinada) foi usada como condição controle. Após o término do treino, cada grupo ingeriu uma das três proteínas. Na perna treinada, a ingestão de *whey protein* aumentou a SPM de maneira mais acentuada do que a caseína ou a proteína isolada de soja. Em repouso, não houve diferença entre os grupos *whey protein* e soja, porém esses dois grupos obtiveram maior estímulo sobre a SPM do que o grupo que ingeriu caseína. Esses resultados mostram que outros fatores, além do PDCAAS, podem estar envolvidos no potencial anabólico muscular de diferentes proteínas.

DISTRIBUIÇÃO PROTEICA DIÁRIA

Bohe et al. (2001) demonstraram estímulo da SPM durante infusão contínua de aminoácidos, resultando em aumento médio de 70% na aminoacidemia plasmática. Curiosamente, tal estímulo durou aproximadamente duas horas, retornando a valores iniciais, mesmo com a aminoacidemia elevada e as proteínas de sinalização que regulam a síntese proteica (como a 4EBP-1) ainda ativadas. Norton et al. (2009), por sua vez, utilizaram espécies animais e verificaram que, quando uma refeição completa era ingerida (contendo carboidratos, lipídios e proteínas), o estímulo sobre a SPM tinha duração de 3 horas, também com a aminoacidemia plasmática ainda elevada. Com base nessas observações, fica evidente que apesar do claro estímulo sobre a SPM exercido pelos AA, após algum tempo (entre duas e três horas), a síntese proteica retorna a valores pré-refeição, mesmo que o "sinal hipertrófico" induzido pelos aminoácidos esteja ativado. De certa maneira, o músculo esquelético torna-se refratário ao estímulo da SPM exercido pelos AA em infusão contínua.

Esses dados sugerem que para maximizar a SPM talvez o melhor não seja ingerir refeições ricas em proteínas a cada duas a três horas, como é comumente divulgado. De forma a evitar a saturação na resposta sobre a SPM, alguns autores recomendam a ingestão de aproximadamente 0,25 g de proteína a cada 4 a 5 horas (Aguirre, van Loon e Baar, 2013). Pequenos lanches poderiam ser feitos entre as refeições proteicas, o que disponibilizaria carboidratos e lipídios, respeitando o consumo de macronutrientes diários da dieta do indivíduo. Os estudos que avaliaram a distribuição de proteínas e seu efeito sobre a SPM e hipertrofia são, entretanto, escassos. Novas investigações científicas são necessárias para elucidar a melhor estratégia de distribuição proteica ao longo do dia.

Ingestão de proteínas antes de dormir

Beelen et al. (2008) investigaram o efeito da suplementação com carboidratos e proteínas (0,30 por quilograma de peso corporal a cada hora, na proporção 1:1) durante e após uma sessão de exercício intervalado em cicloergômetro, seguido por exercícios de força realizados no período noturno. Os autores verificaram que a ingestão do suplemento promoveu aumento na SPM após o término da sessão de exercícios. A síntese proteica média durante toda a noite foi, entretanto, semelhante entre os grupos suplementado e de controle. Assim, o consumo de 20 g a 25g de proteínas, apesar de estimular a SPM de forma aguda, não seria suficiente para maximizar a SPM durante toda a noite de sono.

De forma a investigar se a ingestão de uma quantidade superior de proteínas antes de dormir promove maior SPM durante a noite, Reidy et al. (2012) submeteram indivíduos a uma sessão de treinamento de força no período noturno e os suplementaram com 20 g de proteína e 60 g de carboidrato imediatamente após a sessão (às 21h). Mais tarde, imediatamente antes de deitarem-se para dormir, os indivíduos ingeriram uma bebida contendo zero ou 40 g de proteína de lenta velocidade de absorção, a caseína. Os autores verificaram que, durante o sono, a aminoacidemia elevou-se significativamente, indicando que a proteína foi digerida e absorvida eficientemente durante a noite. E, ainda, verificaram que a SPM durante as 7,5 horas de sono foi aproximadamente 22% superior no grupo que ingeriu a bebida contendo 40 g de caseína antes de se deitar.

Posteriormente, os mesmos pesquisadores investigaram o efeito crônico dessa estratégia. Para tanto, dividiram 22 indivíduos jovens em dois grupos e os submeteram a 12 semanas de treinamento de força. Um dos grupos ingeriu suplemento contendo 27,5 g de proteína, 15 g de carboidratos e 0,1 g de gorduras diariamente antes de dormir, ao passo que o grupo controle recebeu uma solução placebo não calórica. Após o período de treinamento, o grupo suplementado apresentou aumento da área de secção transversa muscular significativamente maior que o grupo placebo (mais de 8,4 cm^2 *versus* 4,8 cm^2) (Snijders et al., 2015). Um destaque merece ser feito em relação a esse estudo no que diz respeito ao desenho experimental: uma vez que o grupo controle recebeu solução não calórica, o consumo total de proteínas foi superior no grupo suplementado. Assim, é necessário cautela na interpretação desse estudo. De qualquer forma, esses dados preliminares apontam que, para os indivíduos engajados em programas de treinamento de força e que visam à otimização da hipertrofia muscular, a ingestão de proteína (30 g a 40 g) imediatamente antes de dormir pode ser uma estratégia interessante.

PAPEL DAS PROTEÍNAS E DO EXERCÍCIO NA MANUTENÇÃO DA MASSA MUSCULAR EM DIETAS RESTRITIVAS

Outro ponto importante a ser abordado é o consumo de dieta rica em proteínas durante a restrição calórica com objetivo de redução de adiposidade corporal. O maior consumo de proteínas poderia suprimir o apetite, facilitando a perda de peso. Além disso, as proteínas têm maior efeito térmico e um coeficiente de digestibilidade mais baixo. No que diz respeito à eficiência das dietas ricas em proteínas na perda de peso, os dados na literatura científica são conflitantes. Enquanto alguns estudos sugerem que, quando comparada a uma dieta isoenergética mista, a dieta com alto teor de proteínas não mostra eficácia superior para a perda de peso corporal, outros relatam um efeito positivo do alto consumo de proteínas. Por exemplo, Layman et al. (2005) manipularam a dieta de alguns indivíduos de forma a disponibilizar, para cada um dos dois grupos, 0,8 g ou 1,6 g de proteínas por quilograma de peso corporal por dia. No grupo com alta ingestão proteica (1,6 g), o conteúdo de carboidratos era menor, para que as calorias totais dos dois grupos fossem iguais. O conteúdo de lipídios era o mesmo em ambas as dietas e parte dos voluntários realizaram também um programa de treinamento de força e caminhada. Os pesquisadores verificaram que, após quatro meses, as mulheres que consumiram a dieta rica em proteínas apresentaram maior redução do peso corporal total e na massa de gordura. O exercício teve efeito positivo na redução de massa adiposa e adicionou um dado importante: promoveu uma manutenção da massa livre de gordura. Esses dados sugerem que a combinação do aumento do teor de proteínas na dieta ao exercício físico pode ser uma estratégia eficiente para otimizar a redução da adiposidade corporal e manter a massa magra.

O consumo proteico parece influenciar significativamente a quantidade de massa corporal magra perdida durante dietas de restrição calórica (Mettler, Mitchell e Tipton, 2010). O consumo de 1,6 g diário por quilograma de peso foi utilizado por Layman et al (2005), mas Mettler e Tipton (2010) apontam que para atletas competitivos, o consumo de 2 g diários por quilograma pode ser ultrapassado, de acordo com as recomendações do nutricionista.

Entretanto, conforme salientado por Jeukendrup e Gleeson (2004), dados da literatura indicam que o consumo elevado de proteínas pode estar associado à perda urinária de cálcio e, talvez, em longo prazo, à predisposição da redução mineral óssea. Destacam, ainda, que um cuidado especial deve ser dado a indivíduos com predisposição à doença renal e diabetes mellitus que pensam em realizar dietas com alto teor de proteínas.

CONCLUSÃO

As proteínas dietéticas são fundamentais para as adaptações ótimas ao exercício físico. Além de sua função estrutural, os aminoácidos fornecidos por essas proteínas atuam como sinalizadores moleculares, ativando e/ou inibindo vias de sinalização intracelulares que impactarão os processos de síntese e degradação proteica muscular.

Esses dois processos permanecem em constante atividade (*turnover*) ao longo de toda a vida, podendo ser modulados em diversas condições, como acontece durante o exercício físico. Enquanto o treinamento de força atua intensamente sobre a síntese proteica, favorecendo o acúmulo de proteínas e, consequentemente, o aumento da massa muscular, o treinamento de *endurance* aumenta o *turnover* proteico, com alta taxa de oxidação de aminoácidos e pouco efeito sobre a massa muscular. A descoberta do efeito sinérgico entre treinamento e ingestão proteica sobre a síntese de novas proteínas trouxe consigo diversos outros conhecimentos nessa área. Atualmente, para indivíduos engajados em programas de treinamento de força, é recomendado o consumo diário de ≈1,8 g de proteína por quilograma de peso corporal. Cada uma das refeições principais deve conter de 0,25 g/kg a 0,30 g/kg de proteína de alta qualidade, que forneçam aproximadamente 10 g de aminoácidos essenciais (≈1,8 g de leucina). As refeições principais devem ter intervalos mínimos de 3 horas e a suplementação proteica após as sessões de treinamento é uma estratégia interessante para amplificar agudamente a síntese proteica muscular.

Embora estudos correlatos não confirmem que exista uma forte relação entre eventos agudos e a adaptação hipertrófica de longo prazo, a maioria das evidências produzidas até o momento aponta para isso. Acredita-se que as adaptações de longo prazo sejam consequência do somatório das adaptações agudas constatadas nesses estudos.

Considerando a grande quantidade de variáveis no que tange a seres humanos (por exemplo, controle de ingestão nutricional diária; nível de atividade física diária; horas de sono etc.), os estudos se tornam metodologicamente mais complexos e permanecem como um desafio para essa área da Ciência.

DESTAQUE PARA APLICAÇÃO PRÁTICA

- Para maximizar a resposta sobre a SPM, indivíduos jovens devem ingerir 0,25 g/kg a 0,3 g/kg de proteína de alta qualidade e rápida absorção, após cada sessão de exercício e em todas as grandes refeições, a cada 4 a 5 horas.
- Alternar refeições maiores com pequenas refeições (lanches) contendo carboidratos e lipídios, de acordo com a quantidade diária total de macronutrientes da dieta.
- Ingerir 30 g a 40 g de proteína de lenta absorção antes de dormir.

Durante dietas de restrição energética para redução da adiposidade corporal, o aumento da ingestão proteica pode atuar de forma positiva na manutenção da massa muscular magra. Uma ingestão de 1,6 g a 2 g diários por quilograma de peso corporal pode ser utilizada, de acordo com as recomendações do nutricionista.

QUESTÕES PARA ESTUDO

1. Explique por que atletas têm necessidade de ingerir maiores quantidades de proteínas.
2. Descreva a recomendação de ingestão proteica do RDA e qual seria uma ingestão adequada para otimizar as adaptações específicas de atletas de força e de *endurance*.
3. Descreva os fatores relacionados à ingestão de proteínas que podem influenciar a SPM após o exercício de força.
4. Explique o significado do termo *timing*, e qual a sua importância (se houver) para a hipertrofia muscular.
5. Aponte estratégias para a preservação da massa muscular em dietas de restrição energética.

BIBLIOGRAFIA

AGUIRRE, N.; VAN LOON, L. J.; BAAR, K. The role of amino acids in skeletal muscle adaptation to exercise. *Nestlé Nutrition Institute Workshop Series*, v.76, p.85-102, 2013.

ANTHONY, J. C. et al. Orally administered leucine enhances protein synthesis in skeletal muscle of diabetic rats in the absence of increases in 4E-BP1 or S6K1 phosphorylation. *Diabetes*, v.51, p.928-36, 2002.

ANTHONY, J. C. et al. Signaling pathways involved in translational control of protein synthesis in skeletal muscle by leucine. *Journal of Nutrition*, v.131, n.3, p.856S-60S, 2001.

ANTHONY, J. C. et al. Orally administered leucine stimulates protein synthesis in skeletal muscle of postabsorptive rats in association with increased eIF4F formation. *Journal of Nutrition*, v.130, p.139-45, 2000a.

ANTHONY, J. C. et al. Leucine stimulates translation initiation in skeletal muscle of postabsorptive rats via a rapamycin-sensitive pathway. *Journal of Nutrition*, v.130, n.10, p.2413-9, 2000b.

ANTHONY, J. C.; ANTHONY, T. G.; LAYMAN, D. K. Leucine supplementation enhances skeletal muscle recovery in rats following exercise. *Journal of Nutrition*, v.129, p.1102-6, 1999.

BARTOLI, M.; RICHARD, I. Calpains in muscle wasting. *International Journal of Biochemistry and Cell Biology*, v.37, p.2115-33, 2005.

BECHET, D. et al. Lysosomal proteolysis in skeletal muscle. *International Journal of Biochemistry and Cell Biology*, v.37, p.2098-114, 2005.

BEELEN, M. et al. Coingestion of carbohydrate and protein hydrolysate stimulates muscle protein synthesis during exercise in young men, with no further increase during subsequent overnight recovery. *Journal of Nutrition*, v.138, p.2198-204, 2008.

BIOLO, G. et al. An abundant supply of amino acids enhances the metabolic effect of exercise on muscle protein. *American Journal of Physiology*, v.273, n.1, p.E122-9, 1997.

BODINE, S. C. et al. Akt/mTOR pathway is a crucial regulator of skeletal muscle hypertrophy and can prevent muscle atrophy in vivo. *Nature Cell Biology*, v.3, p.1014-9, 2001.

BOHE, J. et al. Latency and duration of stimulation of human muscle protein synthesis during continuous infusion of amino acids. *Journal of Physiology,* v.532, p.575-9, 2001.

BOIRIE, Y. et al. Slow and fast dietary proteins differently modulate postprandial protein accretion. *Proceedings of National Acaddemy of Sciences of USA*, v.94, n.26, p.14930-5, 1997.

BOIRIE, Y.; GACHON, P.; BEAUFRÈRE, B. Splanchnic and whole-body leucine kinetics in young and elderly men. *American Journal of Clinical Nutrition*, v.65, n.2, p.489-95, 1997.

BOS, C. et al. Postprandial kinetics of dietary amino acids are the main determinant of their metabolism after soy or milk protein ingestion in humans. *Journal of Nutrition*, v.133, n.5, p.1308-15, 2003.

BRAY, G. A. et al. Effect of dietary protein content on weight gain, energy expenditure, and body composition during overeating: a randomized controlled trial. *Journal of American Medical Association (JAMA)*, v.307, n.1, p.47-55, 2012.

Breen, L.; Phillips, S. M. Skeletal muscle protein metabolism in the elderly: interventions to counteract the "anabolic resistance" of ageing. *Nutrition and Metabolism*, v.8, p.68, 2011.

Breen, L.; Tipton, K. D.; Jeukendrup, A. E. No effect of carbohydrate-protein on cycling performance and indices of recovery. *Medicine and Science in Sports and Exercise*, v.42, n.6, p.1140-8, 2010.

Burd, N. A. et al. Exercise training and protein metabolism: influences of contraction, protein intake, and sex-based differences. *Journal of Applied Physiology (1985)*, v.106, n.5, p.1692-701, 2009.

Calbet, J. A.; Holst, J. J. Gastric emptying, gastric secretion and enterogastrone response after administration of milk proteins or their peptide hydrolysates in humans. *European Journal of Nutrition*, v.43, n.3, p.127-39, 2004.

Casperson, S. L. et al. Leucine supplementation chronically improves muscle protein synthesis in older adults consuming the RDA for protein. *Clinical Nutrition (Edinburgh, Scotland)*, v.31, n.4, p.512-9, 2012.

Churchward-Venne, T. A. et al. Leucine supplementation of a low-protein mixed macronutrient beverage enhances myofibrillar protein synthesis in young men: a double-blind, randomized trial. *American Journal of Clinical Nutrition*, v.99, n.2, p.276-86, 2014.

Churchward-Venne, T. A. et al. Role of protein and amino acids in promoting lean mass accretion with resistance exercise and attenuating lean mass loss during energy deficit in humans. *Amino Acids*, v.45, n.2, p.231-40, 2013.

Churchward-Venne, T. A. et al. Supplementation of a suboptimal protein dose with leucine or essential amino acids: effects on myofibrillar protein synthesis at rest and following resistance exercise in men. *Journal of Physiology*, v.590, n.11, p.2751-65, 2012.

Churchward-Venne, T. A.; Burd, N. A.; Phillips, S. M. Nutritional regulation of muscle protein synthesis with resistance exercise: strategies to enhance anabolism. *Nutrition and Metabolism*, v.9, 2012.

Committee On Food And Nutrition, National Research Council. Recommended Dietary Allowances. Washington: National Research Council, p.1-13, 1941.

Costelli, P. et al. Ca(2+)-dependent proteolysis in muscle wasting. *International Journal of Biochemistry and Cell Biology*, v.37, n.10, p.2134-46, 2005.

Cribb, P. J. et al. The effect of whey isolate and resistance training on strength, body composition, and plasma glutamine. *International Journal of Sport Nutrition and Exercise Metabolism*, v.16, n.5, p.494-509, 2006.

Crozier, S. J. et al. Oral leucine administration stimulates protein synthesis in rat skeletal muscle. *Journal of Nutrition*, v.135, p.376-82, 2005.

Currell, K.; Jeukendrup, A. E. Validity, reliability and sensitivity of measures of sporting performance. *Sports Medicine*, v.38, n.4, p.297-316, 2008.

Cuthbertson, D. et al. Anabolic signaling deficits underlie amino acid resistance of wasting, aging muscle. *FASEB Journal: Official Publication of the Federation of American Societies for Experimental Biology*, v.19, n.3, p.422-4, 2005.

DAWSON-HUGHES, B. et al. Effect of dietary protein supplements on calcium excretion in healthy older men and women. *Journal of Clinical Endocrinology and Metabolism*, v.89, p.1169-73, 2004.

DEUTZ, N. E.; WOLFE, R. R. Is there a maximal anabolic response to protein intake with a meal? *Clinical Nutrition*, v.32, n.2, p.309-13, 2013.

DICKINSON, J. M. et al. Aging differentially affects human skeletal muscle amino acid transporter expression when essential amino acids are ingested after exercise. *Clinical Nutrition*, v.32, n.2, p.273-80, 2013.

ELLIOT, T. A. et al. Milk ingestion stimulates net muscle protein synthesis following resistance exercise. *Medicine and Science in Sports and Exercise*, v.38, n.4, p.667-74, 2006.

ESMARCK, B. et al. Timing of postexercise protein intake is important for muscle hypertrophy with resistance training in elderly humans. *Journal of Physiology*, v.535, n.1, p.301-11, 2001.

FAO/WHO EXPERT CONSULTATION. Protein quality evaluation. *FAO Food and Nutrition Paper 51*, Rome, 1991.

FERGUSON-STEGALL, L. et al. Aerobic exercise training adaptations are increased by post-exercise carbohydrate-protein supplementation. *Journal of Nutrition and Metabolism*, p.1-11, 2011.

FOUILLET, H. et al. Peripheral and splanchnic metabolism of dietary nitrogen are differently affected by the protein source in humans as assessed by compartmental modeling. *Journal of Nutrition*, v.132, n.1, p.125-33, 2002.

FRONTERA, W. R.; OCHALA, J. Skeletal muscle: a brief review of structure and function. *Calcified Tissue International*, 2015, p.1-13.

FRY, C. S. et al. Aging impairs contraction-induced human skeletal muscle mTORC1 signaling and protein synthesis. *Skeletal Muscle*, v.1, n.1, p.11, 2011.

GIBSON, J. N. et al. Decrease in human quadriceps muscle protein turnover consequent upon leg immobilization. *Clinical Science (1979)*, v.72, n.4, p.503-9, 1987.

GILANI, G. S.; COCKELL, K. A.; SEPEHR, E. Effects of antinutritional factors on protein digestibility and amino acid availability in foods. *Journal of AOAC International*, v.88, n.3, p.967-87, 2005.

GLYNN, E. L. et al. Excess leucine intake enhances muscle anabolic signaling but not net protein anabolism in young men and women. *Journal of Nutrition*, v.140, n.11, p.1970-6, 2010.

GUILLET, C. et al. Impaired anabolic response of muscle protein synthesis is associated with S6K1 dysregulation in elderly humans. *FASEB Journal: Official Publication of the Federation of American Societies for Experimental Biology*, v.18, p.1586-7, 2004.

HUANG, J.; FORSBERG, N. E.. Role of calpain in skeletal-muscle protein degradation. *Proceedings of the National Academy of Sciences of the United States of America*, v.95, n.21, p.12100-5, 1998.

JAGOE, R. T.; GOLDBERG, A. L. What do we really know about the ubiquitin-proteasome pathway in muscle atrophy? *Current Opinion in Clinical Nutrition and Metabolic Care*, v.4, n.3, p.183-90, 2001.

JONES, S. W. et al. Disuse atrophy and exercise rehabilitation in humans profoundly affects the expression of genes associated with the regulation of skeletal muscle mass. *FASEB Journal: Official Publication of the Federation of American Societies for Experimental Biology*, v.18, p.1025-7, 2004.

JEUKENDRUP, A.; GLEESON, M. *Sport nutrition*: an introduction to energy production and performance. Champaign: Human Kinetics, 2004.

KATSANOS, C. S. et al. Aging is associated with diminished accretion of muscle proteins after the ingestion of a small bolus of essential amino acids. *American Journal of Clinical Nutrition*, v.82, n.5, p.1065-73, 2005.

KATSANOS, C. S. et al. A high proportion of leucine is required for optimal stimulation of the rate of muscle protein synthesis by essential amino acids in the elderly. *American Journal of Physiology – Endocrinology and Metabolism*, v.291, n.2, p.E381-E7, 2006.

KERKSICK, C. M. et al. The effects of protein and amino acid supplementation on performance and training adaptations during ten weeks of resistance training. *Journal of Strength and Conditioning Research*, v.20, n.3, p.643-53, 2006.

KOOPMAN, R. et al. Co-ingestion of leucine with protein does not further augment post-exercise muscle protein synthesis rates in elderly men. *British Journal of Nutrition*, v.99, p.571-80, 2008.

KRAEMER, W. J. et al. Changes in muscle hypertrophy in women with periodized resistance training. *Medicine and Science in Sports and Exercise*, v.36, n.4, p.697-708, 2004.

KRAEMER, W. J. et al. The effects of amino acid supplementation on hormonal responses to resistance training overreaching. *Metabolism: Clinical and Experimental*, v.55, p.282-91, 2006.

KUMAR, V. et al. Age-related differences in the dose-response relationship of muscle protein synthesis to resistance exercise in young and old men. *The Journal of Physiology*, v.587, n.1, p. 211-7, 2009.

LAYMAN, D. K. et al. Dietary protein and exercise have additive effects on body composition during weight loss in adult women. *Journal of Nutrition*, v.135, n.8, p.1903-10, 2005.

LECKER, S. H.; GOLDBERG, A. L.; MITCH, W. E. Protein degradation by the ubiquitin-proteasome pathway in normal and disease states. *Journal of the American Society of Nephrology (JASN)*, v.17, n.7, p.1807-19, 2006.

LEE, J. K. W. et al. Effects of milk ingestion on prolonged exercise capacity in young, healthy men. *Nutrition*, v.24, n.4, p.340-7, 2008.

LEENDERS, M. et al. Prolonged leucine supplementation does not augment muscle mass or affect glycemic control in elderly type 2 diabetic men. *Journal of Nutrition*, v.141, n.6, p.1070-6, 2011.

LEMON, P. W. et al. Protein requirements and muscle mass/strength changes during intensive training in novice bodybuilders. *Journal of Applied Physiology*, v.73, n.2, p.767-75, 1992.

LUIKING, Y. C. et al. Casein and soy protein meals differentially affect whole-body and splanchnic protein metabolism in healthy humans. *Journal of Nutrition*, v.135, n.5, p.1080-7, 2005.

MAHÉ, S. et al. True exogenous and endogenous nitrogen fractions in the human jejunum after ingestion of small amounts of 15N-labeled casein. *Journal of Nutrition*, v.124, n.4, p.548-55, 1994.

MARTÍNEZ-LAGUNAS, V. et al. Added protein maintains efficacy of a low-carbohydrate sports drink. *Journal of Strength and Conditioning Research / National Strength and Conditioning Association*, v.24, p.48-59, 2010.

MAYHEW, D. L. et al. Translational signaling responses preceding resistance training-mediated myofiber hypertrophy in young and old humans. *Journal of Applied Physiology*, v.107, p.1655-62, 2009.

MCCALL, G. E. et al. Muscle fiber hypertrophy, hyperplasia, and capillary density in college men after resistance training. *Journal of Applied Physiology (1985)*, v.81, n.5, p.2004-12, 1996.

MENON, V. et al. Effect of a very low-protein diet on outcomes: long-term follow-up of the modification of diet in renal disease (MDRD) study. *American Journal of Kidney Diseases: The Official Journal of the National Kidney Foundation*, v.53, p.208-17, 2009.

METTLER, S.; MITCHELL, N.; TIPTON, K. D. Increased protein intake reduces lean body mass loss during weight loss in athletes. *Medicine and Science in Sports and Exercise*, v.42, n.2, p.326-37, 2010.

METTLER, S.; TIPTON, K. Protein and weight loss. In: JEUKENDRUP, A. Sports nutrition: from lab to kitchen. *Meyer and Meyer Sports*. Maidenhead: Inglaterra, 2010. 197 p.

MILLER, B. F. et al. Coordinated collagen and muscle protein synthesis in human patella tendon and quadriceps muscle after exercise. *Journal of Physiology*, v.567, p.1021-33, 2005.

MILLWARD, D. J. Protein and amino acid requirements of adults: current controversies. *Canadian Journal of Applied Physiology*, v.26, n.S1, p.S130-S40, 2001.

MITCHELL, C. J. et al. Acute post-exercise myofibrillar protein synthesis is not correlated with resistance training-induced muscle hypertrophy in young men. *PloS One*, v.9, n.2, p.e89431, 2014.

MOORE, D. R. et al. Protein ingestion to stimulate myofibrillar protein synthesis requires greater relative protein intakes in healthy older versus younger men. *Journals of Gerontology. Series A. Biological Sciences and Medicine Sciences*, v.70, n.1, p.57-62, 2015.

MOORE, D. R. et al. Ingested protein dose response of muscle and albumin protein synthesis after resistance exercise in young men. *American Journal of Clinical Nutrition*, v.89, n.1, p.161-68, 2009.

NAIR, K. S.; SCHWARTZ, R. G.; WELLE, S. Leucine as a regulator of whole body and skeletal muscle protein metabolism in humans. *American Journal of Physiology Endocrinology and Metabolism*, v.263, n.5, p.E928-E34, 1992.

NAIR, K. S.; HALLIDAY, D.; GRIGGS, R. C. Leucine incorporation into mixed skeletal muscle protein in humans. *American Journal of Physiology*, v.254, p.E208-E13, 1998.

NORTON, L. E. et al. The leucine content of a complete meal directs peak activation but not duration of skeletal muscle protein synthesis and mammalian target of rapamycin signaling in rats. *Journal of Nutrition*, v.139, n.6, p.1103-09, 2009.

NORTON, L. E. et al. Leucine content of dietary proteins is a determinant of postprandial skeletal muscle protein synthesis in adult rats. *Nutrition and Metabolism*, v.9, p.67, 2012.

PADDON-JONES, D. et al. Atrophy and impaired muscle protein synthesis during prolonged inactivity and stress. *Journal of Clinical Endocrinology and Metabolism*, v.91, n.12, p.4836-41, 2006.

PASIAKOS, S. M. et al. Acute energy deprivation affects skeletal muscle protein synthesis and associated intracellular signaling proteins in physically active adults. *Journal of Nutrition*, v.140, p.745-51, 2010.

PHILLIPS, B. E. et al. Molecular networks of human muscle adaptation to exercise and age. *PLoS Genetics*, v.4, n.3, 2013.

PHILLIPS, S. M. The science of muscle hypertrophy: making dietary protein count. *Proceedings of the Nutrition Society*, v.70, p.100-3, 2011.

PHILLIPS, S. M. A brief review of critical processes in exercise-induced muscular hypertrophy. *Sports Medicine*, v.44, n.1 (suppl.), p.S71-7, 2014.

PHILLIPS, S. M. Protein requirements and supplementation in strength sports. *Nutrition*, v.20, p.689-95, 2004.

PHILLIPS, S. M. et al. Mixed muscle protein synthesis and breakdown after resistance exercise in humans. *American Journal of Physiology*, v.273, n.1 (Pt 1), p.E99-107, 1997.

POORTMANS, J. R.; DELLALIEUX, O. Do regular high protein diets have potential health risks on kidney function in athletes? *International Journal of Sport Nutrition and Exercise Metabolism*, v.10, n.1, p.28-38, 2000.

RASMUSSEN, B. B. et al. An oral essential amino acid-carbohydrate supplement enhances muscle protein anabolism after resistance exercise. *Journal of Applied Physiology (1985)*, v.88, p.386-92, 2000.

RATAMESS, N. A. et al. The effects of amino acid supplementation on muscular performance during resistance training overreaching. *Journal of Strength and Conditioning Research / National Strength and Conditioning Association*, v.17, n.2, p.250-8, 2003.

REIDY, P. T. et al. Protein ingestion before sleep improves postexercise overnight recovery. *Medicine Science and Sports Exercise*, v.44, n.8, p.1560-9, 2012.

RIEU, I. et al. Leucine supplementation improves muscle protein synthesis in elderly men independently of hyperaminoacidaemia. *Journal of Physiology*, v.575 (Pt 1), p.305-15, 2006.

RODRIGUEZ, N. R.; DI MARCO, N. M.; LANGLEY, S. Position of the American Dietetic Association, Dietitians of Canada, and the American College of Sports Medicine: Nutrition and athletic performance. *Journal of the American Dietetic Association*, v.109, n.3, p.509-27, 2009a.

RODRIGUEZ, N. R.; DI MARCO, N. M.; LANGLEY, S. American Dietetic Association; Dietitians Of Canada; American College Of Sports Medicine. American College of Sports Medicine position stand. Nutrition and athletic performance. *Medicine and Science in Sports and Exercise*, v.41, n.3, p.709-31, 2009b.

ROMANO-ELY, B. C. et al. Effect of an isocaloric carbohydrate-protein-antioxidant drink on cycling performance. *Medicine and Science in Sports and Exercise*, v.38, p.1608-16, 2006.

Rowlands, D. S. et al. Protein-leucine fed dose effects on muscle protein synthesis after endurance exercise. *Medicine and Science in Sports and Exercise*, v.47, n.3, p.547-55, 2015.

Roy, B. D. et al. Macronutrient intake and whole body protein metabolism following resistance exercise. *Medicine and Science in Sports and Exercise*, v.32, n.8, p.1412-18, 2000.

Saris, W. H. et al. Study on food intake and energy expenditure during extreme sustained exercise: the Tour de France. *International Journal of Sports Medicine*, v.10 (suppl. 1), p.S26-31, 1989.

Sarwar Gilani, G.; Wu Xiao, C.; Cockell, K. A. Impact of antinutritional factors in food proteins on the digestibility of protein and the bioavailability of amino acids and on protein quality. *British Journal of Nutrition*, v.108 (suppl. 2), p.S315-32, 2012.

Saunders, M. J.; Kane, M. D.; Todd, M. K. Effects of a carbohydrate-protein beverage on cycling endurance and muscle damage. *Medicine and Science in Sports and Exercise*, v.36, p.1233-8, 2004.

Saunders, M. J.; Luden, N. D.; Herrick, J. E. Consumption of an oral carbohydrate-protein gel improves cycling endurance and prevents postexercise muscle damage. *Journal of Strength and Conditioning Research / National Strength and Conditioning Association*, v.21, p.678-84, 2007.

Saunders, M. J. et al. Carbohydrate and protein hydrolysate coingestions improvement of late-exercise time-trial performance. *International Journal of Sport Nutrition and Exercise Metabolism*, v.19, n.2, p.136-49, 2009.

Schaafsma, G. The protein digestibility – Corrected amino acid score. *Journal of Nutrition*, v.130, n.7, p.1865S-67S, 2000.

Sherwin, R. S. Effect of starvation on the turnover and metabolic response to leucine. *Journal of Clinical Investigation*, v.61, p.1471-81, 1978.

Smith, K. et al. Flooding with L-[1-13C] leucine stimulates human muscle protein incorporation of continuously infused L-[1-13C] valine. *American Journal of Physiology*, v.262, n.3 (Pt 1), p.E372-6, 1992.

Smith, K. et al. Effects of flooding amino acids on incorporation of labeled amino acids into human muscle protein. *American Journal of Physiology*, v.275, n.1 (Pt 1), p.E73-8, 1998.

Snijders, T. et al. Protein ingestion before sleep increases muscle mass and strength gains during prolonged resistance-type exercise training in healthy young men. *Journal of Nutrition*, p.1178-84, 2015.

Staron, R. S. et al. Skeletal muscle adaptations during early phase of heavy-resistance training in men and women. *Journal of Applied Physiology (1985)*, v.76, n.3, p.1247-55, 1994.

Staron, R. S. et al. Strength and skeletal muscle adaptations in heavy-resistance-trained women after detraining and retraining. *Journal of Applied Physiology (1985)*, v.70, n.2, p.631-40, 1991.

Tabela Brasileira De Composição/Nepa – Unicamp. 4. ed. rev. e ampl. Campinas: Nepa-Unicamp, 2011. 161p.

Tang, J. E. et al. Ingestion of whey hydrolysate, casein, or soy protein isolate: effects on mixed muscle protein synthesis at rest and following resistance exercise in young men. *Journal of Applied Physiology (1985)*, v.107, n.3, p.987-92, 2009.

TARNOPOLSKY, M. Protein requirements for endurance athletes. *Nutrition (Burbank, Los Angeles County, Calif.)*, v.20, n.7-8, p.662-8, 2004.

TARNOPOLSKY, M. A. et al. Nutritional needs of elite endurance athletes. Part II: Dietary protein and the potential role of caffeine and creatine. *European Journal of Sport Science*, v.5, n.2, p.59-72, 2007.

TARNOPOLSKY, M. A. et al. Evaluation of protein requirements for trained strength athletes. *Journal of Applied Physiology (1985)*, v.73, n.5, p.1986-95, 1992.

TARNOPOLSKY, M. A.; MACDOUGALL, J. D.; ATKINSON, S. A. Influence of protein intake and training status on nitrogen balance and lean body mass. *Journal of Applied Physiology (1985)*, v.64, n.1, p.187-93, 1988.

TAWA, N. E.; ODESSEY, R.; GOLDBERG, A. L. Inhibitors of the proteasome reduce the accelerated proteolysis in atrophying rat skeletal muscles. *Journal of Clinical Investigation*, v.100, n.1, p.197-203, 1997.

TIPTON, K. D. et al. Timing of amino acid-carbohydrate ingestion alters anabolic response of muscle to resistance exercise. *American Journal of Physiology, Endocrinology and Metabolism*, v.281, n.2, p.E197-206, 2001.

TIPTON, K. D. et al. Acute response of net muscle protein balance reflects 24 h balance after exercise and amino acid ingestion. *American Journal of Physiology: Endocrinology and Metabolism*, v.284, n.1, p.E76-89, 2003.

TIPTON, K. D. et al. Ingestion of casein and whey proteins result in muscle anabolism after resistance exercise. *Medicine and Science in Sports and Exercise*, v.36, n.12, p.2073-81, 2004.

TIPTON, K. D. et al. Postexercise net protein synthesis in human muscle from orally administered amino acids. *American Journal of Physiology*, v.276, n.4 (Pt 1), p.E628-34, 1999a.

TIPTON, K. D. et al. Nonessential amino acids are not necessary to stimulate net muscle protein synthesis in healthy volunteers. *Journal of Nutritional Biochemistry*, v.10, n.2, p.89-95, 1999b.

VALENTINE, R. J. et al. Influence of carbohydrate-protein beverage on cycling endurance and indices of muscle disruption. *International Journal of Sport Nutrition and Exercise Metabolism*, v.18, n.4, p.363-78, 2008.

VAN ERP-BAART, A. M. J., et al. Nationwide survey on nutritional habits in elite athletes. Part I: Energy, carbohydrate, protein and fat intake. *International Journal of Sports Medicine*, Stuttgart, v.10 (suppl. 1), p.S3-10, 1989.

VAN WIJCK, K. et al. Dietary protein digestion and absorption are impaired during acute postexercise recovery in young men. *American Journal of Physiology*, v.304, n.5, p.R356-61, 2013.

VERHOEVEN, S. et al. Long-term leucine supplementation does not increase muscle mass or strength in healthy elderly men. *American Journal of Clinical Nutrition*, v.89, p.1468-75, 2009.

VOLPI, E. et al. Essential amino acids are primarily responsible for the amino acid stimulation of muscle protein anabolism in healthy elderly adults. *American Journal of Clinical Nutrition*, v.78, p.250-8, 2003.

VOLPI, E. et al. The response of muscle protein anabolism to combined hyperaminoacidemia and glucose-induced hyperinsulinemia is impaired in the elderly. *Journal of*

Clinical Endocrinology and Metabolism, v.85, n.12, p.4481-90, 2000.

WALSER, M. *7 effects of protein intake on renal function and on the development of renal disease*. Institute of Medicine (US) Committee on Military Nutrition Research. Washington: National Academies Press, 1999. Disponível em: <http://www.ncbi.nlm.nih.gov/books/NBK224634>. Acesso em: 5 out. 2015.

WELLE, S.; NAIR, K. S. Relationship of resting metabolic rate to body composition and protein turnover. *American Journal of Physiology*, v.258, n.6 (Pt 1), p.E990-8, 1990.

WEST, D. W. D. et al. Rapid aminoacidemia enhances myofibrillar protein synthesis and anabolic intramuscular signaling responses after resistance exercise. *American Journal of Clinical Nutrition*, v.94, n.3, p.795-803, 2011.

WILKINSON, D. J. et al. Effects of leucine and its metabolite beta-hydroxy-beta-methylbutyrate on human skeletal muscle protein metabolism. *Journal of Physiology*, v.591, n.11, p.2911-23, 2013.

WILKINSON, S. B. et al. Consumption of fluid skim milk promotes greater muscle protein accretion after resistance exercise than does consumption of an isonitrogenous and isoenergetic soy-protein beverage. *American Journal of Clinical Nutrition*, v.85, n.4, p.1031-40, 2007.

WILKINSON, S. B. et al. Differential effects of resistance and endurance exercise in the fed state on signalling molecule phosphorylation and protein synthesis in human muscle. *Journal of Physiology*, v.586, n.15, p.3701-17, 2008.

WILSON, G. J. et al. Leucine or carbohydrate supplementation reduces AMPK and eEF2 phosphorylation and extends postprandial muscle protein synthesis in rats. *American Journal of Physiology, Endocrinology and Metabolism*, v.301, n.6, p.E1236-42, 2011.

YANG, Y. et al. Resistance exercise enhances myofibrillar protein synthesis with graded intakes of whey protein in older men. *British Journal of Nutrition*, v.108, n.10, p.1780-8, 2012.

CAPÍTULO 5

PEQUENOS NOTÁVEIS
(MICRONUTRIENTES E ATIVIDADE FÍSICA)

Hélio José Coelho Júnior
Reury Frank P. Bacurau
Gabriela Chamusca

RESUMO

Os micronutrientes são uma classe de nutrientes extremamente importantes na regulação da homeostase do sistema orgânico corporal, atuando, assim, de diversas formas que passam do metabolismo energético até o sistema imunológico. Apesar disso, suas concentrações no corpo humano são pequenas em comparação a outras classes (por exemplo, carboidratos e lipídios), o que leva, muitas vezes, ou à negligência do seu consumo, ou à ingestão exagerada. O exercício físico, principalmente o realizado em intensidade elevada, pode atuar como um agente estressor ou causar diminuição da concentração desses micronutrientes em virtude da sudorese, diminuição da captação, aumento do estado inflamatório e aumento da necessidade metabólica. Diante disso, a suplementação com micronutrientes poderia ser necessária para que atletas mantenham o funcionamento normal do organismo, rendimento positivo e boa saúde. Ademais, sugere-se que a suplementação possa proteger os praticantes de exercício físico de quadros indesejados relacionados à prática esportiva, como o aumento da suscetibilidade a infecções do trato respiratório superior. O estado de deficiência de micronutrientes induzido por processos fisiológicos (caso de sideropenia) ou pela senilidade (como osteoporose) também altera as capacidades físicas de atletas e idosos, o que culmina na diminuição da *performance* e aumento do risco de quedas, respectivamente. Dessa forma, investigações têm sido realizadas para testar a hipótese de que a suplementação colabore para a melhora desses quadros.

INTRODUÇÃO

Vitaminas e minerais são também denominados micronutrientes. Apesar de geralmente serem encontrados em pequenas quantidades no organismo humano, alterações drásticas nas suas concentrações sanguíneas e celulares levam a um *deficit* no funcionamento de alguns sistemas fisiológicos (por exemplo, no sistema imunológico) e podem causar comprometimentos severos à saúde em todas as idades.

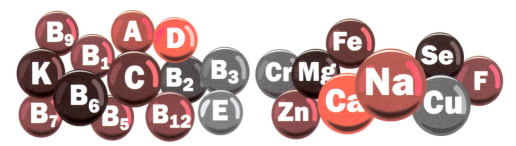

Figura 5.1 – Os micronutrientes, apesar de estarem presentes em pequenas quantidades, podem gerar efeitos drásticos quando ausentes ou em excesso.

O exercício físico é um modelo de estresse físico que pode induzir alterações deletérias nas concentrações de micronutrientes – principalmente os realizados em domínio severo, pois vão aumentar a utilização dessas concentrações durante ou após o término da atividade. Além disso, processos fisiológicos naturais (como a menstruação) podem causar decréscimo na atividade dos micronutrientes. Outra questão relacionada ao exercício físico é a ingestão, por parte dos atletas, de vitaminas e minerais cujas quantidades parecem estar, muitas vezes, aquém da necessidade desses indivíduos. Juntando essas informações, podemos teorizar um ambiente no qual a suplementação com micronutrientes poderia evitar o decréscimo da concentração e atividade das vitaminas e minerais, atuando, assim, de forma benéfica no equilíbrio corporal.

Todavia, se o consumo deles pode levar ao equilíbrio, também pode levar ao desequilíbrio. Ou não? Alguns experimentos na literatura investigam se a suplementação com micronutrientes pode ser um fator ergogênico na *performance* de atletas e indivíduos idosos. Ainda sobre essa última população, o exercício físico e a nutrição, de forma isolada, atuam positivamente impedindo que eventos deletérios causem comprometimento no sistema orgânico. Diante disso, você verá também que alguns experimentos científicos têm testado a possibilidade de que o exercício físico, somado à nutrição, potencialize a saúde de alguns sistemas (caso do ósseo).

MICRONUTRIENTES: O QUE SÃO E QUAIS AS SUAS FUNÇÕES?

As vitaminas são compostos essenciais para o funcionamento ideal do sistema fisiológico humano, visto que o organismo poderá sofrer efeitos deletérios (como beribéri, escorbuto) caso suas concentrações se encontrem em excesso (hipervitaminose) ou em falta (hipovitaminose) prejudicando a saúde do indivíduo (Mahan, Escott-Stump e Raymond, 2012).

Para que um composto seja classificado como vitamina, é necessário que ele apresente alguns fatores, tais como:

- ter composição molecular diferente de carboidratos, gorduras e proteínas;
- estar presente em pequenas quantidades em alimentos naturais;
- ter atuação na função fisiológica normal;
- não apresentar valores adequados de síntese pelo organismo;
- causar síndromes caso suas concentrações não se encontrem em valores adequados.

As vitaminas são divididas em dois grupos de acordo com a sua solubilidade, podendo ser caracterizadas como lipossolúveis ou hidrossolúveis. As vitaminas lipossolúveis são transportadas pelos lipídios consumidos diariamente. Em virtude de sua estrutura, elas são encontradas em regiões como a membrana celular e nas gotículas lipídicas. Entre as funções das vitaminas lipossolúveis, é possível destacar seu papel na diferenciação celular (caso da vitamina A [vitA]); regulação do metabolismo mineral (vitamina D [vitD]); na defesa antioxidante (vitamina E [vitE]) e coagulação sanguínea (vitamina K [vitK]) (Mahan, Escott-Stump e Raymond, 2012). Por sua vez, as vitaminas com solubilidade em água não conseguem ultrapassar livremente a membrana plasmática da célula, necessitando de carreadores quando são encontradas em pequenas quantidades. Porém, quando sua concentração é elevada no meio extracelular, ultrapassam a bicamada lipídica por difusão facilitada (Mahan, Escott-Stump e Raymond, 2012). As vitaminas hidrossolúveis são distribuídas no citoplasma celular e nos espaços da matriz mitocondrial, ou seja, em espaços aquosos da célula. Grande parte das vitaminas hidrossolúveis atuam no funcionamento do ciclo do ácido tricarboxílico (tiamina, ácido pantotênico, biotina), na formação de coenzimas (riboflavina e niacina), no metabolismo de aminoácidos (vitamina B_6, folato, vitamina B_{12}), na formação de neurotransmissores (vitamina B_6) e na defesa antioxidante (vitamina C [vitC]).

Os minerais representam apenas uma pequena parcela do peso corporal ($\approx 5\%$). De modo interessante, grande parte deles é encontrada nos dentes e nos ossos, principalmente o cálcio e o fósforo. Todavia, a premissa de que a baixa quantidade de minerais no corpo os torna prescindíveis à homeostase corporal é errada. Os minerais também podem ser classificados em dois grupos, porém de acordo com a necessidade diária de sua ingestão: macrominerais ($\geq$ 100 mg/dia) e microminerais ou elementos-traço ($\leq$ 100 mg/dia).

As funções dos minerais no corpo humano são diversas e envolvem a regulação da saúde óssea (cálcio), formação celular de energia (fósforo), carreamento do oxigênio (ferro), entre outras. Não se deve pensar que as atividades supracitadas sejam as únicas desempenhadas pelas vitaminas e minerais em um ambiente fisiológico. Ademais, os micronutrientes podem colaborar em ações que evitam efeitos negativos da prática de exercícios físicos (como estresse oxidativo e dor muscular), e, ainda, atuar no aumento da *performance* muscular. O Quadro 5.1 resume a função fisiológica, a principal função no exercício físico e as fontes onde podem ser encontradas as principais vitaminas e minerais citados no presente capítulo.

NECESSIDADES DA SUPLEMENTAÇÃO DE MICRONUTRIENTES EM ATLETAS: AVALIAÇÃO DIETÉTICA

Muitos indivíduos ativos fazem uso da suplementação de micronutrientes por inúmeros motivos, incluindo políticas de segurança pessoal – o sujeito acredita que o consumo de suplementos pode ajudá-lo a manter-se saudável – até a ideia de aumento da *performance*, sendo designada aos minerais a capacidade de atuarem como fonte exógena extra de energia.

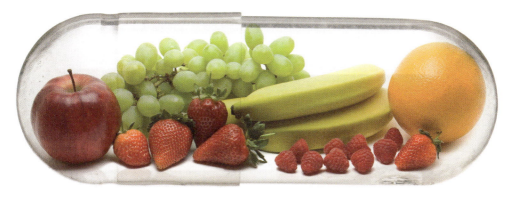

Figura 5.2 – A suplementação de micronutrientes pode gerar algum efeito no desempenho esportivo?

Quadro 5.1 – Vitaminas e minerais: função fisiológica, atuação no exercício físico e fonte nutricional

Vitamina	Função fisiológica	Potencialização relacionada ao E. F.	Fonte nutricional
	**Vitaminas lipossolúveis**		
A	Diferenciação celular, estrutura celular e função imunológica	Função antioxidante e prevenção da imunossupressão	Alimentos de origem animal (gordura do leite, óleos de peixes)
D	Regulação do metabolismo mineral	Aumento da absorção de cálcio, performance	Óleos de fígado de peixes, manteiga, nata, gema de ovo e leite
E	Antioxidante	Função antioxidante e prevenção da imunossupressão; antioxidante	Vegetais e óleos vegetais
	**Vitaminas hidrossolúveis**		
Tiamina	Coenzima para complexos de enzimas desidrogenases	Funcionamento do metabolismo celular	Levedo, fígado e grãos integrais
Riboflavina	Estrutura de coenzimas (FAD e FMN)	Funcionamento do metabolismo celular	Vegetais folhosos verdes, carnes e laticínios
Niacina	Estrutura de coenzimas (NAD e NADPH)	Funcionamento do metabolismo celular	Carnes magras, carnes de aves, peixes, amendoins e levedos

Ácido pantotênico	Estrutura da coenzima A (CoA)	Funcionamento do metabolismo celular	Carnes (fígado e coração), cogumelos e abacates
B6 (Piridoxina)	Metabolismo de aminoácidos	Funcionamento do metabolismo celular	Carnes, produtos de grãos integrais, vegetais e nozes
Biotina	Carreador de carboxila covalente ligado às enzimas carboxilase	Funcionamento do metabolismo celular	Amendoins, amêndoas, proteínas de soja, ovos e iogurte
C	Agente do sistema redox bioquímico	Função antioxidante e prevenção da imunossupressão; agente do sistema redox	Frutas, vegetais e vísceras
Minerais			
Cálcio	Regulação da massa óssea	Regulação da massa óssea	Leite de vaca, laticínios e cálcio
Ferro	Agente do sistema redox bioquímico e função dos glóbulos vermelhos	Performance muscular	Fígado, frutos do mar, carnes magras e aves
Zinco	Estrutural, catalítica e reguladora	Função antioxidante e prevenção da imunossupressão	Carne, peixes, aves e cereais

Siglas do Quadro 5.1: E.F. = exercício físico; FAD = flavina adenina dinucleotídeo; FMN = flavina mononucleotídeo; NAD = nicotinamida adenina dinucleotídeo; NADPH = nicotinamida adenina dinucleotídeo fosfato-oxidase

Em um posicionamento publicado em 2009, o American College of Sports Medicine (ACSM), a American Dietetic Association (AAD) e a Dietitians of Canada (DC) apontam que, de forma geral, não há necessidade de atletas que já estejam submetidos a uma dieta adequada fazerem suplementação de vitaminas e minerais (Rodriguez, Dimarco e Langley, 2009a). Entretanto, no mesmo posicionamento, é discorrido que a suplementação pode ser necessária e terá efeitos benéficos naqueles indivíduos que fazem parte de algum programa dietético específico – o qual pode estar associado a *deficit* de micronutrientes –, que apresentem algum quadro patológico, que estejam passando por um processo de recuperação de lesão ou que tenham algum tipo de deficiência específica de micronutrientes (Rodriguez, Dimarco e Langley, 2009a). É importante também lembrar que a população idosa pode se beneficiar da suplementação, em razão das alterações sofridas com o envelhecimento nas estruturas orgânicas relacionadas à ingestão, absorção e transporte dos micronutrientes (Hagemeyer e De Rezende, 2011).

MICRONUTRIENTES NO METABOLISMO ENERGÉTICO

O metabolismo energético é responsável pela formação de energia que será usada pelo corpo humano na realização de qualquer tipo de atividade. As vitaminas têm função importantíssima na regulação do funcionamento do metabolismo, principalmente as hidrossolúveis, e as vitaminas do complexo B (tiamina, riboflavina, vitamina B_6, niacina, ácido pantotênico e biotina) são extremamente importantes no metabolismo energético. Embora as vitaminas B_{12} e folato também pertençam ao complexo B, elas apresentam um papel crítico na formação das hemácias. No caso do metabolismo energético, elas atuam como cofatores para as reações metabólicas, por isso é compreensível que se atribua às vitaminas do complexo B um alto grau de importância, em especial quando se pratica exercícios físicos (Manore, Meyer e Thompson, 2009).

Tiamina, riboflavina e vitamina B$_6$

A tiamina é importante para o metabolismo tanto de carboidratos quanto de aminoácidos. No caso destes, atua principalemnte nos de cadeia ramificada, ou seja, durante o metabolismo muscular.

A riboflavina, por sua vez, é primordial para a síntese de duas importantes coenzimas: a flavina adenina mononucleotídeo (FMN) e a flavina adenina dinucleotídeo (FAD). Essas coenzimas são essenciais para efetividade do metabolismo de glicose, ácidos graxos, glicerol e aminoácidos na obtenção de energia. Em virtude de o exercício estressar essas vias bioquímicas, presumiu-se que as necessidades de riboflavina e tiamina são maiores nas pessoas que se exercitam. A riboflavina também é importante para a funcionalidade do folato e da vitamina B$_6$, porque participa da conversão de suas formas de coenzima.

Ainda sobre essa última, ela desempenha um importante papel nas vias metabólicas necessárias à realização do exercício físico, sendo fundamental para o metabolismo de proteínas e aminoácidos, bem como na liberação das moléculas de glicose do glicogênio.

Niacina

A niacina, também conhecida como ácido nicotínico e nicotinamida, serve como precursora de duas coenzimas: nicotinamida adenina dinucleotídeo (NAD) e NAD fosfato (NADP). Essas coenzimas são encontradas em todas as células e atuam na produção de energia a partir da glicólise; no ciclo de Krebs; na cadeia de transporte de elétrons e como via das pentoses fosfato; na oxidação das gorduras e na síntese de proteínas. A necessidade orgânica de niacina pode ser atendida de duas formas: por meio da dieta ou da biossíntese da molécula de triptofano.

Ácido pantotênico

Todos os tecidos podem converter o ácido pantotênico em suas formas biologicamente ativas – coenzima A (CoA) e proteína carreadora de acil (ACP). Essas formas funcionam como carreadores de grupos acil.

A CoA está envolvida em muitos processos de produção de energia nas vias metabólicas, tais como glicólise, beta-oxidação e ciclo do ácido tricarboxílico. O ácido pantotênico também está envolvido na gliconeogênese e na síntese de hormônios esteroides, acetilcolina, ácidos graxos e fosfolipídios de membrana. Ele está, por fim, envolvido na degradação proteica e na síntese de aminoácidos. Uma vez que o ácido pantotênico está amplamente distribuído nos alimentos, sua deficiência em seres humanos é rara.

Biotina

A biotina serve como um cofator essencial para várias enzimas carboxilases necessárias ao metabolismo de glicose, gordura e proteína. Na gliconeogênese, por exemplo, a piruvato carboxilase necessita de biotina; na síntese de ácidos graxos, a acetilcarboxilase é uma enzima dependente dessa vitamina. A biotina também é necessária para a degradação de alguns aminoácidos (isoleucina, valina, metionina e leucina) e ácidos graxos com número ímpar de carbonos. A conversão de biotina para sua forma de coenzima ativa necessita de magnésio e de ATP. Da mesma forma que o ácido pantotênico, a biotina está amplamente distribuída pelos alimentos, sendo rara a sua deficiência, uma vez que, diariamente, apenas pequenas quantidades são necessárias.

Apesar de as vitaminas atuarem na regulação do metabolismo energético, ingestões elevadas de algumas vitaminas hidrossolúveis do complexo B podem apresentar efeitos farmacológicos não relacionados a seus papéis de nutrientes essenciais, ou seja, seu consumo excessivo pode ser considerado tóxico em alguns casos.

MICRONUTRIENTES E DESEMPENHO NO EXERCÍCIO FÍSICO

Várias pesquisas têm examinado o quanto o consumo de suplementos vitamínico-minerais colaboram para o aumento no desempenho na prática de exercícios físicos. Esses tipos de estudos são difíceis de serem realizados, já que outros fatores, além da dieta, podem afetar a *performance* física. Além disso, existem muitas formas de mensurar o desempenho. A maior falha nesses estudos é a ausência de controle do estado nutricional antes do acréscimo da suplementação à dieta de seu atleta. Quando o estudo se inicia, alguns atletas podem apresentar um estado nutricional adequado, enquanto outros não. Se o estado nutricional não for controlado, não há como determinar de modo profícuo o papel da suplementação sobre o desempenho físico.

Alguns trabalhos com metodologias mais apuradas têm avaliado que a suplementação com múltiplos micronutrientes tem se mostrado efetiva na melhora da *performance* em testes físicos em pessoas que apresentam ingestão inadequada (Vaz et al., 2011). Entretanto, seu consumo por atletas que apresentam ingestão adequada pode ser – e muito provavelmente é – desnecessário, além do que, o consumo exagerado pode causar danos à saúde geral (Akabas e Dolins, 2005). Até o presente, não existem dados que sustentem indícios de melhora no desempenho esportivo em indivíduos que utilizaram suplementação de vitaminas já apresentando estado nutricional adequado.

Suplementação de ferro e seu efeito na *performance* física

O ferro é um nutriente crítico para produção de energia celular, fazendo parte da estrutura de proteínas que carregam oxigênio no sangue (no caso, hemoglobina) e para dentro do tecido muscular (mioglobina). Além disso, esse micronutriente constitui parte dos citocromos presentes na cadeia transportadora de elétrons (Akabas e Dolins, 2005; Mettler e Zimmermann, 2010; Mahan, Escott-Stump e Raymond, 2012). A deficiência nas concentrações de ferro pode comprometer a *performance* de atletas, e as mulheres são o gênero que apresenta maior risco, em virtude da perda de sangue mensal ocasionada pela menstruação (Akabas e Dolins, 2005). Diante disso, muitas atletas são submetidas à suplementação com ferro, porém, sem qualquer tipo de análise hematológica prévia e/ou avaliação nutricional (Akabas e Dolins, 2005). Sem dúvida nenhuma, esse tipo de intervenção pode causar diversos problemas à saúde, em razão da toxidade a que o excesso de ferro pode induzir (Akabas e Dolins, 2005; Mettler e Zimmermann, 2010).

Por outro lado, a deficiência em ferro (ou sideropenia) pode acontecer na presença de anemia, ou em sua ausência (Dellavalle e Haas, 2012). Tem-se avaliado que as concentrações de ferritina, que é a medida utilizada para avaliar as concentrações sanguíneas de ferro, estão relacionadas ao VO_2máx de atletas; indivíduos que apresentam menores concentrações de ferritina, por sua vez, manifestam menor VO_2máx (Dellavalle e Haas, 2012)

Em atletas, diversos mecanismos podem levar ao aumento da necessidade do consumo de ferro, tal como a hemólise, aumento da perda de sangue; alterações na absorção de ferro – por causa do estado inflamatório causado pelo exercício físico – e o baixo consumo desse nutriente (Akabas e Dolins, 2005; Dellavalle e Haas, 2012). Um bom acompanhamento nutricional de atletas de risco (por exemplo, mulheres competidoras de provas de *endurance*) pode evitar quadros de presença ou ausência de anemia, colaborando com a manutenção da *performance*. Já existem relatos na literatura demonstrando que atletas com ausência de anemia apresentam menor VO_2 absoluto e menor VO_2 relativo à massa muscular, menor *performance* nos primeiros 3.600 metros de uma prova de 4 km, bem como maiores concentrações de lactato durante e após o fim da prova, em comparação ao grupo de atletas saudáveis (Dellavalle e Haas, 2012). Assim, é correto avaliar o quadro de ausência de anemia como um fenômeno que leva ao comprometimento da *performance* e, provavelmente, ao estado de fadiga precoce. Dessa forma, algumas investigações testaram a hipótese de que os aumentos das concentrações de ferro poderiam colaborar para aumento da *performance* durante o exercício físico em atletas e não atletas, ambos com ausência de anemia.

Hinton e Sinclair (2007) realizaram um estudo randomizado, duplo-cego e placebo-controlado em homens e mulheres com ausência de anemia. Os voluntários eram praticantes ativos de exercícios físicos e tinham as variáveis do treinamento controladas durante o estudo. Os voluntários foram divididos em dois grupos: um recebeu suplementação com 30 mg de sulfato ferroso, e o outro, placebo.

Ambos deveriam realizar a suplementação diariamente durante seis semanas. Antes e após o início do período de suplementação, todos os voluntários realizaram o teste para determinação do VO_2máx, bem como uma sessão de exercícios físicos de 60 minutos a 60% do VO_2pico em cicloergômetro. Após as seis semanas, o grupo suplementado com ferro apresentou aumento das concentrações sanguíneas do mineral, ao passo que o grupo controle não demonstrou alterações significativas. Em relação aos dados de *performance*, não havia diferenças significativas entre o VO_2máx dos grupos antes ou após a intervenção, porém, o grupo placebo apresentava diminuição do limiar ventilatório. No teste submáximo, o grupo suplementado com ferro apresentava, durante os testes, aumento da eficiência energética bruta, coeficiente que consiste na razão entre o gasto energético e a carga externa de treinamento.

Os resultados de Hinton e Sinclair (2007) corroboram com outros já publicados na literatura, tal como o estudo de Peeling et al. (2007), que também desenvolveram um experimento duplo-cego e controlado para verificar se a suplementação com ferro poderia melhorar a *performance* de atletas com ausência de anemia. Entretanto, a suplementação não era realizada por via oral, e os sujeitos do grupo suplementado com ferro recebiam injeções intramusculares diárias de 2 ml desse nutriente (≈100 mg de elemento ferroso) durante 10 dias. O grupo placebo submeteu-se a injeções contendo apenas solução salina. Antes e depois do período de suplementação, os voluntários realizaram três protocolos de exercício físico: um teste econômico submáximo (≈70% VO_2máx), teste incremental até a exaustão, e teste de tempo até a exaustão (100% VO_2máx). Após os 10 dias de suplementação, apenas o grupo ferro demonstrou aumento das concentrações de ferritina no sangue. Antes e após a intervenção, não havia diferenças entre as variáveis durante o teste econômico submáximo em estado estável e no teste incremental até a exaustão em ambos os grupos. Todavia, no protocolo de teste de tempo até a exaustão, o grupo suplementado com ferro resistia por mais tempo antes chegar à exaustão.

Quando agregados, esses resultados demonstram que a suplementação de ferro é capaz de aumentar a *performance* de sujeitos com SNA. Além disso, a ingestão aumentada colabora para que os indivíduos consigam desempenhar o mesmo trabalho muscular feito no período inicial, porém com menor gasto energético.

A *performance* envolve diversas variáveis, entre elas a capacidade de postergar a fadiga muscular, conseguindo, assim, manter o exercício por mais tempo com uma mesma carga. No trabalho de Brutsaert et al. (2003), os autores avaliaram se a suplementação com ferro poderia beneficiar mulheres não atletas com SNA. Dois grupos foram formados de forma randomizada e receberam a suplementação de ferro (20 mg) ou placebo de forma cega durante seis semanas. O principal fator avaliado foi a fadiga muscular, que era analisada por meio de um teste de resistência para os músculos extensores do joelho. Sentadas em um aparelho, as voluntárias deveriam realizar máximas e sucessivas extensões do joelho na cadência proposta. Ao final de cada minuto de protocolo, todas deveriam realizar por algum tempo uma contração voluntária máxima (CVM), e, então, novamente retornar às contrações sucessivas. A média de tempo para realização do protocolo era de 8 minutos, antes e após a suplementação. Os pesquisadores observaram diminuição progressiva da CVM durante o protocolo em ambos os grupos. No entanto, após seis semanas, o grupo suplementado com ferro demonstrava atenuação no declínio da CVM ao final do protocolo em comparação ao momento inicial, demonstrando a eficácia da suplementação com ferro na resistência à fadiga.

De forma geral, é bem aceito que a suplementação de ferro pode colaborar com o aumento da *performance* de atletas com níveis deficientes de ferro (Akabas e Dolins, 2005; Mettler e Zimmermann, 2010).

Suplementação de vitamina D e seu efeito na *performance* física

Apesar de ser amplamente conhecida como componente da via de absorção do cálcio, alguns experimentos têm verificado a relação entre a vitamina D e a diminuição da *performance* muscular, principalmente em adultos de meia-idade e idosos (Sohl et al., 2013). Mais que isso, tem-se sugerido que a diminuição da atividade da vitamina D pode influenciar negativamente o músculo esquelético, estando essa condição relacionada a quadros de fraqueza muscular, miopatia proximal, dor musculoesquelética generalizada e hipotonia (Bartoszewska, Kamboj e Patel, 2010).

Alguns estudos prospectivos e com *follow-up* por um curto período de tempo vêm avaliando a relação entre as concentrações de vitamina D e a *performance* em testes físicos na população idosa. Recentemente, por exemplo, foi avaliado que voluntários de 50 a 70 anos que tinham concentrações ≤ 50 nmol/L de 25-OH vitamina D apresentavam, em comparação a idosos com concentrações elevadas, baixa *performance* física no protocolo proposto para avaliação de seu estado sarcopênico. Os voluntários foram acompanhados por três anos pelos pesquisadores. Após o período de avaliação, foi observado que os sujeitos que apresentavam concentrações ≤ 50 nmol/L de 25-OH vitamina D tinham 3,4 mais chance de apresentar declínio na *performance* muscular ao longo do intervalo em que foram acompanhados. Ao passo que o aumento das concentrações a valores acima de 65 nmol/L apontavam melhora na performance (Sohl et al., 2013). Esses resultados confirmam os achados de Toffanelo et al. (2012), os quais demonstraram influência das concentrações de vitamina D no resultado da bateria curta de performance física (BCPF), no teste de caminhada de seis minutos (o qual é usado para avaliar a capacidade aeróbia de idosos) e na força de membros superiores (testada em dinamômetro de preensão manual).

Um estudo transversal de Houston et al. (2011) avaliou idosos já comprometidos fisicamente (70 a 89 anos) que tinham risco de desabilidade, e, posteriormente, os acompanhou por 12 meses. Durante o *baseline,* os idosos com concentrações baixas de 25-OH vitamina D apresentaram menor desempenho no teste aplicado por Sohl et al. (2013) e no teste de caminhada de 400 metros. Durante o *follow-up*, foi possível perceber que os idosos que apresentavam menores valores de vitamina D no início tiveram maior declínio da *performance* física, porém, aqueles que apresentavam aumento nas concentrações sanguíneas de 25-OH vitamina D demonstraram aumento da *performance* muscular nos testes.

Apesar desses resultados demonstrarem potencial relação entre a vitamina D e a *performance* física, ainda são necessários estudos com delineamento experimental mais robusto. Poucos trabalhos têm avaliado a *performance* física como fator primário em resposta à suplementação com vitamina D. Respostas a perguntas como: Qual o nível ideal de vitamina D?; Como a vitamina D aumenta a função muscular? e O uso em atletas e idosos pode realmente beneficiar a função muscular dessa população? ainda devem ser respondidas.

Suplementação de antioxidantes e seu efeito na *performance* física

A dor muscular de início tardio (DMIT) é um dos principais fatores limitantes à aderência ao exercício físico e diminui a qualidade de vida de praticantes amadores, além de poder causar decréscimo na *performance* de atletas em razão da sua relação com o *deficit* de força, com a diminuição da amplitude de movimento e com o desconforto psicológico (Kim e Lee, 2014). Apesar de não ser verificado após o treinamento de força, esse fenômeno também pode ocorrer após exercícios físicos com predominância aeróbia. Os radicais livres e citocinas pró-inflamatórias são fatores relacionados à etiologia da DMIT. Diante disso, sugere-se que a terapia antioxidante possa atuar na inibição do aumento dos radicais livres e espécies reativas de oxigênio, diminuindo, assim, a DMIT, e, como consequência, evitando ou causando decréscimo nos seus efeitos adversos em atletas e praticantes de exercício físico de modo geral (Thompson et al., 2003; Bloomer, 2007; Bailey et al., 2011).

Shafat et al. (2004) verificaram se a suplementação com vitamina E e vitamina C poderia causar efeito protetor na função muscular de adultos após exercício aeróbio que induzisse dano muscular. Doze voluntários foram divididos em dois grupos: um deles suplementado com vitaminas (vitE= 1,200 UI e vitC= 500 mg) e outro com placebo, durante 37 dias. No trigésimo dia de suplementação, ambos foram submetidos a um protocolo de exercício unilateral com 30 séries de 10 contrações excêntricas controladas dos músculos extensores do joelho. Após o exercício, os pesquisadores observaram que os indivíduos que estavam no grupo suplementado com vitaminas apresentaram função preservada dos músculos extensores do joelho. Também manifestaram maior força na contração voluntária máxima e maior pico de torque isométrico imediatamente e 24 horas após o fim do exercício.

No experimento de Bailey et al. (2011), os pesquisadores avaliaram a influência da suplementação com vitaminas antioxidantes na DMIT, na força muscular e na amplitude de movimento, após exercício aeróbio que induzisse dano muscular. Trinta e oito adultos jovens foram divididos em dois grupos, submetidos a seis semanas de suplementação. Um grupo foi suplementado com um composto contendo predominantemente vitamina E (268 mg) e vitamina C (400 mg), e essas concentrações são, respectivamente, 8 e 160 vezes maiores que o consumo diário dos voluntários. Porém, outros micronutrientes também compunham a cápsula em quantidades menores: vitamina B_6 (2 mg), vitamina B_9 (200 μg), vitamina B_1 (1 μg) e zinco (5 μg). Em contrapartida, o grupo placebo recebia uma cápsula que continha apenas lactose. Antes e após a realização do protocolo de exercício aeróbio induzindo dano muscular, os voluntários foram submetidos à avaliação da DMIT, da força e amplitude do movimento dos músculos extensores e flexores dos joelhos. Os marcadores sanguíneos de lesão muscular (mioglobina e creatina cinase) também foram avaliados.

Os resultados não apontaram diferenças entre o consumo de antioxidantes e de placebo sobre diferentes marcadores de lesão muscular, ao passo que a cinética de aumento da dor e dos marcadores sanguíneos, como também a diminuição da força, mostraram-se idênticos entre os grupos. Os pesquisadores discutem que o excesso de suplementação pode ter afetado a ação dos agentes etiológicos da DMIT, tal como os oxidantes e citocinas pró-inflamatórias.

Thompson et al. (2001) investigaram o efeito da suplementação isolada de vitamina C nos marcadores de lesão muscular após o exercício. Um aspecto interessante desse experimento é que os autores propuseram um modelo de exercício com baixo custo metabólico, o qual pode confundir os resultados, mesmo sendo capaz de induzir dano muscular. Os voluntários foram separados, de maneira aleatória, em dois grupos, um suplementado com 200 mg de vitamina C e outro com placebo, duas vezes ao dia, por 14 dias. O exercício era realizado em esteira rolante com 18% de inclinação negativa durante 30 minutos a 60% do VO_2máx dos voluntários. Tal como no estudo de Bailey et al. (2011), os pesquisadores não verificaram diferenças entre os grupos no que diz respeito aos marcadores de lesão muscular.

Outro estudo do mesmo grupo (Thompson et al., 2003) avaliou o efeito da suplementação de vitamina C sobre os marcadores de função muscular, sobre a DMIT e sobre os marcadores sanguíneos de lesão muscular, durante apenas 3 dias antes da sessão de exercício físico com grande demanda metabólica. Os voluntários foram submetidos a 90 minutos de *shuttle running* intermitente e, durante o protocolo, a diferentes intensidades controladas pela velocidade da corrida. Da mesma forma que o estudo de 2001, a suplementação de vitamina C não foi suficiente para inibir nem o aumento dos marcadores sanguíneos de lesão muscular e DMIT, nem a diminuição da função muscular.

Em relação ao treinamento de força, muito se conhece a respeito de seu efeito sobre a diminuição da função muscular (força e amplitude de movimento) e aumento da DMIT, principalmente durante as sessões de exercício compostas por ações excêntricas. Avaliando o efeito da terapia antioxidante sobre os marcadores de lesão muscular induzida pelo treinamento de força, Bloomer (2007) submeteu um grupo de indivíduos adultos saudáveis a um *mix* de vitamina E (417,5 mg) e vitamina C (1.000 mg) durante 14 dias, e outro, à suplementação com placebo. Após a sessão de supino, na qual se executavam 10 séries de 10 repetições com contrações puramente excêntricas a 70% de 1 RM, os pesquisadores não observaram diferenças entre o comportamento dos marcadores sanguíneos (no caso, CK e mioglobina), a função muscular (força isométrica e dinâmica máxima) e a DMIT, em ambos os grupos.

De modo geral, é possível verificar que a terapia antioxidante não protege a função muscular após exercício induzindo dano. Também é importante lembrar que alguns desses artigos não avaliam a função muscular como fator primário e não controlam a dieta geral do indivíduo. Esse tipo de análise é extremamente difícil e custosa, porém, certamente colaboraria para resultados mais exatos.

VITAMINAS E NUTRIENTES ANTIOXIDANTES

Os benefícios à saúde atribuídos aos nutrientes antioxidantes são amplamente abordados tanto na literatura científica como na literatura popular. Propõe-se que esses nutrientes sejam capazes de proteger as pessoas fisicamente ativas do dano tecidual oxidativo, de reduzir os riscos de câncer e doenças do coração e de, até mesmo, tornar mais lento o processo de envelhecimento (ver Capítulo 7). Em contrapartida, o exercício físico, principalmente o realizado em alta intensidade, pode causar aumento de substâncias pró-oxidantes, também chamadas espécies reativas de oxigênio (ROS, sigla do inglês *reactive oxygen species*), bem como promover a diminuição da defesa antioxidante. Essas substâncias oxidantes colaboram com a homeostase corporal, atuando em processos de defesa corporal, por exemplo. Entretanto, quando exacerbadas, participarão de atividades deletérias ao organismo, as quais podem causar danos à saúde e à *performance* de atletas amadores e profissionais. Para que as ROS possam atuar de forma benéfica, é essencial um sistema que controle sua produção. As vitaminas e minerais fazem parte dos componentes reguladores que atuam no equilíbrio da produção e degradação de ROS, intervindo de forma direta por meio da inibição da ação dos radicais livres, ou indiretamente, compondo a estrutura das enzimas antioxidantes.

Diante desse cenário, conclui-se que atletas que utilizam suplementos antioxidantes podem se beneficiar deles, evitando o aumento exacerbado de ROS, e, consequentemente, mantendo sua saúde, *performance* física e qualidade de vida.

Defesa antioxidante

Os antioxidantes atuam na prevenção ou diminuição do dano oxidativo causado nas estruturas celulares, resultante da formação dos *radicais livres*. Sua atuação dá-se de diversas maneiras, sendo algumas delas:

- "varrendo" radicais livres;
- removendo a catálise que acelera as reações oxidativas, minimizando, assim, a formação de radicais livres;
- reparando o dano tecidual resultante da oxidação;
- unindo-se a íons metálicos livres e evitando que eles se liguem a espécies reativas.

Para facilitar o entendimento da função dos antioxidantes, é importante lembrar como os radicais livres são formados. Durante o processo fisiológico de transporte de elétrons da cadeia respiratória, uma porcentagem (estima-se que 4% a 5%, de acordo com Jenkins e Goldfarb, 1993) do oxigênio consumido na mitocôndria pode sofrer reduções univalentes (em vez de reduções tetravalentes, que promovem a formação de água). A oxidação univalente pode dar origem a intermediários do oxigênio, tais como radical superóxido ou ânion superóxido (O_2^-), que pode ser reduzido ainda mais em espécies potencialmente perigosas: peróxido de hidrogênio (H_2O_2), peroxinitrito (ONOO$^-$) e radical hidroxila (OH$^-$). Em um ambiente fisiológico, esses radicais livres atuam na digestão lisossomal de invasores, na regulação do tônus vascular e em outros processos. Entretanto, diversos fatores, entre eles, o exercício físico, podem causar aumento exacerbado da produção de ROS, bem como diminuição da defesa antioxidante, levando a um quadro conhecido como *estresse oxidativo*. Esse fenômeno está envolvido em processos patológicos, como diabetes *mellitus*, hipertensão arterial sistêmica e câncer. Ademais, o estado de estresse oxidativo também pode ser um dos responsáveis pela síndrome de *overtraining* em atletas.

Enzimas envolvidas em atividades antioxidantes

Diante disso, é importante que existam processos no sistema fisiológico humano responsáveis por impedir que os radicais livres causem seus efeitos danosos. Algumas proteínas enzimáticas fazem parte desse processo de defesa, tais como a superóxido dismutase (SOD), catalase (CAT), glutationa peroxidase (GPX) e glutationa redutase (GR), localizadas nos componentes extracelulares, membranoso e intracelular da célula. Essas enzimas agem na remoção e conversão dos radicais livres para moléculas com menor atividade. Muitos desses sistemas enzimáticos também estão envolvidos no reparo dos danos causados pelos radicais livres e na regeneração de outros nutrientes antioxidantes protetores. A GPX, por exemplo, metaboliza lipídios danificados nas membranas, e a GSH auxilia na reciclagem das vitaminas E e C (Gutteridge e Halliwell, 1994).

Micronutrientes na defesa antioxidante

A vitamina E é a principal vitamina lipossolúvel com atividade antioxidante no sistema fisiológico humano. Essa vitamina é encontrada na forma de seus vitâmeros (tocoferol e tocotrienóis), sendo o alfa-tocoferol a forma mais ativa, localizada na membrana da célula e das organelas celulares, onde atua protegendo os fosfolipídios da ação dos radicais livres. Sua atividade ocorre por um processo conhecido como *bloqueio de radical livre*, no qual a vitamina E reage diretamente doando uma molécula de hidrogênio ao radical livre e causando inibição da sua atividade. Essa reação leva à formação de um radical do alfa-tocoferol, o qual pode agir como pró-oxidante; entretanto, a reação com a vitamina C leva à redução do radical alfa-tocoferol para sua forma ativa e antioxidante novamente (Petry et al., 2013).

Se, por um lado, a vitamina E apresenta a maior atividade antioxidante entre as vitaminas lipossolúveis, por outro, a vitamina C é a maior vitamina antioxidante e com maior atividade no meio extracelular entre as hidrossolúveis (Sies e Stahl, 1995). A vitamina C ou ácido ascórbico não pode ser produzida pelo organismo humano por causa da falta da enzima 1-gulonolactona oxidase, que é responsável por sua síntese (Nikolaidis et al., 2012). Assim, faz-se necessário o consumo de fontes exógenas como frutas, vegetais e vísceras para evitar doenças relacionadas com os níveis baixos de vitamina C (por exemplo, o escorbuto), principalmente em crianças (Nikolaidis et al., 2012). Tal como a vitamina E, o ácido ascórbico demonstra ação antioxidante ao reduzir os radicais livres (O_2^- e OH^-), evitando, assim, a peroxidação lipídica (Nikolaidis et al., 2012). Além disso, a vitamina C também pode atuar na regeneração da atividade antioxidante do tocoferol, como anteriormente discutido (Strain e Mulholland, 1992; Sies e Stahl, 1995).

A vitamina A (vitA) é encontrada em sua forma pré-formada, chamada retinol, nos produtos de origem animal. Outra pré-forma da vitamina A são os carotenoides, encontrados nas frutas e hortaliças, os quais, depois de ingeridos, são metabolizados em retinoides no organismo, e posteriormente, em retinol (Catania, Barros e Ferreira, 2009). O betacaroteno é um retinoide com grande atividade antioxidante. Entretanto, em determinados ambientes, pode apresentar atividade oxidante, não sendo ainda conclusivo seu efeito no sistema orgânico (Catania, Barros e Ferreira, 2009).

Os minerais, como os listados a seguir, também colaboram na defesa antioxidante, estando muitos deles presentes na estrutura das enzimas antioxidantes:

- Cobre (Cu), o qual é parte da estrutura da SOD citosólica;
- Ferro (Fe), o qual é parte da estrutura da CAT;
- Manganês (Mn), o qual é parte da estrutura da SOD mitocondrial;
- Zinco (Zn), o qual é parte da estrutura da SOD citosólica;
- Selênio (Se), o qual é parte da estrutura da GPX.

Entre esses minerais, o zinco possui papel destacado, pois, além de perfazer a estrutura da SOD, dependente de cobre e zinco (SOD-CuZn), é essencial para a síntese de metalotioneína, uma enzima com ações antioxidantes que impede a peroxidação lipídica (Petry et al., 2013). As concentrações de metalotioneína, em resposta a competições esportivas, têm mostrado relação positiva com os valores de Zn em atletas de alto rendimento de diferentes modalidades (natação, triatlo, maratonas) (Koury e Donangelo, 2003).

Exercício físico, micronutrientes e radicais livres

Como já foi mencionado, o exercício físico pode causar aumento da produção dos radicais livres, os quais, quando em altas concentrações, causarão estresse oxidativo e podem colaborar com o estado de fadiga excessiva e aumento da incidência de síndrome de *overtraining* em atletas (Tanskanen, Atalay e Uusitalo, 2010). Além disso, grande parte dos atletas de alto rendimento parece não consumir adequadamente micronutrientes, e muitos apresentam valores de consumo menores ou muito maiores em comparação a tabelas de referência para a população normal (Koury e Donangelo, 2003; Stear et al., 2003; Machefer et al., 2007). Em alguns experimentos registrados na literatura, atletas foram suplementados com vitaminas antioxidantes e verificou-se a efetividade dessa terapia em inibir o aumento dos marcadores de estresse oxidativo.

Bloomer, Goldfarb e McKenzie (2006) realizaram um estudo duplo-cego e verificaram as diferenças entre a suplementação com vitamina E (400 UI) + vitamina C (100 mg) e um concentrado de suco de frutas e vegetais que continha predominantemente vitamina E e vitamina C (vitE= 108 UI, vitC= 276 mg). Após serem separados aleatoriamente em três grupos (V= somente vitaminas; FV= concentrado de suco de frutas e vegetais e grupo placebo), os 48 voluntários foram submetidos a três protocolos de exercício físico, todos a 80% VO_2máx: realização do protocolo de exercício sem suplementação, realização do teste após duas semanas de suplementação, sendo as cápsulas dos suplementos consumidas duas vezes ao dia, com exceção do dia do teste, e o último protocolo, que ocorreria após uma semana sem suplementação. Os resultados demonstraram que ambas as suplementações antioxidantes (V e FV) foram eficazes na inibição do aumento do marcador de oxidação lipídica em comparação ao grupo placebo, sem diferença entre os dois grupos. Ademais, após o período de uma semana sem suplementação, os voluntários dos grupos V e FV ainda demonstravam atenuação no aumento da oxidação lipídica. É interessante observar que as altas dosagens no grupo V foram tão efetivas quanto as menores encontradas no grupo FV. Esses resultados evidenciam a falta de necessidade de altas dosagens de vitaminas para que elas atuem de forma efetiva. Entretanto, não se pode excluir a possibilidade de a atividade sinérgica de outras vitaminas contidas nas frutas e verduras, como a vitamina A (por exemplo, na forma de betacaroteno), ter influenciado os resultados finais.

Um estudo muito simples também conjugou o uso da vitamina C com a vitamina E, e acrescentou à pesquisa, ainda, o uso de minerais. Os pesquisadores verificaram se a suplementação conjunta de vitaminas e minerais poderia prevenir a oxidação lipídica de maratonistas que competiram na Marathon des Sables (Machefer et al., 2007). Essa é uma prova extremamente extenuante que ocorre no sul do Marrocos, mais especificamente no deserto do Saara. Trata-se de uma ultramaratona com duração de sete dias. A Marathon des Sables possui seis etapas, e a distância entre os trechos a serem percorridos sofre variações a cada edição. O percurso completo possui entre 230 e 250 quilômetros, e o trecho mais longo pode variar entre 74 e 85 quilômetros. Os pesquisadores recrutaram 17 ultramaratonistas que já iriam participar da prova e os randomizaram em dois grupos, sendo um suplementado com uma cápsula contendo, predominantemente, 8,0 mg de vitamina E, 50,0 mg de vitamina C, 1,6 mg de betacaroteno, 43,3 mg de magnésio, 4,7 mg de zinco e o outro com placebo. Ambos receberam seus suplementos respectivos durante 21 dias antes da prova e durante os 7 dias da competição.

Os resultados demonstraram que o grupo suplementado com vitaminas e minerais não apontou alterações significativas nos marcadores de peroxidação lipídica durante a competição. Em contrapartida, o grupo placebo demonstrou aumento da peroxidação lipídica antes e durante a competição.

No estudo de Thompson et al. (2003), os pesquisadores também não observaram efeito da suplementação de vitamina C (200 mg) nos marcadores de estresse oxidativo durante os 3 dias que antecederam a sessão de exercício aeróbio. Estabeleceram-se dois grupos: grupo suplementado por vitaminas e grupo suplementado por placebo. Após receberem suplementação por três dias, os sujeitos foram submetidos a um protocolo de *shuttle run* intermitente durante 90 minutos. Após o exercício, foi avaliado que o protocolo de treinamento causou aumento dos marcadores de estresse oxidativo em ambos os grupos, sem diferenças entre eles.

O exercício anaeróbio, tal como o treinamento de força, também pode causar aumento da produção de ROS. Entretanto, a síntese aumentada de ROS acontece predominantemente por dois fenômenos: isquemia e reperfusão, e dano tecidual.

No experimento de Viitala et al. (2004), duas semanas de suplementação com vitamina E (885 mg) não foram suficientes para impedir o aumento da peroxidação lipídica após o treinamento de força. Os pesquisadores desenvolveram um estudo duplo-cego e randomizaram indivíduos com e sem experiência prévia no treinamento de força em mais dois grupos: suplementação com vitamina E e placebo. Os indivíduos fizeram uso da suplementação por duas semanas, e foram submetidos a treinamento de força de forma circuitada. A sessão era composta por 8 exercícios, nos quais os sujeitos deveriam realizar 10 RM com carga previamente estabelecida, além de 3 passagens pelo circuito. Os resultados pós-exercício constataram aumento da peroxidação lipídica em todos os grupos, sem diferenças significativas entre eles.

Como citado no tópico relacionado à *performance*, as moléculas pró-oxidantes podem ser responsáveis pela etiologia da DMIT. Diante dessa premissa, alguns estudos tentaram avaliar se a suplementação antioxidante poderia inibir ou causar decréscimo no aumento dos marcadores oxidantes após exercício induzindo dano muscular (Bloomer, 2007; Bailey et al., 2011).

Sacheck et al. (2003) verificaram que 12 semanas de suplementação isolada de vitamina E (1.000 UI) causavam redução moderada nos marcadores de estresse oxidativo de adultos jovens e idosos após exercício aeróbio induzindo dano muscular, a 65% do VO_2máx.

No estudo de Bloomer (2007), os pesquisadores submeteram dois grupos ao exercício supino realizado em 10 séries de 10 repetições com contrações puramente excêntricas a 70% de 1 RM. Ambos os grupos receberam suplementação durante 14 dias, entretanto, um grupo recebeu um *mix* de vitamina C (1.000 mg) e vitamina E (378 mg de tocoferóis e 39,5 mg de tocotrienol), enquanto o outro recebeu placebo. Ambos apresentaram a mesma cinética nestes marcadores, ao passo que não houve efeito da suplementação com antioxidantes nos marcadores oxidantes após o exercício de força. Os pesquisadores relatam que diversos fatores, como o excesso de suplementação, momento da suplementação, estado físico dos participantes e dieta prévia podem ocasionar a falta de impacto nos resultados (Bloomer, 2007; Bailey et al., 2011).

É possível observar que os estudos demonstram efeitos controversos, em virtude da heterogeneidade dos protocolos de exercícios usados, marcadores avaliados, tempo e tipo da suplementação. Dessa forma, Stepanyan et al. (2014) realizaram um estudo com regressão meta-analítica para verificar o efeito da suplementação com tocoferol nos marcadores de peroxidação lipídica. *A priori*, os autores encontraram 1.660 potenciais experimentos. Destes, apenas seis foram avaliados, em razão dos critérios de inclusão. Os resultados demonstraram que a suplementação com tocoferol, prévia ao exercício, não inibe o aumento da peroxidação lipídica induzida pela atividade física.

Outro aspecto interessante a se considerar em relação ao consumo de micronutrientes antioxidantes é a possibilidade de eles comprometerem as adaptações do sistema orgânico ao exercício físico (Nikolaidis et al., 2012). No trabalho do autor mencionado, uma revisão sistemática da literatura demonstrou que o consumo de vitaminas antioxidantes, principalmente em altas dosagens, pode exercer efeito ergolítico nas adaptações ao exercício físico. Todavia, o estudo avaliou poucos trabalhos e ainda são necessários mais experimentos para resultados mais conclusivos.

EXERCÍCIO FÍSICO E DIMINUIÇÃO DA VIGILÂNCIA DO SISTEMA IMUNOLÓGICO

A prática regular de exercícios físicos, com intensidade moderada ou intermitente, pode beneficiar o praticante, deixando-o menos suscetível a infecções do trato respiratório superior, em comparação a indivíduos sedentários (Nieman e Bishop, 2006; Moreira et al., 2007; Moreira e Cavazzoni, 2009). Em contrapartida, a realização de atividades musculares prolongadas e extenuantes ou de alta intensidade pode exercer efeito negativo no sistema imunológico, causando diminuição do seu estado de vigilância (*immunosurveillance*), permitindo aumento da suscetibilidade ao aparecimento de patologias, principalmente, segundo a literatura, as relacionadas ao trato respiratório superior (Nieman e Bishop, 2006; Moreira et al., 2007; Moreira e Cavazzoni, 2009; Schwellnus, Lichaba e Derman, 2010).

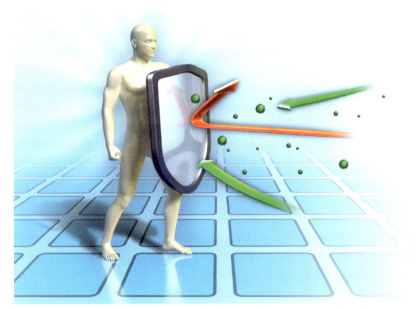

Figura 5.3 – O exercício físico pode alterar drasticamente a função imunológica.

Para explicar esse fenômeno, Nieman e Bishop (2006) propuseram uma teoria denominada de "janela aberta", a qual discute o possível efeito negativo do exercício físico vigoroso sobre o sistema imunológico. Os autores discorrem que ambas as intensidades de exercício físico, moderada e alta, causam estresse à vigilância do sistema imunológico. Entretanto, quando o estresse é prolongado e alto, leva a um estado de imunossupressão, no qual o atleta apresenta maior risco de infecções, podendo esse efeito perdurar de 3 a 72 horas após exercício (Moreira e Cavazzoni, 2009; Schwellnus, Lichaba e Derman, 2010). O modelo de curva em "J" expressa visualmente a relação entre os domínios do exercício e seu efeito na funcionalidade imunológica (Gleeson, 2007), em que é possível observar que o treino exaustivo está dentro de uma faixa de aumento na suscetibilidade a morbidades e diminuição da vigilância imunitária, porém o exercício físico moderado e regular apresenta papel protetor na saúde (Figura 5.4).

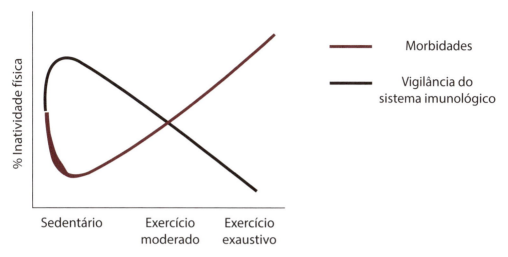

Figura 5.4 – Efeito do exercício na funcionalidade do sistema imunológico: hipótese do "J" invertido.
Fonte: adaptado de Nieman e Bishop (2006).

Ainda não é claro o motivo pelo qual o exercício extenuante pode levar ao decréscimo na funcionalidade imunológica, apesar de já existirem relatos na literatura quanto à atividade negativa do exercício físico na funcionalidade leucocitária, no aumento das concentrações de cortisol e catecolaminas e na diminuição da capacidade bactericida, o que poderia explicar o estado de imunossupressão (Krause et al., 2001). Muito se tem estudado a respeito do aumento das espécies reativas de oxigênio (ROS) após o exercício, visto que o estado não controlado do aumento dessas moléculas (estresse oxidativo) causa grande atividade do sistema imunológico (El Assar, Angulo e Rodríguez-Mañas, 2013). As ROS podem inibir diretamente a atividade dos neutrófilos e das células NK e diminuir a proliferação dos linfócitos B e T. Elas também podem aumentar a taxa de transcrição das citocinas pró-inflamatórias por meio do aumento da ativação do NFKappaB, e esse sistema também participa de processos patológicos, como a hipertensão arterial sistêmica (El Assar, Angulo e Rodríguez-Mañas, 2013).

Todavia, o principal aspecto estudado dentro das ciências do esporte em relação ao decréscimo na vigilância imunológica, é o aparecimento de sintomas relacionados à infecção do trato respiratório superior (ITRS), principalmente em ultramaratonistas (Schwellnus, Lichaba, Derman, 2010; Ekblom, Ekblom e Malm, 2011). Diversas investigações confirmam tais apontamentos em amostras significativamente maiores (Schwellnus, Lichaba e Derman, 2010; Ekblom, Ekblom e Malm, 2011), que avaliaram 1.694 voluntários corredores da Maratona de Estocolmo e observaram que 33% deles apresentavam ao menos um sintoma de ITRS durante as três semanas posteriores ao evento.

Diversos sintomas relacionados à ITRS podem ser apresentados pelos atletas durante o período de treinamento exacerbado e/ou após provas extenuantes:

- nariz entupido;
- corrimento nasal;
- garganta inflamada;
- glândulas inchadas;
- tosse;
- chiado por dor no peito.

E há os que podem ou não aparecer acompanhados de sinais sistêmicos:

- febre;
- dor de cabeça;
- dores musculares;
- dores nas articulações;
- fadiga geral.

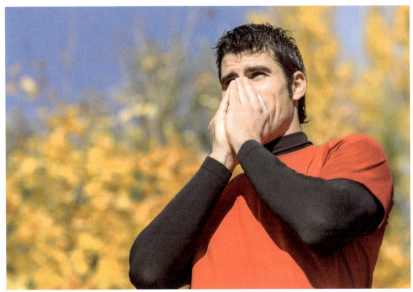

Figura 5.5 – A ITRS se manifesta por meio de diversos sintomas e sinais sistêmicos que podem acompanhar atletas durante fases do treinamento com alta demanda de volume e intensidade de exercício.

Além dos fenômenos mencionados, os pesquisadores discutem que o aumento da taxa ventilatória para valores superiores a 30 L/min tendem a levar o atleta a respirar pela boca, por causa da característica extenuante da tarefa (Schwellnus, Lichaba e Derman, 2010). Isto causaria aumento do volume de ar que entra em contato com o trato respiratório superior, o qual pode estar acompanhado de agentes infecciosos. Apesar de não haver conclusões a respeito da causa, é muito provável que haja sinergia entre diversos fatores no aparecimento da infecção (Schwellnus, Lichaba e Derman, 2010).

Em relação às variáveis do treinamento físico (volume, intensidade) que podem modular o estado infeccioso, ainda não há consenso sobre qual delas tem maior potencial de interferência nos parâmetros imunológicos, principalmente nas ITRS (Ekblom, Ekblom e Malm, 2011). De volta ao período de treinamento do atleta, já foi mostrado que aqueles engajados em períodos de treinamento com alto volume e intensidade manifestam maior incidência de ITRS (Peters et al., 1993). Já durante a competição, atletas que corriam em velocidade acima da média dos finalistas da prova apresentavam aumento da taxa de ITRS; porém, os que corriam abaixo da média mostravam-se menos suscetíveis a adquirir alguma infecção (Ekblom, Ekblom e Malm, 2011).

Além de comprometer a performance do atleta, o estado de imunossupressão é um dos fatores sugeridos como causador da síndrome de *overtraining*, a qual causa danos emocionais e em sua saúde física (Tanskanen, Atalay e Uusitalo, 2010).

Nutrição e sistema imunológico

A nutrição colabora positivamente com a atividade do sistema imunológico do ser humano durante toda a sua vida, atuando desde o crescimento fetal até a velhice (Nieman e Bishop, 2006). Quadros de deficiência nutricional ou alimentação inadequada causarão decréscimo na capacidade de resposta do sistema imune inato e adaptativo, levando ao comprometimento da resposta celular imunológica e ao aumento da suscetibilidade do sistema a infecções e à virulência de patógenos (Wintergerst, Maggini e Hornig, 2007). Além disso, muitos alimentos hoje são conhecidos popularmente como *funcionais* em razão de sua capacidade em modular positivamente a função imunológica (Moreira et al., 2007).

As infecções, por sua vez, causam diminuição na captação de nutrientes, aumento do seu *clearance*, alteram a utilização deles pelas vias metabólicas e diminuem o apetite, causando, assim, um estado cíclico de deficiência nutricional e diminuição da função imunológica (Nieman e Bishop, 2006; Gleeson, 2007; Wintergerst, Maggini e Horning, 2007).

As vitaminas lipossolúveis (A e E, principalmente) e as hidrossolúveis (B_6, B_{12} e C) desempenham papel fundamental no funcionamento imunológico. Da mesma forma, os minerais demonstram atividade modulatória nas células que perfazem o sistema imune (Gleeson, 2007). Entretanto, é errônea a premissa de que o consumo excessivo de micronutrientes levará o sistema imunológico ao funcionamento em um estado superior (Nieman e Bishop, 2006; Gleeson, 2007).

Existem relatos na literatura mostrando resultados contrários a essa ideia, nos quais o excesso de consumo de vitamina E, por exemplo, pode colaborar para o aumento da severidade e tempo total da infeção, bem como do número de sintomas relacionados a ela (Graat, Schouten e Kok, 2002).

Diante do papel benéfico do consumo de minerais na função imunológica, muitos experimentos têm testado a hipótese de que o uso de suplementos compostos por micronutrientes, principalmente vitaminas (por exemplo, E e C), podem ser igualmente benéficos, ao inibir o efeito deletério do exercício extenuante na função imunológica. Na área prática, muitos atletas fazem uso de multivitamínicos por recomendações de seus técnicos, pensando em diminuir ou até mesmo em evitar sintomas de resfriado e/ou deficiência imunológica (Knez e Peake, 2010). A grande questão é se o consumo deles está realmente colaborando com a saúde do atleta – mais especificamente, diminuindo o risco de infecções e de outros agravamentos – ou se estão catalisando os efeitos negativos.

Grande parte dos trabalhos avalia principalmente o uso da vitamina C, em virtude de sua potencial influência sobre o sistema imunológico e sobre a resposta de defesa do hospedeiro (Hughes, 1999; Nieman et al., 2002). Células imunológicas, como macrófagos e neutrófilos, quando ativadas, apresentam uma concentração elevada de vitamina C. Por ser capaz de promover proteção antioxidante *in vivo*, a vitamina C é capaz de proteger os tecidos da lesão mediada por neutrófilos envolvidos na reparação tecidual. Vale destacar que processos mediados por radicais livres parecem constituir um importante componente da lesão e da inflamação da musculatura e no tecido linfoide.

Efeito da suplementação de micronutrientes nos marcadores imunológicos após a prática de exercícios físicos

Muitos trabalhos avaliaram o efeito do consumo de vitaminas nos marcadores de atividade do sistema imune após uma ultramaratona. Destacam-se, por causa do seu critério metodológico, os experimentos do grupo do Professor David Nieman, um dos grandes pesquisadores na área da imunologia do exercício.

Entretanto, um dos primeiros trabalhos a avaliar o efeito da suplementação de vitaminas em marcadores de ITRS após ultramaratona foi o de Peters et al. (1993). Os pesquisadores submeteram 92 maratonistas a 21 dias de suplementação com placebo ou vitamina C (600 mg), durante um período anterior à realização do evento. Os resultados demonstraram que os corredores do grupo vitamina C tinham menor incidência e sofriam por menos tempo sintomas menos severos de ITRS, em comparação aos corredores do grupo placebo.

Mais tarde, a partir do ano 2000, estudos com distribuição randômica, suplementação duplo-cego e caso-controle foram desenvolvidos.

No trabalho de Nieman et al. (2002), os pesquisadores avaliaram o impacto da suplementação com vitamina C nas concentrações de citocinas pró-inflamatórias e anti-inflamatórias e no cortisol sérico de maratonistas, após realizarem a *Comrades Marathon* (90 km). Vinte e nove participantes foram distribuídos em dois grupos: placebo (grupo 1) e experimental (grupo 2). Cada um foi dividido em mais dois grupos: subgrupo 1: placebo sem suplementação; subgrupo 2: placebo com suplementação; subgrupo 3: vitamina C 500 (500 mg diários de vitamina C) e subgrupo 4: vitamina C 1.500 (1.500 mg diários de vitamina C). Os experimentos aconteceram durante os sete dias precedentes às provas e continuavam no dia da prova e nos posteriores. Os resultados de avaliação sanguínea apontaram aumento das concentrações de vitamina C em ambos os subgrupos do grupo 2, sem alterações nos subgrupos do grupo 1, que consumiam placebo. Todos os grupos demonstraram aumento nas concentrações séricas de cortisol e nas citocinas anti e pró-inflamatórias. Entretanto, o subgrupo vitamina C 1.500 manifestou menor aumento nas concentrações de cortisol, bem como nos marcadores inflamatórios (IL-8 e IL-6) e anti-inflamatórios (IL-10 e IL-RA). Os dados de correlação demonstraram que as concentrações, pré-evento, de vitamina C eram negativamente associadas com as concentrações de cortisol após a maratona, o qual, por sua vez, demonstrava correlação positiva com as concentrações de IL-10, IL-6, IL-1beta e IL-1RA pós-prova. É possível que a vitamina C atue no córtex da glândula adrenal, inibindo a liberação de glicocorticoides, como o cortisol e a cortisona. Além disso, a vitamina C também pode atuar como antioxidante, evitando o aumento das ROS e o estresse oxidativo.

Apesar dos efeitos positivos nos dois estudos anteriores em relação ao impacto da vitamina C na função imunológica, outros experimentos não confirmam os resultados. Outro estudo do grupo do professor Nieman et al. (2002) verificou o impacto da suplementação com vitamina C nos parâmetros oxidativos e imunológicos de ultramaratonistas após uma competição. Vinte e oito experientes ultramaratonistas foram divididos em dois grupos: vitamina C (1.500 mg) e placebo. No dia da maratona (80 km a serem percorridos por, aproximadamente, 10 horas), os sujeitos foram submetidos à coleta de sangue e saliva antes, durante e depois da corrida e tiveram o consumo de carboidratos controlado. Os voluntários realizaram a prova mantendo a intensidade próxima a 75% da força cardíaca máxima com uma percepção de esforço, na escala de Borg, entre 11 e 15 no início e no fim da corrida, respectivamente. Os dados demonstram que o grupo vitamina C manifestou aumento das concentrações de ácido ascórbico após a maratona, sem que ocorresse o mesmo no grupo placebo. Os pesquisadores também avaliaram aumento dos marcadores de estresse oxidativo, do número de neutrófilos, do número de monócitos e de citocinas pró-inflamatórias em ambos os grupos, bem como diminuição do número de células NK. Apesar dos valores elevados de ácido ascórbico apresentados pelo grupo vitamina C, não houve efeito da suplementação desta vitamina nos marcadores de estresse oxidativo e imunológicos dos maratonistas.

Utilizando-se dos mesmos dados do estudo de Nieman et al. (2002), Palmer et al. (2003) avaliaram as concentrações de imunoglobulina A (IgA) salivar após a competição. Os resultados apontam que, durante e após a ultramaratona, houve diminuição na taxa de secreção e de concentração de (IgA), mas não foram notadas diferenças significativas entre os grupos.

Três meses de suplementação de vitamina C também não foram o bastante para diminuir a duração e severidade de sintomas de ITRS em corredores da maratona da cidade de Duke (Himmelstein et al., 1998). Após randomizar os voluntários em dois grupos, vitamina C (grupo 1) (1.000 mg/dia) e placebo (grupo 2), os voluntários foram submetidos de modo duplo-cego a dois meses de suplementação pré-maratona. A incidência de ITRS foi avaliada por meio de um questionário realizado antes e após a corrida. Os resultados demonstraram que a suplementação com vitamina C não foi suficiente para impedir o aumento da incidência de ITRS. Além disso, atletas que apresentam maior *pace* (ritmo médio de corrida medido em quilômetro por minuto) durante o treino e que eram mais experientes em maratona demonstravam maior risco de apresentar ITRS.

Diante dos dados inconclusivos à frente dos experimentos com vitamina C, Nieman et al. (2004) propuseram que, em virtude de sua estrutura e localização, a vitamina E poderia atuar evitando a peroxidação lipídica de forma mais efetiva que a vitamina C, colaborando para manutenção da funcionalidade imunológica. A partir de um desenho experimental randomizado e duplo-cego, 38 triatletas e participantes da Copa do Mundo de Triatlo (em Kona, Havaí) foram distribuídos em dois grupos, um que recebeu vitamina E (alfa-tocoferol= 800 UI) e outro que recebeu placebo. Os atletas deveriam fazer uso da suplementação por 60 dias antes do evento e no dia da competição. A prova consistia em 3,9 km de nado em mar aberto, 180 km de pedalada em bicicleta e 42 km de corrida. Durante o percurso terrestre, os voluntários mantiveram a intensidade a ≈80% da FCmáx. Os resultados demonstraram que, antes e após a prova, o grupo vitamina E apresentava menores (-58%) concentrações sanguíneas de gama-tocoferol em comparação ao grupo controle. Por outro lado, o índice de geração de radicais livres e de marcadores de peroxidação lipídica (F2-isoprostano), da mesma maneira que as citocinas pró-inflamatórias (IL-6, IL-8 e IL-1RA), apresentavam-se em concentrações maiores no grupo que recebeu vitamina E em comparação ao grupo placebo.

Ainda foi verificado que as concentrações de F2-isoprostano no plasma relacionavam-se positivamente às concentrações das citocinas pró-inflamatórias. Os pesquisadores explicam que a ação da vitamina E pode estar relacionada com sua atividade, ao passo que altas doses dela podem colaborar para uma atividade pró-oxidante, causando aumento das citocinas pró-inflamatórias. Um dado importante que colabora para essa discussão é que os sujeitos do grupo suplementação consumiam uma quantidade de vitamina E três vezes maior que o recomendado, durante os dois meses prévios à competição. Assim, maior estado oxidativo, concomitante à menor atividade antioxidante, colaboram para aumento dos marcadores pró-inflamatórios pós-exercício.

Diante da inconclusão no efeito da suplementação de vitaminas isoladas na função imunológica pós-competição, alguns grupos decidiram agregar à suplementação duas ou mais vitaminas.

Petersen et al. (2001) verificaram, por meio de um estudo randomizado, duplo-cego e com placebo controlado, se a suplementação com vitaminas antioxidante (E e C) por duas semanas antes e uma semana após a sessão de exercício era capaz de inibir o dano tecidual e causar o aumento da citocinas pró-inflamatórias e da subpopulação de linfócitos após exercício induzindo dano muscular (corrida em esteira negativa [5%] por 1h30 a 75% VO_2máx). Os participantes suplementados com vitaminas faziam uso de uma cápsula contendo 400 mg de vitamina E e 500 mg de vitamina C. O grupo placebo, por sua vez, recebia 900 mg de maltodextrina em cápsulas. Os resultados apontaram que os sujeitos do grupo suplementação apresentavam aumento das concentrações de vitamina C e de vitamina E durante todo o experimento, em comparação ao momento pré-exercício e em relação ao grupo de controle. Em relação aos marcadores plasmáticos, logo após o fim do exercício, bem como uma e duas horas mais tarde, as concentrações de CK, IL-6 e IL-1RA apresentavam-se elevadas. Porém, não havia diferenças significativas entre os grupos. Da mesma forma, após o exercício houve aumento das subpopulações de linfócitos (células virgens [*naives*], *natural killers* e *memory cells*), novamente sem diferenças entre os grupos.

Alguns experimentos utilizando um número amostral menor e menor rigor metodológico também testaram a relação entre suplementação, exercício físico e imunidade.

Vassilakopoulous et al. (2003) avaliaram, a partir de um estudo randomizado *cross-over*, o impacto da suplementação com multivitamínico nas concentrações de citocinas pró-inflamatórias após o exercício. Seis sujeitos saudáveis e sedentários foram submetidos por duas vezes a uma sessão de 45 minutos de exercício físico realizado a 70% do VO$_2$máx. Entretanto, antes de passar ao segundo protocolo, os voluntários deveriam realizar, durante 60 dias, suplementação com um multivitamínico contendo 200 mg de vitamina E, 50.000 UI de vitamina A e 1.000 mg de vitamina C. Após o primeiro protocolo, houve aumento significativo das concentrações sanguíneas de IL-6, IL-1beta e TNF-alfa. Por sua vez, após o período de suplementação, as concentrações de citocinas após o exercício mostraram-se significativamente menores em comparação ao resultado do primeiro protocolo, ao passo que IL-1beta não apresentou valores mensuráveis. Os pesquisadores acreditam que a suplementação antioxidante inibiu a estimulação, por ROS, da produção de citocinas. Dessa forma, os autores concluem que tal resposta inibitória na produção de citocinas, gerada pela suplementação com multivitamínicos, deva ser o padrão de resposta dessa estratégia de suplementação em modelo de exercício não lesivo.

Davison e Gleeson (2005) também se utilizaram de uma metodologia *cross-over* e verificaram o efeito da suplementação de vitamina C, agregada ou não ao carboidrato, nas concentrações sanguíneas de IL-6. Os pesquisadores avaliaram seis indivíduos e os distribuíram em quatro grupos: placebo, carboidrato (CHO) (6% m/v por litro de dextrose mono-hidratada), vitamina C (0,15% de ácido ascórbico) e grupo CHO+vitC. Os voluntários deveriam consumir uma bebida contendo as respectivas concentrações propostas uma hora e imediatamente antes do início da sessão de exercício. Esta durava 2,5 horas e era realizada em cicloergômetro a 60% do VO$_2$máx. Os resultados demonstraram que ambos os grupos que consumiam CHO (CHO e CHO+vitC) apresentavam menores concentrações de IL-6 em comparação ao grupo placebo e ao grupo vitamina C, entretanto, não havia diferença estatísticas entre os quatro grupos. Os autores também avaliaram as concentrações de cortisol, bem como a capacidade antioxidante plasmática. Em relação ao primeiro, este era igual entre os grupos CHO e CHO+ vitC. Porém, o grupo que conjugava carboidrato e vitamina C demonstrava maior capacidade antioxidante plasmática em comparação ao grupo CHO na primeira hora após o exercício. Os autores relatam que mesmo a melhor resposta antioxidante não foi o bastante para inibir o aumento do estado inflamatório de modo superior ao que ocorreu com a suplementação de carboidrato.

No estudo de Krause et al. (2001), o objetivo dos pesquisadores era verificar o impacto do consumo de vitamina C sobre a capacidade funcional de neutrófilos após uma competição de biatlo. Ambos os grupos foram acompanhados durante a semana anterior à prova. Entretanto, apenas o grupo vitamina C recebeu suplementação durante esse período (2 g/dia). Após a realização da prova, a qual consistia em 16,5 km de pedalada e 2 km de corrida em morro, os resultados não demonstraram diferença entre os grupos em se tratando da capacidade fagocítica dos neutrófilos. O grupo suplementado demonstrou modesta diminuição na funcionalidade fagocítica. Os pesquisadores também verificaram que as concentrações de catecolaminas pós-exercício, sobretudo noradrenalina, apresentavam associação inversa com a função dos neutrófilos.

Um último estudo realizado por Moreira et al. (2007) reuniu diversos trabalhos avaliando o efeito de diversos tipos de suplementação (por exemplo, glutamina, carboidratos e vitaminas) na capacidade imunológica após o exercício. Os dados foram descritos como revisão sistemática e foi realizada uma regressão meta-analítica. Em se tratando das vitaminas antioxidantes (no caso, E e C), os autores avaliaram se o seu consumo poderia diminuir ou mesmo inibir totalmente o aparecimento de sintomas de ITRS após exercício extenuante. Também foi investigado o papel da suplementação nos marcadores fisiológicos relacionados à atividade imunológica (no caso, concentração de cortisol, concentração de citocinas pró-inflamatórias e contagem de neutrófilos e leucócitos). Os resultados da análise qualitativa demonstraram efetividade da suplementação com vitamina C em diminuir os sintomas de *Upper Respiratory Tract Infecction* (URTI) após o exercício. Em relação aos marcadores, não há efeito estatístico de sua influência sobre as concentrações de cortisol e de citocinas pró-inflamatórias, da mesma forma que nas contagem das células imunológicas. Ademais, é importante citar que a análise qualitativa dos trabalhos demonstrava que esses apresentavam metodologias com poucas informações, não descrevendo aspectos importantes como a randomização, tipo e "*design*" do estudo.

MINERALIZAÇÃO ÓSSEA

O tecido ósseo sofre constante alteração estrutural durante suas fases de formação (osteoblastos e osteócitos) e reabsorção (osteoclastos) (New, 2001). A manutenção da mineralização óssea durante a vida é essencial para o desenvolvimento corporal durante a infância e adolescência, mas também para a prevenção de doenças que possam ocorrer durante a velhice, como a osteoporose (New, 2001).

A fase que se situa entre o início da infância e o fim da segunda década de vida é essencial para a aquisição do pico de massa óssea (PMO), que é o máximo crescimento ósseo possível de se alcançar durante a vida (New, 2001; Golden et al., 2014). Cerca de 40% a 60% da massa óssea das fases adulta e idosa é determinada durante a formação do PMO. Depois dessa etapa, haverá progressivo declínio da massa óssea, acarretando o aumento do risco de fraturas, diminuição da autonomia e morte precoce (New, 2001; Golden et al., 2014).

A velhice é a fase na qual há o aumento da incidência e prevalência de osteoporose (Johnell e Kanis, 2006; Kanis et al., 2007). A osteoporose é um estado patológico sistêmico caracterizado por predomínio de baixos valores de massa óssea, acompanhados de deterioração da microarquitetura do tecido ósseo, consequentemente tornando o osso mais frágil e suscetível a fraturas. Entre elas, destacam-se as fraturas de quadril que causam imobilização e podem encerrar em morte precoce (Johnell e Kanis, 2006; Kanis et al., 2007). No ano 2000, cerca de nove milhões de fraturas ocorreram em consequência da osteoporose, sendo cerca de 1,5 milhão no quadril e antebraço (Johnell e Kanis, 2006). Mulheres idosas são o principal grupo de risco para o desenvolvimento de osteoporose, e, consequentemente, apresentam maior risco para sofrerem fraturas ósseas (Johnell e Kanis, 2006). Todavia, outras populações (por exemplo, homens idosos) também apresentam incidência elevada de osteoporose. Diante desses dados, é evidente que a osteoporose é um problema de saúde mundial que afeta cerca de 56 milhões de pessoas ao redor do mundo, sendo responsável por aproximadamente 1% da debilidade física mundial, valores maiores que outras doenças geriátricas já bem recorrentes, como a artrite reumatoide (Johnell e Kanis, 2006).

Como visto durante esses três momentos da vida (infância, adolescência e velhice), é de extrema importância que exista o crescimento ideal e manutenção da massa óssea. Todavia, ela é grandemente influenciada por fatores genéticos (≈75%), porém fatores exógenos, como o exercício físico e a nutrição alimentar podem influenciar no alcance do PMO e na postergação ou mesmo inibição do aparecimento da osteoporose (New, 2001; Gomez-Bruton et al., 2013; Golden et al., 2014).

Nutrição e mineralização óssea

O cálcio (Ca) é o mineral encontrado em maior quantidade no sistema orgânico humano, representando cerca de 40% de todos os minerais do corpo (Mahan, Escott-Stump e Raymond, 2012). Sua absorção acontece no intestino delgado, podendo ou não ser mediada pela ação da vitamina D. O consumo adequado de Ca colabora para permitir o ganho de massa óssea nos períodos pré e pós-púbere em meninos e meninas, fator que pode evitar ou postergar a osteoporose com o envelhecimento (Mahan, Escott-Stump e Raymond, 2012). Durante a velhice, a diminuição da ingestão de cálcio e vitamina D, associada à diminuição da capacidade das células epiteliais em ativar a síntese de vitamina D pelo estímulo dos raios solares, são fatores que colaboram para a gênese e progressão da osteoporose. O cálcio também atua em outras atividades importantíssimas para a homeostase do sistema orgânico (por exemplo, na transmissão de íons através da membrana e na liberação de neurotransmissores na junção sináptica, além de possuir função hormonal e atuar na liberação e ativação de enzimas), e sua diminuição compromete não só a saúde óssea, mas também a homeostase geral (Mahan, Escott-Stump e Raymond, 2012).

Esse mineral também é o regulador-chave da secreção do hormônio da paratireoide (PTH) pela glândula paratireoide (Levy, Koeppen e Stanton, 2006). Em um quadro de hipocalcemia (diminuição das concentrações de cálcio no sangue) haverá aumento da secreção de PTH, o qual atuará nos rins, no sistema digestório e no tecido ósseo, causando aumento nas concentrações plasmáticas de cálcio (Levy, Koeppen e Stanton, 2006). Mais especificamente no tecido ósseo, o PTH causa alteração da estrutura dos osteoclastos e estimula a remoção do conteúdo de cálcio da superfície óssea, colaborando para o aumento da fragilidade dessa estrutura (Levy et al., 2006).

Durante a infância e adolescência, recomenda-se o uso de cálcio para que este possa colaborar na aquisição do máximo PMO (Golden et al., 2014). No indivíduo adulto, as diretrizes internacionais recomendam aumento do consumo de vitamina D para sujeitos abaixo e acima de 50 anos, com ou sem fatores de risco ou mesmo que já apresentam osteoporose (Papaioannou et al., 2010). Apesar de seu papel fundamental no *turnover* ósseo, as diretrizes ainda alertam que o consumo excessivo de cálcio pode causar litíase renal, problemas cardiovasculares e câncer de próstata (Papaioannou et al., 2010).

No entanto, estudos clínicos randomizados demonstram que o consumo em longo prazo (≥ 1 ano) de cálcio isolado, ou mesmo em conjunção com vitamina D, pode preservar a massa óssea e diminuir os riscos de fratura por osteoporose, bem como as concentrações de PTH e osteocalcina, sem aumento da incidência de complicações fisiológicas (Dawson-Hughes et al., 1990; Dawson-Hughes et al., 1997; Daly, Bass e Nowson, 2006; Prince et al., 2006). De modo interessante, o consumo de cálcio parece surtir efeitos positivos principalmente em indivíduos com ingestão inadequada. Portanto, seu benefício em pessoas com alimentação adequada pode não ser tão grande (Daly et al., 2006).

Exercício físico e mineralização óssea

Desde a teoria do anatomista e cirurgião alemão Julius Wolff, a qual dizia que o osso altera a quantidade e distribuição da sua massa, de acordo com as forças aplicadas sobre ele, houve aumento significativo do interesse pela influência do estresse físico na massa óssea (New, 2001). O exercício físico é um ótimo modelo para que essas forças sejam aplicadas de maneira segura e regulada, principalmente na população infantil. Está presente na literatura que exercícios físicos utilizando o próprio peso do praticante já são o bastante para aumentar a massa e o tamanho do osso em jovens pré-púberes e púberes (Petit et al., 2002; Löfgren et al., 2012). Nessa população, diversos aspectos do exercício físico devem ser levados em consideração, ao passo que grande parte das intervenções demonstram metodologias simples, nas quais o tempo da sessão é de 12 a 15 minutos e acontece no horário das aulas ou logo após o período escolar (Petit et al., 2002; Löfgren et al., 2012). Isso é interessante porque, em adultos e idosos, grande parte das intervenções são realizadas dentro de academias de musculação ou clínicas especializadas. Esse tipo de ambiente não é o mais propício para crianças, as quais podem se beneficiar de várias formas quando a atividade acontece em grupo e em ambientes abertos, não descartando as complicações relacionadas à adesão ao exercício físico por parte dessa população.

No indivíduo idoso, estudos clínicos randomizados que avaliaram o efeito do treinamento de força na densidade mineral óssea observaram que ele pode colaborar na manutenção de diversos sítios ósseos normalmente acometidos pela osteoporose e relacionados com o aumento do risco de quedas (as quais podem levar à fratura do fêmur, quadril, coluna lombar, tíbia e patela). Em mulheres pré e pós-menopausa, o exercício de força pode causar até mesmo a osteogênese (Heinonen et al., 1996). Todavia, para que o treinamento de força possa beneficiar a saúde óssea, o controle de algumas variáveis do exercício físico como a intensidade e os músculos a serem exercitados parece ser imprescindível, ao passo que as adaptações ósseas oriundas da atividade física demonstram ser sítio-dependentes (Heinonen et al., 1996; Kerr et al., 1996). A relação entre a intensidade do exercício e a osteogênese são importantes de tal forma que sessões de exercício com cargas elevadas e baixo número de repetições causam adaptações mais benéficas ao tecido ósseo que programas com maior volume e menor intensidade (Kerr et al., 1996).

O aumento da carga de trabalho no exercício físico implica a necessidade do músculo esquelético em gerar maior tensão para conseguir realizar a contração muscular. Segundo a lei de Wolff, se a tensão que será dissipada pelo tendão até seus sítios de inserção no osso for superior ao limiar de tensão necessário para ativar a osteogênese, haverá aumento do anabolismo ósseo local (Kerr et al., 1996).

Apesar de os resultados mostrarem, de forma geral, benefícios na massa óssea com a realização regular de exercícios físicos, em um cenário prático muitas adaptações vistas nos trabalhos já mencionados podem ser inibidas por problemas como a falta da alimentação ideal (para mais ou para menos) e outras morbidades agregadas. Algumas práticas esportivas, como ciclismo e natação, também não demonstram colaborar para a manutenção e/ou anabolismo da massa óssea (Löfgren et al., 2012; Gomez-Bruton et al., 2013). Além disso, a falta de resultado em alguns experimentos pode ser decorrência da má nutrição (Petit et al., 2002). Assim, a sinergia entre a ingestão de micronutrientes e o exercício físico poderia propiciar um ambiente mais favorável à osteogênese nas populações estudadas (Bass et al., 2007).

Efeito do exercício físico e da suplementação com micronutrientes na mineralização óssea

Alguns estudos clínicos randomizados, duplo-cegos e com um grande número de participantes observaram a relação entre o exercício físico e o consumo de cálcio. Luliano-Burns et al. (2003) desenvolveram um experimento durante oito meses e meio para avaliar o efeito do consumo de cálcio e da prática de exercício físico na saúde mineral óssea de meninas de 7 a 11 anos. O exercício físico era realizado com o peso corporal e acontecia durante 20 minutos da aula de Educação Física. Um dos grupos do estudo, além de praticar o exercício físico, realizava a suplementação diária de cálcio (400 mg). Os resultados apontaram que o exercício físico agregado ao consumo de cálcio demonstrou ser melhor que ambos isolados para aumentar a densidade mineral óssea do fêmur. Separadamente, o exercício físico causava aumento da densidade mineral óssea da tíbia-fíbula, mas não afetava os sítios úmero-rádio, que não sofriam estímulo mecânico com o treinamento. Porém, a suplementação de cálcio atuava sobre eles, dado que os grupos suplementados apresentavam densidade mineral óssea superior. Outro ponto interessante do trabalho é que o consumo de cálcio total não influenciava o ganho de massa óssea no grupo exercício.

Stear et al. (2003) desenvolveram um trabalho mais específico e recrutaram apenas meninas pós-menarca para avaliar se o exercício físico e a suplementação com cálcio poderiam maximizar o ganho de massa óssea. As voluntárias receberam 1.000 mg de cálcio por dia durante 25 semanas e foram submetidas ou não ao exercício físico. O formato do programa de exercício era baseado em sessões de 45 minutos de treinamento aeróbio (de intensidade moderada a vigorosa) e exercícios com o peso corporal, realizados três vezes na semana. Os pesquisadores não verificaram superioridade do exercício físico somado à suplementação de cálcio sobre a densidade mineral óssea.

Em meninos, Bass et al. (2007) também avaliaram resultados da interação entre a suplementação com cálcio e exercício físico sobre o aumento da massa óssea de meninos pré-púberes e púberes. O estudo avaliou 100 alunos de uma escola australiana durante oito meses e meio. Os alunos foram divididos em dois grupos: o de treinamento de impacto moderado e o de baixo impacto, e, depois, cada qual em mais dois subgrupos, o de suplementação com cálcio e o placebo. O exercício físico era realizado três vezes por semana durante 20 minutos nas aulas de Educação Física. O grupo de treinamento com impacto moderado realizava sessões de exercícios baseados em saltos, pulos e elevações do joelho. Para esses exercícios, a força de reação do solo alcançava de duas a oito vezes o peso corporal da criança. Em contrapartida, o grupo baixa intensidade realizava sessões de alongamento e jogos de baixo impacto. Por sua vez, a suplementação era feita com pó de cálcio à base de leite (800 mg/dia) misturado à alimentação. Após oito meses e meio de experimento, os pesquisadores avaliaram que ambos os grupos com intervenções isoladas apresentavam tendência no aumento da composição mineral óssea no fêmur e na região da fíbula. Entretanto, o subgrupo exercício físico e cálcio apresentava aumento de 2% e 3% na composição mineral óssea do fêmur e da região tíbia-fíbula, respectivamente – valores significativamente maiores que os apresentados pelos outros grupos. É interessante citar que outras áreas que não sofriam impacto pelo exercício físico (úmero, tíbia-fíbula) não apresentaram alterações significativas, demonstrando a relação da osteogênese com o sítio de estimulação.

Um experimento também avaliou o exercício físico somado à suplementação com cálcio, porém em crianças de 3 a 5 anos (Specker e Binkley, 2003). Uma parte das crianças constituía o grupo de atividades físicas finas, de baixo impacto, realizadas durante 30 minutos em posição sentada. O outro formava o grupo de atividades motoras grossas, que eram compostas por 30 minutos de saltos, pulos e corridas. Ambos os grupos foram divididos: um recebeu suplementação de cálcio (1.000 mg/dia), e outro, placebo. Após um ano de experimento, o grupo de atividades motoras grossas e suplementação de cálcio apresentou maior conteúdo mineral ósseo nos membros inferiores que os outros grupos, sendo este conteúdo 9,7% maior que o apresentado pelo grupo de atividades motoras finas. O aumento do conteúdo mineral ósseo das pernas estava associado ao maior consumo de cálcio na dieta. Esse fato levou os pesquisadores a avaliar os resultados a partir da quantidade de cálcio consumido da dieta pelas crianças. Dessa maneira, foi possível verificar que o exercício físico não demonstrava efeito na massa óssea dos voluntários que consumiam menos de 1.100 mg de cálcio por dia.

Nos idosos, ambas as intervenções podem ser mais complicadas em razão da capacidade diminuída de realizar o exercício físico regular e de complicações na ingestão alimentar, que vão desde a deglutição até a absorção ou acesso a determinados alimentos. Resultados oriundos de observações prospectivas sugerem que o exercício físico junto à suplementação de cálcio não é melhor que o uso de ambos os fatores sozinhos na manutenção da massa óssea (Uusi-Rasi, Kärkkäinen, Lamberg-Allardt, 2013). Experimentos com metodologia concreta confirmam, em grande parte, esses resultados.

No trabalho de Lau et al. (1992), os pesquisadores avaliaram quatro grupos de idosas chinesas durante 10 meses. As idosas foram divididas em um grupo controle, um grupo suplementado com cálcio (800 mg) diariamente, um grupo exercício físico (≈15 minutos de 100 movimentos no *step*) e um grupo com a união do exercício físico e a suplementação com cálcio. Os resultados apontaram que o exercício físico e a suplementação foram efetivos no aumento da densidade mineral óssea do fêmur, no grupo submetido às duas coisas. Em contrapartida, o grupo suplementação mostrou aumento da densidade mineral óssea na área intertrocânter. O exercício físico sem suplementação apontou diminuição das concentrações de PTH, porém sem alterações na densidade mineral óssea.

Um grupo australiano liderado pelo professor Daly realizou alguns trabalhos que observaram o impacto da ingestão de leite fortificado com cálcio e vitamina D na saúde mineral óssea. Dois deles, os quais incorporaram exercícios físicos aos experimentos, serão descritos a seguir.

Kukuljan et al. (2009) realizaram um estudo randomizado, controlado e com duração de 12 meses para verificar se conjugar o exercício físico ao aumento do consumo de vitamina D e cálcio poderia aumentar a magnitude da densidade mineral óssea em relação a esses dois fatores aplicados isoladamente. A partir de um delineamento fatorial 2×2, os pesquisadores distribuíram 180 homens em quatro grupos diferentes: exercício, suplementação com leite fortificado, exercício + leite fortificado e placebo. O programa de exercício físico era realizado 3 vezes por semana, com duração de aproximadamente 75 minutos e característica multicomponente. O programa tinha sessões de treinamento resistido progressivo com cargas de moderada a alta intensidade (60% a 85% 1 RM), exercícios para estabilização do *core*, além de movimentos que geravam impacto de 1,5 a 9,7 vezes o peso corporal de quem os praticava, como saltos em plataformas de 15 a 30 cm de altura, subir em cadeiras com uma perna só e caminhar com elevação dos joelhos. A suplementação era feita com o leite fortificado, o qual devia ser consumido na quantidade de 400 ml/dia. Essa dose era suficiente para oferecer 500 mg de cálcio e 400 UI de vitamina D. Após doze meses, os pesquisadores não observaram benefícios do consumo de micronutrientes somado ao exercício físico na composição mineral óssea, em relação aos grupos com intervenção isolada. Entretanto, as intervenções isoladas demonstravam efeito positivo do exercício físico no colo femoral (+1,8% em relação ao grupo controle) e no ganho de ≈1,5% na região lombar da coluna, para o grupo suplementação + exercício, em comparação ao grupo controle.

O outro trabalho do mesmo grupo (Kukuljan et al., 2011) apresentou metodologia semelhante à do trabalho publicado em 2009, sendo a grande diferença entre os experimentos o aumento do tempo de acompanhamento para 18 meses. Novamente, não foi observado aumento na magnitude de benefícios ósseos do consumo de cálcio e vitamina D conjugados à prática de exercícios físicos na saúde óssea de homens idosos. Todavia, o exercício físico isolado era mais intenso, para causar diminuição das concentrações de PTH, aumentar a densidade mineral óssea e aumentar força e área de secção transversa do fêmur e da coluna lombar.

O estado inicial dos idosos pode ser o principal fator que causa a falta de resultados nos experimentos. Assim, idosos acolhidos em asilos que costumeiramente apresentam ingestão inadequada de micronutrientes e comportamentos hipocinéticos poderiam ser os mais beneficiados com esse modelo de intervenção. Diante dessa hipótese, Verschueren et al. (2011) estudaram durante seis meses 113 mulheres idosas residentes de instituições de longa permanência e verificaram se a interação entre o exercício físico e a suplementação com cálcio e vitamina D poderia ser mais efetiva para aumento da massa óssea que ambos os fatores isolados. As voluntárias foram divididas em quatro grupos, sendo dois praticantes de exercício físico, um com alta dose de suplementação de vitamina D (1600 UI) e outro com baixa dose (800 UI), mas ambos consumiram a mesma quantidade de cálcio (1.000 mg). Outra peculiaridade do trabalho é o modelo de exercício físico usado. Todos os exercícios eram variações do agachamento convencional e foram realizados em cima de uma plataforma vibratória. As sessões aconteciam três vezes na semana e tinham duração de aproximadamente 15 minutos. Por sua vez, novamente, o exercício físico somado à suplementação de cálcio e vitamina D não levava a melhores resultados.

Diante dos resultados apresentados é importante que as conclusões em torno dos trabalhos não sejam errôneas. Nos jovens e idosos, apesar de não haver maior vantagem do exercício físico somado à suplementação com micronutrientes na saúde mineral óssea, demonstrou-se, em alguns trabalhos, resultados semelhantes aos apresentados pelas intervenções isoladas. Algumas limitações dos trabalhos também devem ser levadas em consideração, como o tempo de acompanhamento dos estudos e o consumo total da dieta, o qual se mostrou um dos fatores mais importantes e que mais poderia confundir e atrapalhar os resultados.

CONCLUSÕES

É possível avaliar que a suplementação a curto e médio prazos de micronutrientes em indivíduos com alimentação inadequada é efetiva para regular a atividade fisiológica, causando melhora da condição física (por exemplo, *performance*, saúde mineral óssea) em comparação a indivíduos com dietas deficientes, porém, que não receberam micronutrientes. Entretanto, no que concerne às questões relacionadas ao estresse oxidativo e ao sistema imunológico, é difícil afirmar benefício do uso da suplementação, pois os protocolos dos estudos são muito diversos e alguns não se encaixam na realidade prática, ao passo que resultados benéficos avaliados nunca ou dificilmente serão reproduzidos no dia a dia do educador físico e/ou nutricionista.

DESTAQUE PARA APLICAÇÃO PRÁTICA

Tal como qualquer prescrição na área da saúde, é preciso avaliar cada atleta ou praticante de exercício físico como um indivíduo único. Assim, antes de cada prescrição é importante saber o estado atual do indivíduo, principalmente no que diz respeito aos micronutrientes (objeto de estudo deste capítulo). Se pensarmos somente no atleta de alto rendimento, além de levarmos em consideração seu consumo de nutrientes, precisamos também lembrar o tipo de exercício físico a que é submetido, o tipo de periodização e até seu estado emocional atual. Ademais, como diversas vezes citado, as mulheres podem apresentar suscetibilidade maior ao decréscimo nas concentrações de ferro durante a menstruação. Isso obriga o educador físico e o nutricionista a se atentar e acompanhar o ciclo menstrual da praticante de exercícios físicos. Em crianças e idosos, o consumo de cálcio é importante durante a maturação e na osteoporose, ao passo que, junto com o exercício físico, ambos podem potencializar o crescimento ósseo e evitar a deterioração na composição óssea.

QUESTÕES PARA ESTUDO

1. Imagine uma atleta entre 18 e 30 anos que participa de provas de longa distância e que, geralmente, treina pelo período da manhã ao ar livre. Quais são os cuidados que ela terá de tomar para evitar quadros de sideropenia?

2. Um atleta ultramaratonista relata que, durante determinado período de treinamento (pré-competição), ele sente dor de garganta, nariz

entupido e dores musculares. Logo, você desconfia que ele possa estar passando por um momento de aumento de suscetibilidade do sistema imunológico a infecções. No entanto, você acompanha esse atleta há pouco tempo e é a primeira vez que ele relata isso para você. O que você faz?

3. Se um indivíduo com osteoporose realiza apenas exercícios para os membros inferiores, você acha interessante que ele aumente o consumo de cálcio? Explique.

4. Por que os micronutrientes são importantes no metabolismo energético? Você acredita que com o aumento do seu consumo os atletas que se alimentam adequadamente podem aumentar a produção de ATP?

5. A DMIT é um fenômeno que compromete a *performance* de atletas e praticantes de exercício físico. Porém, durante determinados períodos, esse tipo de desconforto pode aparecer em virtude de alterações no tipo de contração muscular, intensidade e/ou volume do treinamento. Se o aluno lhe relata que leu em uma revista de musculação que os antioxidantes podem ser benéficos para evitar a DMIT, qual sua postura diante disso?

BIBLIOGRAFIA

AKABAS, S. R.; DOLINS, K. R. Micronutrient requirements of physically active women: what can we learn from iron? *American Journal of Clinical Nutrition*, v. 81, n.5, p.1246S-51S, 2005.

BAILEY, D. M. et al. Oxidative stress, inflammation and recovery of muscle function after damaging exercise: effect of 6-week mixed antioxidant supplementation. *European Journal of Applied Physiology*, v.111, n.6, p.925-36, 2011.

BARTOSZEWSKA, M.; KAMBOJ, M.; PATEL, D. R. Vitamin D, muscle function, and exercise performance. *Pediatric Clinics of North America*, v.57, n.3, p.849-61, 2010.

BASS, S. L. et al. Exercise and calcium combined results in a greater osteogenic effect than either factor alone: a blinded randomized placebo-controlled trial in boys. *Journal of Bone and Mineral Research*, v.22, n.3, p.458-64, 2007.

BLOOMER, R. J. The role of nutritional supplements in the prevention and treatment of resistance exercise-induced skeletal muscle injury. *Sports Medicine*, v.37, n.6, p.519-32, 2007.

BLOOMER, R. J.; GOLDFARB, A. H.; MCKENZIE, M. J. Oxidative stress response to aerobic exercise: comparison of antioxidant supplements. *Medicine and Science in Sports and Exercise*, v.38, n.6, p.1098-105, 2006.

BRUTSAERT, T. D. et al. Iron supplementation improves progressive fatigue resistance during dynamic knee extensor exercise in iron-depleted, nonanemic women. *American Journal of Clinical Nutrition*, v.77, p.441-8, 2003.

CATANIA, A. S.; BARROS, C. R.; FERREIRA, S. R. Vitamins and minerals with antioxidant properties and cardiometabolic risk: controversies and perspectives. *Arquivos Brasileiros de Endocrinologia e Metabologia*, v.53, n.5, p.550-9, 2009.

DALY, R. M.; BASS, S.; NOWSON, C. Long-term effects of calcium–vitamin-D 3-fortified milk on bone geometry and strength in older men. *Bone*, v.39, p.946-53, 2006.

DAVISON, G.; GLEESON, M. Influence of acute vitamin C and/or carbohydrate ingestion on hormonal, cytokine, and immune responses to prolonged exercise. *International Journal of Sport Nutrition and Exercise Metabolism*, v.15, p.465-79, 2005.

DAWSON-HUGHES, B. et al. Effect of calcium and vitamin D supplementation on bone density in men and women 65 years of age or older. *New England Journal of Medicine*, v.337, p.670-6, 1997.

DAWSON-HUGHES, B. et al. A controlled trial of the effect of calcium supplementation on bone density in postmenopausal women. *New England Journal of Medicine*, v.323, p.878-83, 1990.

DELLAVALLE, D. M.; HAAS, J. D. Iron status is associated with endurance performance and training in female rowers. *Medicine and Science in Sports and Exercise*, v.44, n.8, p.1552-9, 2012.

EKBLOM, Ö.; EKBLOM, B.; MALM, C. Immunological alterations used to predict infections in response to strenuous physical training. *Military Medicine*, v.176, n.7, p.785-90, 2011.

EL ASSAR, M.; ANGULO, J.; RODRÍGUEZ-MAÑAS, L. Oxidative stress and vascular inflammation in aging. *Free Radical Biology and Medicine*, v.65, p.380-401, 2013.

GLEESON, M. Immune function in sport and exercise. *Journal of Applied Physiology*, v.103, n.2, p.693-9, 2007.

GOLDEN, N. H. et al. Optimizing bone health in children and adolescents. *American Academy of Pediatrics*, v.134, n.4, p.e1229-e1243, 2014.

GOMEZ-BRUTON, A. et al. Do calcium and vitamin D intake influence the effect of cycling on bone mass through adolescence? *Nutrición Hospitalaria*, v.28, n.3, p.1136-9, 2013.

GRAAT, J. M.; SCHOUTEN, E. G.; KOK, F. J. Effect of daily vitamin E and multivitamin-mineral supplementation on acute respiratory tract infections in elderly persons: a randomized controlled trial. *Journal of American Medical Association*, v.288, n.6, p.715-21, 2002.

GUTTERIDGE, J.; HALLIWELL, B. *Antioxidants in nutrition, health, and disease*. Oxford University Press, 1994.

HAGEMEYER, V.; DE REZENDE, C. H. A. Nutrição e envelhecimento. In: PY, L.; FREITAS, E. V. de (Ed.). *Tratado de geriatria e gerontologia*. Rio de Janeiro: Guanabara Koogan, 2011.

HEINONEN, A. et al. Randomised controlled trial of effect of high-impact exercise on selected risk factors for osteoporotic fractures. *Lancet*, v.348, n.9038, p.1343-7, 1996.

HIMMELSTEIN, S. A. et al. Vitamin C supplementation and upper respiratory tract infections in marathon runners. *Journal of Exercise Physiology*, v.1, n.2, 1998.

HINTON, P.; SINCLAIR, L. Iron supplementation maintains ventilatory threshold and improves energetic efficiency in iron-deficient nonanemic athletes. *European Journal of Clinical Nutrition*, v.61, n.1, p. 30-9, 2007.

HOUSTON, D. K. et al. Serum 25-hydroxyvitamin D and physical function in older adults: the cardiovascular health study all stars. *Journal of the American Geriatrics Society*, v.59, n.10, p.1793-801, 2011.

HUGHES, D. A. Effects of dietary antioxidants on the immune function of middle-aged adults. *Proceedings of the Nutrition Society*, v.58, n.1, p.79-84, 1999.

JENKINS, R.; GOLDFARB, A. Introduction: oxidant stress, aging, and exercise. *Medicine and Science in Sports and Exercise*, v.25, n.2, p.210-2, 1993.

JOHNELL, O.; KANIS, J. An estimate of the worldwide prevalence and disability associated with osteoporotic fractures. *Osteoporosis International*, v.17, n.12, p.1726-33, 2006.

KANIS, J. et al. The use of clinical risk factors enhances the performance of BMD in the prediction of hip and osteoporotic fractures in men and women. *Osteoporosis International*, v.18, p.1033-46, 2007.

KERR, D. et al. Exercise effects on bone mass in postmenopausal women are site-specific and load-dependent. *Journal of Bone and Mineral Research*, v.11, p.218-25, 1996.

KIM, J.; LEE, J. A review of nutritional intervention on delayed onset muscle soreness. Part I. *Journal of Exercise Rehabilitation*, v.10, n.6, p.349, 2014.

KNEZ, W. L.; PEAKE, J. M. The prevalence of vitamin supplementation in ultraendurance triathletes. *International Journal of Sport Nutrition*, v.20, n.6, p.507-14, 2010.

KOURY, J. C.; DONANGELO, C. M. Zinco, estresse oxidativo e atividade física. *Revista de Nutrição*, v.16, n.4, p.433-1, 2003.

KRAUSE, R. et al. Effect of vitamin C on neutrophil function after high-intensity exercise. *European Journal of Clinical Investigation*, v.31, n.3, p.258-63, 2001.

KUKULJAN, S. et al. Effects of a multi-component exercise program and calcium-vitamin-D3-fortified milk on bone mineral density in older men: a randomised controlled trial. *Osteoporosis International*, v.20, n.7, p.1241-51, 2009.

KUKULJAN, S. et al. Independent and combined effects of calcium-vitamin D_3 and exercise on bone structure and strength in older men: an 18-month factorial design randomized controlled trial. *Journal of Clinical Endocrinology and Metabolism*, v.96, n.4, 2011.

LAU, E. M. et al. The effects of calcium supplementation and exercise on bone density in elderly Chinese women. *Osteoporos International*, v. 2, n.4, p.166-73, 1992.

LEVY, M. N.; KOEPPEN, B. M; STANTON, B. A. *Berne & Levy principles of physiology*. Philadelphia: Elsevier Mosby, 2006.

LÖFGREN, B. et al. A 4-year exercise program in children increases bone mass without increasing fracture risk. *Pediatrics*, v.129, p.e1468-e76, 2012.

LULIANO-BURNS, S. et al. Regional specificity of exercise and calcium during skeletal growth in girls: a randomized controlled trial. *Journal of Bone and Mineral Research*, v.18, n.1, p.156-62, 2003.

MACHEFER, G. et al. Multivitamin-mineral supplementation prevents lipid peroxidation during "the Marathon des Sables". *Journal of the American College of Nutrition*, v.26, n.2, p.111-20, 2007.

MAHAN, L. K.; ESCOTT-STUMP, S.; RAYMOND, J. L. *Krause's food and the nutrition care process*. St. Louis: Elsevier Health Sciences, 2012.

MANORE, M.; MEYER, N. L.; THOMPSON, J. *Sport nutrition for health and performance*. Human Kinetics, 2009.

METTLER, S.; ZIMMERMANN, M. Iron excess in recreational marathon runners. *European Journal of Clinical Nutrition*, v.64, p.490-4, 2010.

MOREIRA, A.; CAVAZZONI, P. B. Monitorando o treinamento através do Wisconsin upper respiratory symptom survey-21 e daily analysis of life demands in athletes nas versões em língua portuguesa. *Revista da Educação Física/UEM*, v.20, n.1, 2009.

MOREIRA, A. et al. Nutritional modulation of exercise-induced immunodepression in athletes: a systematic review and meta-analysis. *European Journal of Clinical Nutrition*, v.61, n.4, p.443-60, 2007.

NEW, S. A. Exercise, bone and nutrition. *Proceedings of the Nutrition Society*, v.60, p.265-74, 2001.

NIEMAN, D. C.; BISHOP, N. C. Nutritional strategies to counter stress to the immune system in athletes, with special reference to football. *Journal of Sports Sciences*, v.24, n.7, p.763-72, 2006.

NIEMAN, D. C. et al. Vitamin E and immunity after the Kona triathlon world championship. *Medicine and Science in Sports and Exercise*, v.36, p.1328-35, 2004.

NIEMAN, D. C. et al. Influence of vitamin C supplementation on oxidative and immune changes after an ultramarathon. *Journal of Applied Physiology*, v.92, n.5, p.1970-7, 2002.

NIKOLAIDIS, M. G. et al. Does vitamin C and E supplementation impair the favorable adaptations of regular exercise? *Oxidative Medicine and Cellular Longevity*, v.2012, 2012.

PALMER, F. M. et al. Influence of vitamin C supplementation on oxidative and salivary IgA changes following an ultramarathon. *European Journal of Applied Physiology*, v.89, n.1, p.100-7, 2003.

PAPAIOANNOU, A. et al. 2010 clinical practice guidelines for the diagnosis and management of osteoporosis in Canada: summary. *Canadian Medical Association Journal*, v.182, n.17, p.1864-73, 2010.

PEELING, P. et al. Effect of iron injections on aerobic-exercise performance of iron-depleted female athletes. *International Journal of Sport Nutrition and Exercise Metabolism*, v.17, p.221, 2007.

PETERS, E. M. et al. Vitamin C supplementation reduces the incidence of postrace symptoms of upper-respiratory-tract infection in ultramarathon runners. *The American Journal of Clinical Nutrition*, v.57, n.2, p.170-4, 1993.

PETERSEN, E. W. et al. Effect of vitamin supplementation on cytokine response and on muscle damage after strenuous exercise.

American Journal of Physiology-Cell Physiology, v.280, n.6, p.C1570-C5, 2001.

PETIT, M. et al. A randomized school-based jumping intervention confers site and maturity-specific benefits on bone structural properties in girls: a hip structural analysis study. *Journal of Bone and Mineral Research*, v.17, n.3, p.363-72, 2002.

PETRY, É. R. et al. Suplementações nutricionais e estresse oxidativo: implicações na atividade física e no esporte. *Revista Brasileira de Ciências do Esporte*, v.35, n.4, 2013.

PRINCE, R. L. et al. Effects of calcium supplementation on clinical fracture and bone structure: results of a 5-year, double-blind, placebo-controlled trial in elderly women. *Archives of Internal Medicine*, v.166, n.8, p.869-75, 2006.

RODRIGUEZ, N. R.; DIMARCO, N. M.; LANGLEY, S. Position of the American Dietetic Association, Dietitians of Canada, and American College of Sports Medicine: nutrition and athletic performance. *Journal of the American Dietetic Association*, v.109, n.3, p.509-27, 2009.

SACHECK, J. M. et al. Effect of vitamin E and eccentric exercise on selected biomarkers of oxidative stress in young and elderly men. *Free Radical Biology and Medicine*, v.34, n.12, p. 1575-88, 2003.

SCHWELLNUS, M.; LICHABA, M.; DERMAN, E. Respiratory tract symptoms in endurance athletes – a review of causes and consequences. *Current Allergy and Clinical Immunology*, v.23, n.2, p.52-7, 2010.

SHAFAT, A. et al. Effects of dietary supplementation with vitamins C and E on muscle function during and after eccentric contractions in humans. *European Journal of Applied Physiology*, v.93, n.1-2, p.196-202, 2004.

SIES, H.; STAHL, W. Vitamins E and C, beta-carotene, and other carotenoids as antioxidants. *American Journal of Clinical Nutrition*, v.62, n.6, p.1315S-21S, 1995.

SOHL, E. et al. Vitamin D status is associated with functional limitations and functional decline in older individuals. *Journal of Clinical Endocrinology and Metabolism*, v.98, n.9, p.E1483-E90, 2013.

SPECKER, B.; BINKLEY, T. Randomized trial of physical activity and calcium supplementation on bone mineral content in 3- to 5-year-old children. *Journal of Bone and Mineral Research*, v.18, n.5, p.885-92, 2003.

STEAR, S. J. et al. Effect of a calcium and exercise intervention on the bone mineral status of 16–18-y-old adolescent girls. *American Journal of Clinical Nutrition*, v.77, p.985-92, 2003.

STEPANYAN, V. et al. Effects of vitamin E supplementation on exercise-induced oxidative stress: a meta-analysis. *Applied Physiology, Nutrition, and Metabolism*, v.39, n.9, p.1029-37, 2014.

STRAIN, J.; MULHOLLAND, C. *Vitamin C and vitamin E – synergistic interactions in vivo? EXS*, v.62, p.419-22, 1992.

TANSKANEN, M.; ATALAY, M.; UUSITALO, A. Altered oxidative stress in overtrained athletes. *Journal of Sports Sciences*, v.28, n.3, p.309-17, 2010.

THOMPSON, D. et al. Post-exercise vitamin C supplementation and recovery from demanding exercise. *European Journal of Applied Physiology*, v.89, n.3-4, p.393-400, 2003.

THOMPSON, D. et al. Prolonged vitamin C supplementation and recovery from demanding exercise. *International Journal of Sport Nutrition and Exercise Metabolism*, v.11, n.4, p.466-81, 2001.

TOFFANELLO, E. D. et al. Vitamin D and physical performance in elderly subjects: the Pro.V.A study. *PLoS One*, v.7, n.4, p.e34950, 2012.

UUSI-RASI, K.; KÄRKKÄINEN, M. U.; LAMBERG-ALLARDT, C. J. E. Calcium intake in health maintenance – a systematic review. *Food and Nutrition Research*, v.16, n.57, 2013.

VASSILAKOPOULOS, T. et al. Antioxidants attenuate the plasma cytokine response to exercise in humans. *Journal of Applied Physiology (1985)*, v.94, n.3, p.1025-32, 2003.

VAZ, M. et al. Micronutrient supplementation improves physical performance measures in Asian Indian school-age children. *The Journal of Nutrition*, v.141, n.11, p.2017-23, 2011.

VERSCHUEREN, S. M. et al. The effects of whole-body vibration training and vitamin D supplementation on muscle strength, muscle mass, and bone density in institutionalized elderly women: a 6-month randomized, controlled trial. *Journal of Bone and Mineral Research*, v.26, n.1, p.42-9, 2011.

VIITALA, P. E. et al. The effects of antioxidant vitamin supplementation on resistance exercise induced lipid peroxidation in trained and untrained participants. *Lipids in Health and Disease*, v.3, p.1-9, 2004.

WINTERGERST, E. S.; MAGGINI, S.; HORNIG, D. H. Contribution of selected vitamins and trace elements to immune function. *Annals of Nutrition and Metabolism*, v.51, n.4, p.301-23, 2007.

CAPÍTULO 6

**ARREFECENDO OS MOTORES
(HIDRATAÇÃO E ATIVIDADE FÍSICA)**

Orlando Laitano
Emerson Silami Garcia

RESUMO

Durante o exercício, a contração muscular aumenta a produção metabólica de calor, elevando a temperatura corporal central. Além disso, se o exercício for realizado em ambiente quente e úmido, haverá ganho extra de calor pelo corpo humano, o que pode levar a temperatura corporal a valores suprafisiológicos. Isso compromete o funcionamento celular, afetando a *performance* e a saúde. O corpo humano tem vias de regulação de sua temperatura, e a principal delas é a evaporação do suor durante o exercício. O suor é produzido pelas glândulas sudoríparas écrinas (GSE), que são altamente vascularizadas e utilizam o sangue como "matéria-prima" para a produção do suor. Assim, a produção e a evaporação do suor, embora importante para a regulação da temperatura, leva à redução do volume de sangue total (desidratação), comprometendo o funcionamento celular fisiológico. O objetivo deste capítulo é discutir os efeitos da desidratação no desempenho físico de atletas e de pessoas que praticam exercícios com o objetivo de obter melhoras na aptidão física. Secundariamente, serão apresentadas formas de identificar e avaliar a desidratação em praticantes de exercícios. Por fim, apresentaremos aspectos relevantes para a elaboração de uma estratégia eficiente de hidratação a fim de evitar a desidratação, assim como o consumo excessivo de líquidos, antes, durante e após o exercício.

INTRODUÇÃO

O principal mecanismo de termorregulação humana durante exercícios realizados na superfície terrestre em ambiente quente é a evaporação do suor, produzido em resposta ao aumento da temperatura corporal. Esse importante mecanismo fisiológico de manutenção da homeostase térmica, todavia, pode levar a uma perda significativa de fluidos corporais, causando a desidratação, principalmente se a umidade relativa do ar for elevada. Em ambientes quentes e úmidos, a evaporação do suor é reduzida e, consequentemente, a taxa de elevação da temperatura corporal é aumentada, levando a uma perda ainda maior de água. A desidratação, por sua vez, pode trazer consequências fisiológicas que vão desde simples desconforto até problemas graves de saúde. A tolerância individual à desidratação é variável, mas existem evidências de que a perda de líquido correspondente a 2% da massa corporal seja suficiente para causar redução na capacidade de desempenho físico (Carvalho et al., 2015; Laitano et al., 2014). Quando a desidratação ultrapassa 3% da massa corporal, além de uma redução ainda mais acentuada no desempenho físico, surgem riscos de problemas de saúde relacionados à hipertermia, caracterizada pela elevação excessiva da temperatura corporal (Laitano et al., 2010; Carvalho et al., 2015).

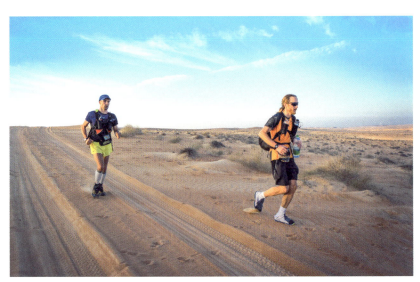

Figura 6.1 – Evitar a desidratação durante a realização do exercício físico é fundamental para manutenção do desempenho e da saúde.

Portanto, evitar a desidratação ingerindo líquido durante o exercício é importante não só para manter a capacidade de desempenho físico, como também para se prevenir contra problemas associados à hipertermia. Entretanto, a ingestão excessiva de água deve ser evitada, pois também pode causar problemas como desconforto gástrico e, em casos extremos, hiponatremia. Sendo assim, o objetivo deste capítulo é discutir os efeitos da desidratação no desempenho físico de atletas e de pessoas que praticam exercícios com o objetivo de obter melhoras na aptidão física. Para tal, serão apresentadas formas de identificar e avaliar a desidratação em praticantes de exercícios.

TERMORREGULAÇÃO E BALANÇO HÍDRICO NA ATIVIDADE FÍSICA

Para realizar um movimento, é necessária a contração muscular que, como outros processos fisiológicos do corpo humano, depende da energia oriunda da hidrólise da adenosina trifosfato (ATP). Para ressintetizar ATP, a adenosina difosfato (ADP) resultante da hidrólise necessita de energia proveniente da oxidação dos substratos energéticos (por exemplo, carboidratos, gorduras e proteínas) para que o ciclo da contração muscular possa continuar. Nesse processo de ressíntese, ocorre a liberação de energia em forma de calor. De fato, a maior parte da energia liberada pelas vias metabólicas celulares é convertida em calor no corpo humano, enquanto apenas pequena parte dessa energia é utilizada efetivamente para a contração muscular. Em outras palavras, qualquer tipo de movimento corporal aumenta a produção metabólica de calor. A magnitude do aumento está diretamente relacionada à intensidade do exercício, ou seja, quanto maior a intensidade do movimento, maior a taxa de produção de calor pelos músculos esqueléticos, resultando em aumento da temperatura corporal central. Ainda, se a prática de exercício ocorrer em ambiente quente, principalmente se a umidade relativa do ar for alta, ocorrerá maior elevação da temperatura central, pois a dissipação de calor será reduzida.

As células que constituem os tecidos corporais operam sob faixas estreitas de temperatura ($\approx$37 °C a 37,5 °C) e pH ($\approx$7,0 a 7,5) e, para manter a temperatura corporal dentro desses limites fisiológicos, o corpo humano utiliza vias termorregulatórias de troca de calor com o ambiente, como radiação, condução, convecção, respiração e evaporação. Entre essas vias, a evaporação do suor destaca-se como a mais eficiente. A maior eficiência da evaporação do suor em relação às demais vias termorregulatórias deve-se ao fato de a evaporação permitir somente a perda de calor. Entretanto, a eficiência da evaporação do suor é dependente da magnitude da umidade relativa do ar. Quanto maior a umidade relativa do ar, menor será a taxa de evaporação. Assim, a evaporação do suor produzido pelas glândulas sudoríparas écrinas (GSE) torna-se um mecanismo fundamental para a regulação da temperatura corporal. As GSE utilizam o plasma sanguíneo como matéria-prima para a produção de suor (Kondo et al., 2001; Shibasaki e Crandall, 2010). Entretanto, embora a evaporação do suor seja um importante mecanismo para a regulação da temperatura corporal, ela resulta em desidratação, caracterizada pela redução do volume de sangue corporal.

Os fluidos corporais também têm substâncias dissolvidas, e a perda temporária dessas substâncias pode alterar a redistribuição de água através da membrana das células. A desidratação induzida pelo exercício ocorre principalmente em razão da perda de suor. Dessa forma, a composição do suor determina o tipo de desidratação (por exemplo, intra ou extracelular) durante o exercício. Normalmente, o suor apresenta uma composição hipotônica em relação ao plasma sanguíneo. Isso ocorre porque o suor é produzido pelas GSE, que estão espalhadas na superfície da pele (Kondo et al., 2001; Shibasaki e Crandall, 2010). De fato, o corpo humano tem entre 1,6 e 4 milhões de GSE, que são inervadas por fibras adrenérgicas e colinérgicas e ativadas neuroquimicamente ou por aumento da temperatura corporal durante o exercício (Shibasaki, Wilson e Crandal, 2006).

A desidratação promove sobrecarga aos sistemas fisiológicos e pode prejudicar o desempenho físico e promover riscos transitórios ou permanentes para a saúde, principalmente se níveis significativos de desidratação forem atingidos. É evidente que a forma mais eficiente de se evitar os efeitos indesejados da desidratação é a reposição hídrica (água pura ou soluções). Desde a década de 1960, pesquisadores vêm comparando bebidas com diferentes concentrações de carboidratos e minerais em busca da composição ideal para contrapor os efeitos da desidratação, bem como o momento mais adequado para se consumir determinada bebida (Baker e Jeukendrup, 2014) e a temperatura da bebida (Carvalho et al., 2015). Ao longo deste capítulo, apresentaremos aspectos que devem ser levados em consideração ao escolher a composição da bebida para o manejo adequado da desidratação com base na literatura e na experiência prática dos autores.

Efeitos da desidratação sobre o desempenho aeróbio

A desidratação é um termo utilizado para descrever uma redução no conteúdo total de água no corpo humano. Cheuvront, Carter e Sawka, (2003) propuseram que uma redução > 2% da massa corporal corresponde a uma alteração além da flutuação normal do conteúdo total de água corporal e causa redução do desempenho em atividades de *endurance*. Os autores reconhecem, por outro lado, que algumas pessoas podem ser mais ou menos tolerantes às consequências adversas da desidratação.

Um desafio ao se elaborar desenhos experimentais para avaliar os efeitos da desidratação sobre o desempenho físico é o fato de ela estar associada à elevação da temperatura corporal. Além disso, em alguns estudos, a desidratação é atingida por meio de exposição ao calor (Cheuvront et al., 2005; Craig e Cummings, 1966), ou, ainda, por meio de uso de drogas que estimulam a diurese (Armstrong, Costill e Fink, 1985). Por isso, é difícil isolar os efeitos da desidratação dos potenciais efeitos da hipertermia ou da droga diurética. Embora alguns estudos tenham controlado essas variáveis em laboratório (Gonzales-Alonso, 1998; Laitano et al., 2010), no campo, a contribuição da desidratação e da hipertermia permanece um tópico de debate.

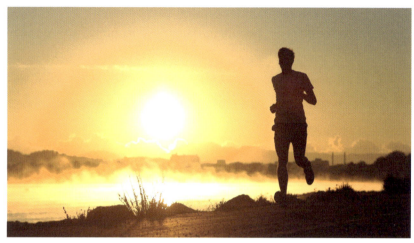

Figura 6.2 – Desidratação e hipertermia são as principais causas da fadiga em ambientes quentes.

Tem sido consistentemente reportado na literatura que a desidratação prejudica o desempenho aeróbio em ambientes temperados (como se vê nos estudos de Barr, Costill e Fink, 1991; Below et al., 1995; Burge, Carey e Payne, 1993; Caldwell, Ahonen e Nousiainen, 1984; Cheuvront et al., 2005; Fallowfield et al., 1996; Herbert e Ribisl, 1972; McConell et al., 1997; Montain et al., 1998; Ribisl e Herbert, 1970; Saltin, 1964a; Slater et al., 2005) e ambientes quentes (Craig e Cummings, 1966; Ladell, 1955; Nybo et al., 2001; Pichan et al., 1988; Slater et al., 2005; Walsh et al., 1994). Estudos realizados no campo reforçam esses achados das pesquisas em laboratório, tanto em ambiente temperado (Armstrong, Costill e Fink, 1985; Wästerlund, Chaseling e Burström, 2004) quanto em ambiente quente (Mudambo, Leese e Rennie, 1997; Smith et al., 2000; Strydom et al., 1966). Um aspecto relevante dessas investigações é o fato de que, quanto maior a magnitude da desidratação, maior a redução no desempenho. Em contraste, apenas alguns poucos estudos não demonstram efeitos negativos da desidratação sobre o desempenho (Kay e Marino, 2003; Stewart et al., 2014).

Em um estudo, os participantes foram submetidos à caminhada até a exaustão (com aumento da inclinação na esteira) em ambiente quente com os voluntários em estado de euidratação ou desidratação de ≈2% ou 4% da massa corporal, respectivamente. Os participantes atingiram a desidratação por meio da exposição prévia ao calor, em repouso, com restrição de água. O tempo total de exercício foi reduzido em 22% e 48%, e o VO$_2$máx foi reduzido em 10% e 22% com desidratação de 2% e 4%, respectivamente (Craig e Cummings, 1966).

Em outro estudo, submeteram os participantes a 30 minutos de exercício em cicloergômetro com intensidade constante (≈50% do VO$_2$máx) seguido por um teste de desempenho com duração constante (trabalho total completo em 30 minutos) em ambiente temperado. Os participantes foram desidratados a 3% da massa corporal pela exposição ao calor com restrição de líquidos. A desidratação reduziu o desempenho total em 8% (Cheuvront et al., 2005).

Ainda houve mais um estudo, em que os participantes foram submetidos a exercício em cicloergômetro por 50 minutos em intensidade constante (≈80% VO$_2$máx) seguido por teste de desempenho determinado pelo tempo levado para cumprir determinada quantidade de trabalho no calor. Os participantes ingeriram líquidos para repor a perda hídrica por meio da sudorese, ou não consumiram líquidos, o que resultou em desidratação de 2% da massa corporal nessas sessões de exercício. A desidratação resultou em queda de 7% no desempenho físico (Below et al., 1995). É importante ressaltar que, nesse tipo de experimento envolvendo ingestão *versus* não ingestão de líquidos, não é possível controlar o potencial efeito placebo, pois o participante sabe que não ingeriu líquido algum.

Walsh et al. (1994) submeteram os participantes a exercício em cicloergômetro a 70% do VO$_2$máx por 60 minutos, seguido por um teste de tempo até a exaustão a 90% do VO$_2$máx em ambiente quente. Antes do teste de desempenho, os participantes permaneceram desidratados (2% da massa corporal) ou ingeriram líquido em volume suficiente para repor as perdas de suor. A desidratação reduziu a *performance* no teste de desempenho em 31%.

Embora coletivamente esses estudos demonstrem que a desidratação prejudica o desempenho físico em ambiente temperado e no calor, outros pesquisadores contestam esses estudos e propõem que o desenvolvimento da sede é o que limita o desempenho (Beltrami, Hew-Butler e Noakes, 2008; Noakes, 2010). Esses autores argumentam que os estudos que demonstram que a desidratação limita o desempenho físico não refletem a realidade de esportes competitivos e atividades recreacionais, pois os desenhos experimentais forçam comportamentos que os atletas nunca adotariam, como, por exemplo, o uso de estratégias para induzir desidratação antes do exercício, entre elas, consumo de diuréticos, exposição prévia ao calor e restrição no consumo de água (Sawka e Noakes, 2007).

Essas contestações têm promovido um intenso debate entre especialistas, mas a visão prevalente, aquela que apresenta maior número de evidências científicas até o momento, indica que uma desidratação > 2% na massa corporal prejudica o desempenho aeróbio em ambiente temperado e quente (Sawka e Noakes, 2007). Além disso, os estudos que não demonstram efeito da desidratação sobre o desempenho normalmente utilizam modelos de exercício com grande componente anaeróbio (Stewart et al., 2014), os quais são possivelmente afetados em menor magnitude pela desidratação, conforme será discutido na próxima sessão.

Efeitos da desidratação sobre o desempenho anaeróbio

Enquanto a maior parte das evidências indicando que a desidratação prejudica o desempenho provém de estudos que utilizaram atividades predominantemente aeróbias, alguns estudos determinaram os efeitos da desidratação sobre a capacidade anaeróbia, com resultados indicando que a desidratação pode ou não limitar (Bosco et al., 1974; Bosco, Terjung e Greenleaf, 1968; Caterisano et al., 1988; Judelson et al., 2007a; Rodrigues et al., 2014; Schoffstall et al., 2001; Torranin, Smith e Byrd, 1979; Yoshida et al., 2002) o desempenho em atividades predominantemente anaeróbias (Bigard et al., 2001; Bosco et al., 1968; Cheuvront et al., 2006; Greiwe et al., 1998; Viitasalo et al., 1987). As atividades anaeróbias são normalmente classificadas como de força

(força máxima que um grupo muscular pode gerar em uma velocidade específica), pico de potência (potência gerada quando o músculo realiza ação concêntrica máxima em velocidade ideal de contração) ou *endurance* de alta intensidade (atividade máxima com duração > 30 segundos, mas < 2 minutos) (Judelson et al., 2007a). O conflito entre os resultados pode ser atribuído a diferenças metodológicas tais como: procedimentos de redução da massa corporal, aumentos na temperatura central, restrição calórica, treinamento de *endurance* prévio, ausência de controle do ciclo menstrual e/ou efeito de aprendizagem.

Com o objetivo de quantificar os efeitos da desidratação sobre o desempenho em exercícios resistidos, Judelson et al. (2007b) submeteram participantes a três sessões de treinamento de força em diferentes estados de hidratação: hidratado, desidratado a 2,5% e desidratado a 5% da massa corporal. Nesse estudo, os pesquisadores manipularam o estado de hidratação por meio de exercício no calor e consumo de líquido 24 horas antes das sessões experimentais. Ambos os níveis de desidratação afetaram o desempenho da força nas séries finais de exercícios.

Da mesma forma, Rodrigues et al. (2014) submeteram participantes a duas sessões de exercício em cicloergômetro no calor, com e sem reposição de líquidos. A sessão com restrição de líquidos induziu desidratação de aproximadamente 2% da massa corporal. Os participantes realizaram avaliações da força dos extensores de joelho e flexores de cotovelo após as sessões de exercício no calor. A desidratação promoveu redução de ≈16% do torque dos extensores de joelho, sem afetar o desempenho dos flexores do cotovelo.

Em uma revisão sistemática da literatura, Judelson et al. (2007a) relataram fatores que podem interferir nos resultados de estudos avaliando os efeitos da desidratação sobre o desempenho em atividades anaeróbias. Esses foram classificados como *fatores de exacerbação* e *fatores-máscaras*. Os fatores de exacerbação estão presentes em estudos que avaliam atletas de esportes que têm como característica o controle de peso (por exemplo, artes marciais e boxe). Normalmente, esses atletas reduzem sua massa corporal por meio de restrição calórica. Assim, os resultados desses estudos podem sofrer a influência da restrição calórica, por isso não podem ser avaliados somente no contexto da desidratação. Outro aspecto que limita a interpretação desses estudos é o aumento da temperatura do músculo central acima de limiares específicos. Conforme mencionado anteriormente, estudos que avaliam desidratação via exercício ou exposição ao calor devem proporcionar repouso apropriado ao participante para isolar o efeito da desidratação sobre o desempenho (Judelson et al., 2007b).

Caterisano et al. (1988) demonstraram que 3% de desidratação reduziu a resistência muscular isocinética do quadríceps em atletas de potência e indivíduos-controle sedentários, mas não observaram efeitos sobre o desempenho de atletas de *endurance*. Parece que as adaptações promovidas pelo treinamento de *endurance* (por exemplo, expansão do volume plasmático e maior reserva de glicogênio muscular) fornecem uma reserva extra de água para contrapor os efeitos causados pela desidratação. Outro estudo corroborou essa hipótese (Schoffstall et al., 2001), pois reportou uma relação significativa e inversa entre massa corporal magra e reduções na força após desidratação de 1,7% da massa corporal.

Alguns autores especulam que a redução da massa corporal induzida pela desidratação pode ser benéfica para atividades caracterizadas pelo deslocamento do corpo, como tiros de velocidade e saltos verticais (Viitasalo et al., 1987), pois carregar menor peso poderia representar uma vantagem biomecânica e fisiológica durante determinados gestos esportivos. No entanto, evidências não suportam essa especulação. Por exemplo, em um estudo no qual a desidratação de 2,5% da massa corporal foi induzida por diurético, não houve efeito sobre o desempenho em tiros de velocidade e exercícios de potência. Da mesma forma, não houve correlação entre redução da massa corporal e altura do salto vertical, sugerindo que a desidratação não fornece vantagem para atividades com características de transporte da massa corporal (Watson et al., 2005).

Apesar das limitações e discussões apresentadas anteriormente, o consenso mais recente indica que a desidratação pode reduzir a força em ≈2%, a potência em ≈3% e a *endurance* de alta intensidade em ≈10% (Judelson et al., 2007a). A seguir, apresentaremos os possíveis mecanismos que explicam os efeitos da desidratação sobre o desempenho físico.

Mecanismos da desidratação e queda do desempenho físico

Sobrecarga cardiovascular

Durante o exercício aeróbio, principalmente em ambiente quente, muitos dos efeitos deletérios da desidratação ocorrem por alteração na função cardiovascular. A desidratação reduz o volume plasmático total, aumentando a frequência cardíaca submáxima e reduzindo o débito cardíaco máximo (González-Alonso, Crandall e Johnson, 2008). Além disso, alterações no fluxo sanguíneo em razão da perda hídrica podem diminuir a entrega de nutrientes para a musculatura ativa e diminuir a remoção de metabólitos, alterando o metabolismo celular (González-Alonso, Calbet e Nielsen, 1998; González-Alonso et al., 1995). Entretanto, a magnitude em que essas alterações afetam a força e a potência não está bem definida na literatura. Sessões de força e potência ocorrem independentemente do sistema cardiovascular, pois esses exercícios não necessitam de pico do débito cardíaco e dependem principalmente de ATP e creatina fosfato (CP) estocados no músculo para energia.

Embora seja improvável que a sobrecarga cardiovascular esteja envolvida nas limitações do desempenho anaeróbio causadas pela desidratação, esse mecanismo pode ser uma das principais explicações para as limitações de desempenho em atividades aeróbias de alta intensidade. Uma vez que sessões repetidas de exercício necessitam de uma entrega adequada de oxigênio e a remoção de produtos metabólicos na musculatura ativa, a redução do volume plasmático pode assumir uma grande importância na queda do desempenho.

Sobrecarga metabólica

A alteração do volume celular induzida pela desidratação influencia drasticamente o metabolismo celular (Keller et al., 2003; Ritz et al., 2003; Waldegger et al., 1997), sugerindo que a desidratação pode alterar o metabolismo corporal e afetar até mesmo sessões curtas de exercício (King et al., 1985; Torranin, Smith e Byrd, 1979). Embora uma alteração no metabolismo dos lipídios tenha sido sugerida como possível explicação para os efeitos na desidratação sobre a atividade muscular máxima (Armstrong, Costill e Fink, 1985; Burge, Carey e Payne, 1993; Horswill, 1992), a maioria das evidências científicas examina as alterações no metabolismo dos carboidratos.

Evidências experimentais refutam a possibilidade de a desidratação alterar os estoques intramusculares de ATP e CP (Horswill, 1992; 1993; Montain et al., 1998) ou as concentrações circulantes de glicose sanguínea (Bosco et al., 1974; Oöpik et al., 1996). Existe controvérsia sobre os efeitos da desidratação nas concentrações de lactato pós-exercício. Apesar de um estudo (Watson et al., 2005) indicar maior concentração de lactato com a desidratação, a grande maioria demonstra que a desidratação não aumenta (Armstrong et al., 1994; Bigard et al., 2001; Fritzsche et al., 2000; Oöpik et al., 1996; Watson et al., 2005) ou diminui (Caldwell, Ahonen e Nousiainen, 1984; King et al., 1985; Saltin, 1964b) o lactato pós-exercício. Em muitos casos, a redução na produção de lactato é resultante da menor intensidade ou duração do exercício com desidratação, em vez de um efeito fisiológico da desidratação sobre a produção, efluxo ou consumo de lactato (Saltin, 1964b). Por outro lado, a redução na produção de lactato pode ocorrer de maneira secundária às reduções nos estoques de glicogênio induzidos pela desidratação, e não porque a desidratação afeta o metabolismo de carboidratos (Fogelholm, 1994; Hickner et al., 1991; Horswill, 1992; Maffulli, 1992; Oöpik et al., 1996). O fato de a depleção de glicogênio aumentar com a hipertermia e com a restrição calórica interfere na interpretação conclusiva dos efeitos isolados da desidratação sobre o metabolismo dos carboidratos.

Mais recentemente, estudos têm indicado que a desidratação apresenta potencial para alterar o equilíbrio entre substâncias pró e antioxidantes na célula muscular e no sangue e causar estresse oxidativo (Hillman et al., 2011; Laitano et al., 2012; Laitano et al., 2010). É sabido que o estresse oxidativo pode causar danos importantes em estruturas celulares e ao mesmo tempo pode ser um sinal para adaptações importantes no meio celular (Powers et al., 2010). Por isso, os resultados das pesquisas que descrevem o aumento no estresse oxidativo com a desidratação são de difícil interpretação, pois podem tanto representar uma via de impacto negativo para o desempenho como um mecanismo celular de adaptação ao estresse promovido pela desidratação.

Sobrecarga neuromuscular

Parece lógico que a principal limitação exercida pela desidratação que resulta em redução do desempenho seja explicada por uma sobrecarga no sistema nervoso central. É escasso o número de estudos que avaliaram os efeitos da desidratação sobre o sistema nervoso central em humanos. Em um estudo recente, Trangmar et al. (2014) determinaram os efeitos da desidratação sobre o fluxo sanguíneo e taxa metabólica cerebral durante exercício máximo. As medidas foram obtidas por meio de cateteres inseridos na veia jugular de ciclistas treinados. Os resultados apontam que, embora a desidratação tenha sido capaz de reduzir o fluxo sanguíneo cerebral, houve um aumento na extração de oxigênio do sangue e manutenção da taxa metabólica cerebral, possivelmente para compensar a redução do fluxo de sangue no cérebro.

Muitos estudos indicam que a perda de água corporal afeta algum componente do sistema neuromuscular. No entanto, dados eletromiográficos durante contração máxima em desidratação são limitados e inconclusivos (Bigard et al., 2001; Evetovich et al., 2002; Ftaiti et al., 2001), e pesquisas que examinaram os efeitos da desidratação sobre a excitabilidade da membrana muscular refutam a hipótese de a desidratação afetar o sinal eletromiográfico (Costill et al., 1976).

Embora a sobrecarga neuromuscular seja uma hipótese tentadora para explicar os efeitos da desidratação sobre o desempenho físico, a literatura atual carece de estudos conclusivos que avaliem os efeitos do estado de hidratação sobre algum marcador sensível da atividade central. Até que essa lacuna seja preenchida, a importância da sobrecarga neuromuscular para explicar os efeitos da desidratação sobre o desempenho físico permanece uma especulação.

Hiponatremia

A hiponatremia é caracterizada por queda nas concentrações sanguíneas de sódio (Na^+). Normalmente, o sangue contém em torno de 140 mEq/L de Na^+, e uma queda para 136 mEq/L já caracteriza clinicamente a hiponatremia. Em relação ao exercício, a hiponatremia tem sido descrita após atividades como maratona, triatlos e outros eventos esportivos de longa duração. Como esses eventos têm se tornado mais populares, a incidência de hiponatremia e a ocorrência de fatalidades têm aumentado, uma vez que as complicações da hiponatremia estão associadas à encefalopatia e ao edema pulmonar (Rosner e Kirven, 2007). Muitas vezes, a hiponatremia é assintomática até que os efeitos da condição, como confusão e perda de consciência, manifestem-se de maneira repentina.

As causas da hiponatremia são atribuídas à desidratação por perda excessiva de suor contendo grandes concentrações de sódio e também ao consumo excessivo de líquidos contendo baixa concentração de eletrólitos por período prolongado de tempo, principalmente em pessoas que apresentam a síndrome da secreção inapropriada do hormônio antidiurético (Almond et al., 2005; Goudie, Tunstall-Pedoe e Kerins, 2005; Hew-Butler et al., 2005; Speedy, Noakes e Schneider, 2001). Os fatores de risco para a hiponatremia incluem: sexo feminino, uso de anti-inflamatórios não esteroidais, baixa velocidade de corrida e consumo excessivo de líquidos. Condições ambientais e orientações dadas aos corredores (por exemplo, consumo excessivo de líquidos) também apresentam profundo impacto na incidência da hiponatremia.

Uma das justificativas para se utilizar de uma estratégia planejada de hidratação é justamente evitar o consumo excessivo de líquidos e reduzir os riscos de hiponatremia. Na última parte deste capítulo, apresentaremos aspectos que devem ser levados em consideração para a elaboração de uma estratégia segura de hidratação.

COMO IDENTIFICAR A DESIDRATAÇÃO?

Os estágios iniciais da desidratação são caracterizados por sinais e sintomas que vão de sede a desconforto e reclamações. Esses são seguidos de pele corada, cansaço, cãibras e apatia. Em níveis mais avançados, tontura, dor de cabeça, vômitos, náusea e sensação de calor podem estar presentes (Casa et al., 2000). Como a desidratação afeta o volume de sangue, parâmetros como osmolaridade sanguínea, hematócrito e hemoglobina são medidas consideradas padrão-ouro para a determinação da desidratação (Maughan, Shirreffs e Leiper, 2007). No entanto, essas medidas dependem de equipamentos que estão acessíveis apenas em laboratórios de bioquímica e fisiologia. Por isso, nosso foco neste capítulo será em formas práticas de identificação da desidratação em cenários esportivos e de práticas de atividade física.

Normalmente, a desidratação é expressa relativa à alteração percentual na massa corporal, assumindo que 1 kg de massa corporal corresponde a 1 L de água. Assim, uma equação simples para se determinar o percentual de desidratação é:

$$\text{Equação 1: } \% \, desidratação = 100 - \left(\frac{MCF \times 100}{MCI}\right)$$

Onde: MCF = massa corporal final e MCI = massa corporal inicial.

Enquanto a sudorese termorregulatória é a fonte primária de redução da massa corporal durante o exercício, existem outros fatores que contribuem para tal redução, incluindo perda de vapor de água e dióxido de carbono (produzido pela oxidação de substrato energético) pelo ar expirado. Entretanto, essas perdas são muito pequenas e, normalmente, são negligenciadas nos cálculos de determinação do percentual de desidratação, mas existem equações que permitem estimar a contribuição das perdas de massa via respiração e metabolismo (Maughan, Shirreffs e Leiper, 2007; ACSM, 2007). A desidratação pode ser determinada por meio de técnicas laboratoriais ou de observações simples que independem de recursos bioquímicos.

Limitar o uso da massa corporal para determinação do percentual de desidratação é assumir que a massa corporal inicial representa um estado ótimo de hidratação (euidratação). Muitas vezes, atletas e praticantes de atividades físicas já iniciam a prática da atividade desidratados. Por isso, uma forma eficiente de se determinar o estado inicial de hidratação é por meio da gravidade específica da urina (GEU). A GEU é a medida da concentração de todas as partículas químicas na urina realizada por um instrumento denominado refratômetro (Tabela 6.1).

Tabela 6.1 – Hidratação inicial com base na gravidade específica da urina (g/ml) e a respectiva classificação de desidratação

Hidratação inicial	Classificação
< 1.010	Bem hidratado
1.010 a 1.020	Desidratação mínima
1.021 a 1.030	Desidratação significativa
> 1.030	Desidratação severa

Fonte: adaptado de Casa et al. (2000).

Embora o refratômetro seja um equipamento relativamente acessível, muitas vezes ele não está à disposição em cenários esportivos ou de práticas de atividade física. Nesses casos, uma medida simples e acessível para mensurar o estado inicial de hidratação é por meio da observação da coloração da urina e sua comparação com a escala de cor da urina proposta por Armstrong et al. (1994) em destaque na Figura 6.3.

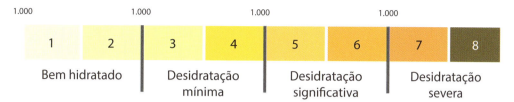

Figura 6.3 – Escala da cor da urina para determinação do nível inicial de hidratação. Amarelo claro significa boa hidratação, e amarelo escuro, diferentes níveis de desidratação. Observe a correspondência com a gravidade específica da urina no topo da escala.

REIDRATAÇÃO

As evidências de que o consumo de líquidos como estratégia de hidratação melhora o desempenho são antigas. Durante a Segunda Guerra Mundial, o exército norte-americano operou em batalhas que ocorreram no deserto em ambiente quente e úmido e foi observado que o consumo de líquidos influenciou a efetividade operacional dos soldados (Sawka e Noakes, 2007).

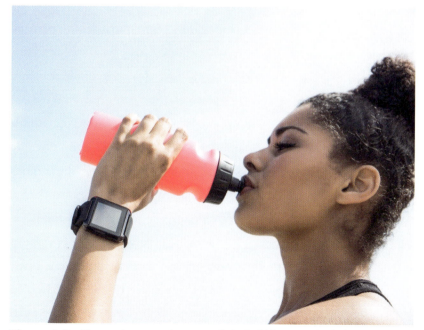

Figura 6.4 – Determinar uma boa estratégia de hidratação (pré, durante e após o exercício) é fundamental no desempenho físico de sessões de treinamento e competições.

O primeiro passo para se elaborar uma estratégia de hidratação é a determinação da perda de suor para posterior cálculo da taxa de sudorese. Deve-se que a perda de suor é calculada a partir da variação da massa corporal entre sessões de exercício, assumindo que 1 litro de suor corresponde a 1 kg de massa corporal:

Equação 2: *Perda de suor* (*l*) = MCI - MCF
Onde MCI = massa corporal inicial e MCF = massa corpora fina, ambos em quilos.

A taxa de sudorese pode então ser determinada em litros por hora utilizando-se a seguinte equação:

Equação 3: *Taxa de sudorese* $(l/h) = \frac{PS + (CL/1000)}{(T/60)}$
Onde PS = perda de suor em litros, CL = consumo de líquidos em mililitros, T = tempo de atividade em minutos.

O objetivo da estratégia de hidratação é tentar manter um percentual de desidratação < 2% da massa corporal total para evitar os efeitos indesejados sobre o desempenho, conforme discutido anteriormente neste capítulo. Assim, a taxa de sudorese serve como uma valiosa referência sobre o volume que um atleta precisa consumir para atingir essa meta. Quando a taxa de sudorese é muito elevada, 2 a 3 litros de suor por hora, torna-se impossível manter o corpo hidratado, já que a taxa de esvaziamento gástrico é bem menor.

O consumo de líquidos para reduzir a desidratação e a temperatura corporal durante o exercício se torna cada vez mais importante à medida que a temperatura do ambiente e a duração do exercício aumentam. Durante o exercício de longa duração, o consumo de líquido contendo carboidrato é vantajoso para reduzir os efeitos negativos da depleção no conteúdo de glicogênio muscular e hepático. O tempo até a exaustão é então prolongado. No entanto, a absorção do líquido ingerido é limitada (Lambert et al., 1996). O esvaziamento do líquido do estômago para o intestino, onde é absorvido, depende de diversos fatores, como temperatura ambiental e volume, temperatura e composição da bebida (ACSM, 2007; Baker e Jeukendrup, 2014).

A taxa de esvaziamento gástrico aumenta conforme o aumento no volume de líquido ingerido até o limite de aproximadamente 300 ml a cada 15 minutos. A taxa máxima de esvaziamento gástrico, em torno de 1,2 L de líquido por hora, é atingida com o consumo de água pura ou contendo baixas concentrações de glicose (Lambert et al., 1996). Além disso, quanto maior a temperatura ambiente, menor a taxa de esvaziamento gástrico, a despeito da maior necessidade de líquidos em temperaturas mais elevadas (ACSM, 2007).

Com o aumento da concentração de carboidratos na bebida, a taxa de absorção de líquido é reduzida (Evans, Shirreffs e Maughan, 2009). Os carboidratos têm o efeito de reter líquido no intestino e também favorecem o transporte de água por osmose da corrente sanguínea para orgãos intestinais. Para superar o problema da necessidade simultânea de consumo de carboidratos e líquidos, bebidas contendo tipos de carboidratos que minimizam a queda na taxa de esvaziamento gástrico devem ser preferidas.

Antes do exercício prolongado (de duração superior a 60 minutos), o tipo de líquido consumido deve ser cuidadosamente escolhido. Normalmente, em ambiente frio indica-se uma solução contendo de 5% a 8% de carboidratos. O elevado conteúdo desse nutriente pode reduzir a absorção de água, mas a perda hídrica por meio do suor, nesse caso, não é elevada, e a baixa temperatura ambiente também aumenta a taxa de esvaziamento gástrico. Entretanto, no calor, a perda hídrica é maior e a taxa de esvaziamento gástrico é menor, por isso o consumo de água pura ou contendo concentrações mais baixas de carboidratos (por exemplo, 2% a 3%) é recomendado para potencializar a absorção de água. Embora essa recomendação limite o *deficit* de líquido, a entrega de carboidrato para a musculatura ativa é mínima. Portanto, nessas condições de altas temperaturas, é particularmente importante que os estoques de glicogênio muscular estejam completos antes do início do exercício.

Existe uma grande variação individual na capacidade de transferir líquido do estômago para o intestino; por isso, a bebida usada em competições deve ser primeiramente experimentada em treinamentos. Várias bebidas e volumes podem ser testados durante o treinamento, e o corpo pode aprender a tolerar um maior consumo de líquidos. Por exemplo, em um estudo recente de nosso grupo de pesquisa, foi demonstrado que o consumo prévio (20 minutos antes do exercício) de água de coco foi capaz de melhorar o desempenho em teste até a exaustão, realizado em cicloergômetro em ambiente quente (Laitano et al., 2014).

Em geral, a magnitude de priorização do consumo de líquidos e carboidratos durante o exercício deve considerar os seguintes aspectos:

- a duração da atividade;
- as condições ambientais;
- a capacidade de sudorese;
- a capacidade individual de absorção de líquidos.

Atletas e praticantes de exercício devem consumir quantidades suficientes de líquidos antes do exercício, independentemente da sensação de sede. Um consumo de líquidos de 0,5 a 1 litro, 60 a 90 minutos antes de treinos e competições é normalmente apropriado. Durante atividades com duração maior que 30 minutos, líquidos devem ser consumidos frequentemente, mas em pequenas quantidades (150 ml a 250 ml a cada 10 a 15 minutos) para evitar o acúmulo excessivo de líquido no estômago (Lambert et al., 1996). Da mesma forma, é importante reestabelecer o balanço hídrico após o exercício. Esse processo pode ser demorado e, algumas vezes, pode ser necessário beber mais do que o volume estabelecido pela sede. Após o exercício, os riscos inerentes ao consumo excessivo de líquidos são minimizados, pois o sistema renal é eficiente em eliminar o excesso de líquido por meio da urina.

CONCLUSÃO

A evaporação do suor é um importante mecanismo de regulação térmica durante o exercício em ambiente terrestre, no entanto, esse mecanismo pode levar a desidratação. Uma desidratação > 2% da massa corporal prejudica o desempenho em atividades aeróbias e anaeróbias. O principal mecanismo de limitação de desempenho associado à desidratação é a sobrecarga cardiovascular, embora aspectos metabólicos também possam estar envolvidos. A identificação do nível de desidratação pode ser realizada por técnicas bioquímicas laboratoriais ou por observações nas alterações de sinais clínicos, como cor da urina e flutuações nos valores de massa corporal após uma sessão de exercícios. A estratégia de hidratação deve ser elaborada levando-se em consideração a taxa de sudorese do indivíduo, bem como o tipo de exercício e o ambiente onde ele é realizado. O consumo de líquidos contendo carboidratos e eletrólitos pode ser necessário para pessoas que praticam atividades prolongadas em ambientes quentes e úmidos.

DESTAQUE PARA APLICAÇÃO PRÁTICA

- O consumo de líquidos é normalmente negligenciado por praticantes de exercícios físicos.
- Evidências indicam que uma taxa de desidratação maior ou igual à redução de 2% da massa corporal é capaz de prejudicar o desempenho físico em diferentes valências físicas.
- O consumo de líquidos de acordo com a sede pode ser insuficiente para evitar os efeitos negativos da desidratação.
- Beber de acordo com a taxa de sudorese e limitar a redução da massa corporal para valores menores que 2% parece ser uma estratégia segura para evitar a desidratação.
- O consumo de líquidos contendo carboidratos e eletrólitos deve ser considerado para atividades prolongadas em ambientes quentes e úmidos.

- Algumas pessoas podem necessitar de reposição de carboidratos e eletrólitos em atividades de menor duração e, por isso, a individualização da estratégia de hidratação se faz necessária.

QUESTÕES PARA ESTUDO

1. Por que a evaporação do suor é o principal mecanismo de regulação da temperatura corporal durante o exercício realizado na superfície terrestre fora da água?

2. Quais aspectos devem ser considerados para o consumo de líquidos e carboidratos durante o exercício?

3. Qual a relação entre a taxa de esvaziamento gástrico, volume de líquido ingerido durante o exercício e temperatura ambiente?

4. Quais as possíveis formas de identificar se uma pessoa está desidratada antes do início do exercício?

5. Quais são os sinais e sintomas da desidratação?

BIBLIOGRAFIA

ALMOND, C. S. D. et al. Hyponatremia among runners in the Boston Marathon. *New England Journal of Medicine*, v.352, n.15, p.1550-6, 2005.

AMERICAN COLLEGE OF SPORTS MEDICINE (ACSM). American College of Sports Medicine position stand. Exercise and fluid replacement. *Medicine and Science and Sports Exercise*, v.39, p.377-90, 2007.

ARMSTRONG, L. E.; COSTILL, D. L.; FINK, W. J. Influence of diuretic-induced dehydration on competitive running performance. *Medicine and Science in Sports and Exercise*, v.17, p.456-61, 1985.

ARMSTRONG, L. E. et al. Urinary indices of hydration status. *International Journal of Sport Nutrition*, v.4, n.3, p.265-79, 1994.

BAKER, L. B.; JEUKENDRUP, A. E. Optimal composition of fluid-replacement beverages. *Comprehensive Physiology*, v.4, p.575-620, 2014.

BARR, S. I.; COSTILL, D. L.; FINK, W. J. Fluid replacement during prolonged exercise: effects of water, saline, or no fluid. *Medicine and Science in Sports Exercise*, v.23, n.7, p.811-7, 1991.

BELOW, P. R. et al. Fluid and carbohydrate ingestion independently improve performance during 1 h of intense exercise. *Medicine and Science in Sports and Exercise*, v.27, n.2, p.200-10, 1995.

BELTRAMI, F. G.; HEW-BUTLER, T.; NOAKES, T. D. Drinking policies and exercise-associated hyponatraemia: is anyone still promoting overdrinking? *British Journal of Sports Medicine*, v.42, n.10, p.796-501, 2008.

BIGARD, A. X. et al. Effects of dehydration and rehydration on EMG changes during fatiguing contractions. *Medicine and Science in Sports and Exercise,* v.33, p.1694-700, 2001.

BOSCO, J. S. et al. Effects of acute dehydration and starvation on muscular strength and endurance. *Acta Physiologica Polonica,* v.25, n.5, p.411-21, 1974.

BOSCO, J. S.; TERJUNG, R. L.; GREENLEAF, J. E. Effects of progressive hypohydration on maximal isometric muscular strength. *Journal of Sports Medicine and Physical Fitness,* v.8, p.81-6, 1968.

BURGE, C. M.; CAREY, M. F.; PAYNE, W. R. Rowing performance, fluid balance, and metabolic function following dehydration and rehydration. *Medicine and Science in Sports and Exercise,* v.25, p.1358-64, 1993.

CALDWELL, J. E.; AHONEN, E.; NOUSIAINEN, U. Differential effects of sauna, diuretic, and exercise-induced hypohydration. *Journal of Applied Physiology,* v.57, p.1018-23, 1984.

CARVALHO, M. V. et al. The temperature of water ingested ad libitum does not influence performance during a 40-km self-paced cycling trial in the heat. *Journal of Sports Medicine and Physical Fitness,* v.55, n.12, p.1473-9, 2015.

CASA, D. J. et al. National athletic trainers' association position statement: fluid replacement for athletes. *Journal of Athletic Training.,* v.35, n.2, p.212-24, 2000.

CATERISANO, A. et al. The effect of differential training on isokinetic muscular endurance during acute thermally induced hypohydration. *American Journal of Sports Medicine,* v.16, p.269-73, 1988.

CHEUVRONT, S. N., et al. No effect of moderate hypohydration or hyperthermia on anaerobic exercise performance. *Medicine and Science in Sports and Exercise,* v.38, p.1093-7, 2006.

CHEUVRONT, S. N. et al. Hypohydration impairs endurance exercise performance in temperate but not cold air. *Journal of Applied Physiology,* v.99, n.5, p.1972-6, 2005.

CHEUVRONT, S. N.; CARTER, R.; SAWKA, M. N. Fluid balance and endurance exercise performance. *Current Sports Medicine Reports,* v.2, p.202-8, 2003.

COSTILL, D. L.; COTÉ, R.; FINK, W. Muscle water and electrolytes following varied levels of dehydration in man. *Journal of Applied Physiology,* v.40, p.6-11, 1976.

COSTILL, D. L. et al. Muscle water and electrolyte distribution during prolonged exercise. *International Journal of Sports Medicine,* v.2, p.130-4, 1981.

CRAIG, E. N.; CUMMINGS, E. G. Dehydration and muscular work. *Journal of Applied Physiology,* v.21, p.670-4, 1966.

EVANS, G. H.; SHIRREFFS, S. M.; MAUGHAN, R. J. Acute effects of ingesting glucose solutions on blood and plasma volume. *British Journal of Nutrition,* v.101, p.1503-8, 2009.

EVETOVICH, T. K. et al. Effect of moderate dehydration on torque, electromyography, and mechanomyography. *Muscle Nerve,* v.26, p.225-31, 2002.

FALLOWFIELD, J. L. et al. Effect of water ingestion on endurance capacity during prolonged running. *Journal of Sports Sciences,* v.14, p.497-502, 1996.

FOGELHOLM, M. Effects of bodyweight reduction on sports performance. *Sports Medicine*, v. 18, n.4, p.249–267, 1994.

FRITZSCHE, R. G. et al. Water and carbohydrate ingestion during prolonged exercise increase maximal neuromuscular power. *Journal of Applied Physiology*, v.88, p.730-7, 2000.

FTAITI, F. et al. Combined effect of heat stress, dehydration and exercise on neuromuscular function in humans. *European Journal of Applied Physiology*, v.84, p.87-94, 2001.

GONZÁLEZ-ALONSO, J. Separate and combined influences of dehydration and hyperthermia on cardiovascular responses to exercise. *International Journal of Sports Medicine*, v.19 (suppl. 2), p.S111-4, 1998.

GONZÁLEZ-ALONSO, J.; CALBET, J. A.; NIELSEN, B. Muscle blood flow is reduced with dehydration during prolonged exercise in humans. *Journal of Physiology*, v.513 (Pt 3), p.895-905, 1998.

GONZÁLEZ-ALONSO, J.; CRANDALL, C. G.; JOHNSON, J. M. The cardiovascular challenge of exercising in the heat. *Journal of Physiology*, v.586, n.1, p.45-53, 2008.

GONZÁLEZ-ALONSO, J. et al. Dehydration reduces cardiac output and increases systemic and cutaneous vascular resistance during exercise. *Journal of Physiology*, v.79, p.1487-96, 1995.

GOUDIE, A. M.; TUNSTALL-PEDOE, D. S.; KERINS, M. Altered mental status after a marathon. *New England Journal of Medicine*, v.352, n.15, p.1613-4, 2005.

GREIWE, J. S. et al. Effects of dehydration on isometric muscular strength and endurance. *Medicine and Science in Sports and Exercise*, v.30, n.2, p.284-8, 1998.

HERBERT, W. G.; RIBISL, P. M. Effects of dehydration upon physical working capacity of wrestlers under competitive conditions. *Research Quaterly*, v.43, n.4, p.416-22, 1972.

HEW-BUTLER, T. et al. Exercise-associated hyponatremia (EAH) consensus panel. Consensus statement of the 1st International Exercise-Associated Hyponatremia Consensus Development Conference, Cape Town, South Africa 2005. *Clinical Journal of Sport Medicine: Official Journal of Canadian Academy Sport Medicine*, v.15, n.4, p.208-13, 2005.

HICKNER, R. C. et al. Test development for the study of physical performance in wrestlers following weight loss. *International Journal of Sports Medicine*, v.12, n.6, p.557-62, 1991.

HILLMAN, A. R. et al. Exercise-induced dehydration with and without environmental heat stress results in increased oxidative stress. *Applied Physiology, Nutrition, and Metabolism, Physiologie Appliquée, Nutrition and Métabolisme*, v.36, n.5, p.698-706, 2011.

HORSWILL, C. A. Applied physiology of amateur wrestling. *Sports Medicine NZ*, v.14, n.2, p.114-43, 1992.

HORSWILL, C. A. Weight loss and weight cycling in amateur wrestlers: implications for performance and resting metabolic rate. *International Journal of Sport Nutrition*, v.3, p.245-60, 1993.

JUDELSON, D. A. et al. Hydration and muscular performance: does fluid balance affect strength, power and high-intensity endurance? *Sports Medicine NZ*, v.37, n.10, p.907-21, 2007a.

JUDELSON, D. A. et al. Effect of hydration state on strength, power, and resistance exercise performance. *Medicine and Science in Sports and Exercise*, v.39, n.10, p.1817-24, 2007b.

KAY, D.; MARINO, F. E. Failure of fluid ingestion to improve self-paced exercise performance in moderate-to-warm humid environments. *Journal of Thermal Biology*, v.28, p.29-34, 2003.

KELLER, U. et al. Effects of changes in hydration on protein, glucose and lipid metabolism in man: impact on health. *European Journal of Clinical Nutrition*, v.57 (suppl. 2), p.S69–74, 2003.

KING, D. S. et al. Muscle metabolism during exercise in the heat in unacclimatized and acclimatized humans. *Journal of Applied Physiology*, v.59, n.5, p.1350-4, 1985.

KONDO. N. et al. Function of human eccrine sweat glands during dynamic exercise and passive heat stress. *Journal of Applied Physiology*, v.90, n.5, p.1877-81, 2001.

LADELL, W. S. The effects of water and salt intake upon the performance of men working in hot and humid environments. *Journal of Physiology*, v.127, p.11-46, 1955.

LAITANO, O. et al. Effects of graded exercise-induced dehydration and rehydration on circulatory markers of oxidative stress across the resting and exercising human leg. *European Journal of Applied Physiology*, v.112, n.5, p.1937-44, 2012.

LAITANO, O. et al. Separate and combined effects of heat stress and exercise on circulatory markers of oxidative stress in euhydrated humans. *European Journal of Applied Physiology*, v.110, n.5, p.953-60, 2010.

LAITANO, O. et al. Improved exercise capacity in the heat followed by coconut water consumption. *Motriz: Revista de Educação Física*, v.20, p.107-1, 2014.

LAMBERT, G. P. et al. Simultaneous determination of gastric emptying and intestinal absorption during cycle exercise in humans. *International Journal of Sports Medicine*, v.17, n.1, p.48-55, 1996.

MAFFULLI, N. Making weight: a case study of two elite wrestlers. *British Journal of Sports Medicine*, v.26, n.2, p.107-10, 1992.

MAUGHAN, R. J.; SHIRREFFS, S. M.; LEIPER, J. B. Errors in the estimation of hydration status from changes in body mass. *Journal of Sports Science*, v.25, n.7, p.797-804, 2007.

MCCONELL, G. K. et al. Influence of ingested fluid volume on physiological responses during prolonged exercise. *Acta Physiologica Scandinavica*, v.160, p.149-56, 1997.

MONTAIN, S. J. et al. Hypohydration effects on skeletal muscle performance and metabolism: a 31P-MRS study. *Journal of Applied Physiology*, v.84, n.6, p.1889-94, 1998.

MUDAMBO, K. S.; LEESE, G. P.; RENNIE, M. J. Dehydration in soldiers during walking/running exercise in the heat and the effects of fluid ingestion during and after exercise. *European Journal of Applied Physiology*, v.76, n.6, p.517-24, 1997.

NOAKES, T. D. Is drinking to thirst optimum? *Annals of Nutrition and Metabolism*, v.57, p.9-17, 2010.

NYBO, L. et al. Effects of marked hyperthermia with and without dehydration on VO_{2} kinetics during intense exercise. *Journal of Applied Physiology*, v.90, n.3, p.1057-64, 2001.

OÖPIK, V. et al. Effect of rapid weight loss on metabolism and isokinetic performance capacity. A case study of two well trained wrestlers. *Journal of Sports Medicine and Physical Fitness*, v.36, n.2, p.127-31, 1996.

PICHAN, G. et al. Effect of primary hypohydration on physical work capacity. *International Journal of Biometeorology*, v.32, n.3, p.176-80, 1988.

POWERS, S. K. et al. Reactive oxygen species are signalling molecules for skeletal muscle adaptation. *Experimental Physiology*, v.95, n.1, p.1-9, 2010.

RIBISL, P. M.; HERBERT, W. G. Effects of rapid weight reduction and subsequent rehydration upon the physical working capacity of wrestlers. *Research Quaterly*, v.41, n.4, p.536-41, 1970.

RITZ, P. et al. Effects of changes in water compartments on physiology and metabolism. *European Journal of Clinical Nutrition*, v.57 (suppl. 2), p.S2-5, 2003.

RODRIGUES, R. et al. Effects of acute dehydration on neuromuscular responses of exercised and nonexercised muscles after exercise in the heat. *Journal of Strength Conditioning Research of National Strength Conditiong Association*, v.28, n.12, p.3531-6, 2014.

ROSNER, M.; KIRVEN, J. Exercise-associated hyponatremia. *Clinical Journal of American Society of Nephrology*, v.2, n.1, p.151-61, 2007.

SALTIN, B. Aerobic and anaerobic work capacity after dehydration. *Journal of Applied Physiology*, v.19, p.1114-8, 1964a.

SALTIN, B. Circulatory response to submaximal and maximal exercise after thermal dehydration. *Journal of Applied Physiology*, v.19, p.1125-32, 1964b.

SAWKA, M. N.; NOAKES, T. D. Does dehydration impair exercise performance? *Medicine and Science in Sports and Exercise*, v.39, n.8, p.1209-17, 2007.

SCHOFFSTALL, J. E. et al. Effects of dehydration and rehydration on the one-repetition maximum bench press of weight-trained males. *Journal of Strength Conditioning Research of National Strength Conditiong Association*, v.15, n.1, p.102-08, 2001.

SHIBASAKI, M.; CRANDALL, C. G. Mechanisms and controllers of eccrine sweating in humans. *Frontiers in Bioscience (Scholar Edition).*, v.2, p.685-96, 2010.

SHIBASAKI, M.; WILSON, T. E.; CRANDALL, C. G. Neural control and mechanisms of eccrine sweating during heat stress and exercise. *Journal of Applied Physiology (1985)*, v.100, n.5, p.1692-701, 2006.

SLATER, G. J. et al. Impact of acute weight loss and/or thermal stress on rowing ergometer performance. *Medicine and Science in Sports Exercise*, v.37, n.8, p.1387-94, 2005.

SMITH, M. S. et al. The effects in humans of rapid loss of body mass on a boxing-related task. *European Journal of Applied Physiology*, v.83, p.34-9, 2000.

SPEEDY, D. B.; NOAKES, T. D.; SCHNEIDER, C. Exercise-associated hyponatremia: a review. *Emergence Medicine (Fremantle WA)*, v.13, p.17-27, 2001.

STEWART, C. J. et al. Exercise-induced dehydration does not alter time trial or neuromuscular performance. *International Journal of Sports Medicine*, v.35, p.725-30, 2014.

STRYDOM, N. B. et al. The influence of water restriction on the performance of men during a prolonged march. *South African Medical Journal (Suid-Afrikaanse Tydskrif vir Geneeskdunde)*, v.40, p.539-44, 1966.

TORRANIN, C.; SMITH, D.P.; BYRD, R. J. The effect of acute thermal dehydration and rapid rehydration on isometric and isotonic endurance. *Journal of Sports Medicine and Physical Fitness*, v.19, p.1-9, 1979.

TRANGMAR, S. J. et al. Dehydration affects cerebral blood flow but not its metabolic rate for oxygen during maximal exercise in trained humans. *Journal of Physiology*, v.592, p.3143-60, 2014.

VIITASALO, J. T. et al. Effects of rapid weight reduction on force production and vertical jumping height. *International Journal of Sports Medicine*, v.8, p.281-5, 1987.

WALDEGGER, S. et al. Effect of cellular hydration on protein metabolism. *Mineral and Electrolyte Metabolism*, v.23, p.201-5, 1997.

WALSH, R.M. et al. Impaired high-intensity cycling performance time at low levels of dehydration. *Internationl Journal of Sports Medicine*, v.15, p.392-8, 1994.

WÄSTERLUND, D. S.; CHASELING, J.; BURSTRÖM, L. The effect of fluid consumption on the forest workers' performance strategy. *Applied Ergonomics*, v.35, p.29-36, 2004.

WATSON, G. et al. Influence of diuretic-induced dehydration on competitive sprint and power performance. *Medicine and Science in Sports and Exercise*, v.37, p.1168-74, 2005.

YOSHIDA T., et al. The critical level of water deficit causing a decrease in human exercise performance: a practical field study. *European Journal of Applied Physiology*, v.87, p.529-34, 2002.

CAPÍTULO 7

ADIÇÃO E SUBTRAÇÃO PARA A HOMEOSTASIA (RADICAIS LIVRES E ATIVIDADE FÍSICA)

Juliano Boufleur Farinha
Álvaro Reischak de Oliveira

RESUMO

Radicais livres (RLs) e espécies reativas de oxigênio (EROs) são átomos ou moléculas que apresentam forte tendência em oxidar lipídios, proteínas e DNA, estando associados com diversas patologias, incluindo diabetes, câncer e doenças cardiovasculares. Destaca-se, ainda, que níveis fisiológicos desses átomos e moléculas são cruciais para o desenvolvimento de importantes funções benéficas em nosso organismo. Como forma de prevenir, retardar ou reduzir os efeitos deletérios dessas substâncias quando produzidas em excesso, nosso organismo dispõe de antioxidantes enzimáticos produzidos endogenamente e antioxidantes não enzimáticos, advindos da dieta. Entre tantos malefícios relacionados à produção suprafisiológica de RLs e EROs, os efeitos de diferentes treinamentos físicos e do uso de diversos suplementos alimentares na tentativa de combatê-los têm sido estudados. Agudamente, o exercício físico intenso provoca o aumento da produção de RLs e EROs por meio de diversos mecanismos, acarretando comprometimento parcial de funções fisiológicas (Figura 7.1). Apesar dos efeitos do treinamento físico sobre parâmetros pró e antioxidantes depender do tipo, intensidade e duração das sessões de exercício, do estado de treinamento, idade, sexo, condições de saúde, herança genética e dieta dos indivíduos avaliados, bem como do tipo de marcadores analisados, o treinamento físico destaca-se por provocar adaptações que buscam o equilíbrio entre os danos induzidos por tais moléculas e os sistemas de reparo antioxidante (Figura 7.1), resultando na melhora de diversas funções fisiológicas. Nesse sentido, o entendimento de como os diferentes tipos e intensidades de treinamento físico afetam o *status* oxidativo pode ser útil aos profissionais da área na prescrição de exercícios e treinamentos físicos. Com relação à suplementação alimentar, investigações demonstraram que a suplementação com antioxidantes pode anular parcial ou totalmente algumas respostas adaptativas, provocadas pelo próprio treinamento físico, relacionadas à contração muscular e à biogênese mitocondrial. Destaca-se que técnicas moleculares mais sensíveis podem proporcionar maiores esclarecimentos acerca dos mecanismos envolvidos na produção fisiológica, patológica e relacionada com o exercício e treinamento físico, de RLs e EROs.

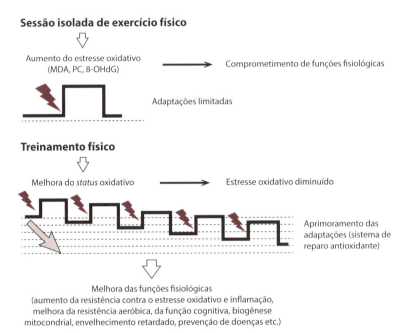

Figura 7.1 – Respostas adaptativas a uma sessão isolada e ao treinamento físico.
Fonte: adaptado de Radak et al. (2013): MDA: malondialdeído; PC: proteína carbonil; 8-OHdG: 8-hidroxi-2'-desoxiguanosina.

INTRODUÇÃO

Os benefícios da prática regular de exercícios físicos sobre a prevenção e/ou tratamento de diversas doenças, como obesidade, diabetes, hipertensão, dislipidemia, aterosclerose, alguns tipos de câncer, artrite, osteoporose, depressão, entre outras, têm sido largamente descritos (Devries et al., 2008a, 2008b; Gleeson et al., 2011; De Oliveira et al., 2012). Paradoxalmente, o aumento do consumo de oxigênio provocado pelo próprio exercício físico é um dos mecanismos que resultam na formação de radicais livres (RLs) e de espécies reativas de oxigênio (EROs). RLs são átomos ou moléculas que, por apresentarem um elétron desemparelhado em sua camada externa de valência, apresentam forte tendência em oxidar outras moléculas. Já as EROs são metabólitos derivados do oxigênio que apresentam alta reatividade para biomoléculas, atraindo elétrons delas. Destaca-se que a produção excessiva e crônica de tais moléculas está vinculada com o envelhecimento e diversas patologias: câncer, aterosclerose e acidente vascular cerebral, distúrbios hepáticos e renais, artrite reumatoide, sarcopenia, diabetes *mellitus*, hipertensão arterial sistêmica, doenças autoimunes, distúrbios degenerativos associados com o envelhecimento e doenças de *Alzheimer*, *Parkinson* e *Huntington*, entre outras (Rahman, 2007; Lu et al., 2010; Carocho e Ferreira, 2013). Ressalta-se também que níveis fisiológicos de RLs e de EROs são cruciais para o desenvolvimento de importantes funções em nosso organismo.

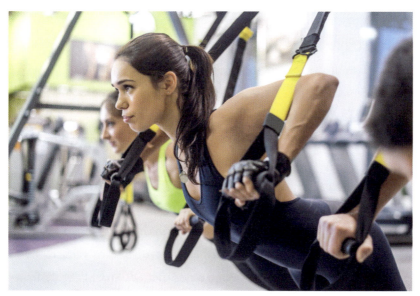

Figura 7.2 – O exercício, apesar de aumentar a produção de RLs e EROs, pode provocar adaptações nos sistemas de defesa e reparo antioxidante.

No combate aos malefícios relacionados à produção excessiva de RLs e EROs em nosso organismo, o treinamento físico, caracterizado pela exposição crônica a sessões de exercícios, destaca-se por provocar adaptações que buscam o equilíbrio entre os danos induzidos por tais moléculas e os sistemas de reparo antioxidante (Finaud, Lac e Filaire, 2006). Indivíduos sedentários apresentam elevados níveis de marcadores pró-oxidantes e/ou reduzida atividade de enzimas antioxidantes (Bartfay e Bartfay, 2014; Buresh e Berg, 2015; Farinha et al., 2015). Sabendo-se que o treinamento físico proporciona proteção contra o estresse oxidativo, condição esta caracterizada pela produção suprafisiológica e/ou deficiente remoção de RLs e EROs pelo sistema de defesa antioxidante do organismo, o entendimento de como os diferentes tipos e intensidades de treinamento físico afetam o *status* oxidativo pode ser útil aos profissionais da área. Levando isso em consideração, o objetivo deste capítulo é abordar os mecanismos de formação de RLs e das EROs ao longo de esforços físicos e discutir os efeitos agudos e crônicos provocados pelas sessões de exercícios físicos.

RADICAIS LIVRES E ESPÉCIES REATIVAS DE OXIGÊNIO

Em 1774, Priestley descobriu ser o oxigênio um importante componente do ar que respiramos. Já em 1783, Lavoisier demonstrou ser ele indispensável à vida, apesar de, em altas pressões, apresentar efeito tóxico sobre os pulmões.

Na década de 1950, a fisiologista argentina Rebecca Gerschman sugeriu a relação entre uma série de doenças e o envelhecimento com o oxigênio (Gerschman et al., 1954). Essa teoria acabou sendo fundamental para o desenvolvimento do que se conhece hoje sobre os radicais livres de oxigênio. Na mesma linha, o Dr. Denhan Harman, indicado seis vezes ao Prêmio Nobel, sugeriu que os radicais livres causassem envelhecimento e doenças por meio de suas ações destrutivas em células e tecidos (Harman, 1956). A teoria foi inicialmente ridicularizada por muitos na comunidade científica, mas ganhou apoio na década de 1960 com outros cientistas.

Radicais livres são átomos ou moléculas que, por apresentarem um elétron desemparelhado em sua camada externa de valência (Figura 7.3), apresentam forte tendência em oxidar outras moléculas próximas. Nesse contexto, as EROs são representadas por moléculas que contêm oxigênio e podem ou não apresentar elétrons desemparelhados nas camadas de valência, sendo altamente reativas para biomoléculas nos tecidos, alterando o tamanho e a forma destas últimas (Vincent e Taylor, 2006).

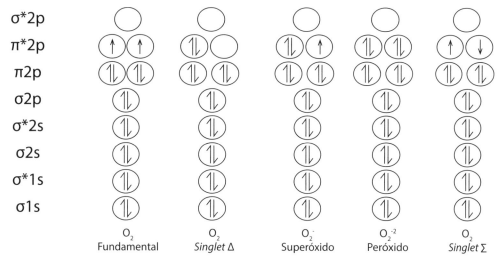

Figura 7.3 – Molécula diatômica do oxigênio e sua distribuição eletrônica.
Fonte: adaptado de Halliwell e Gutteridge (2007).

A formação de radicais livres depende de processos de oxirredução. A oxidação ocorre quando uma molécula perde um elétron e, consequentemente, tal elétron é recebido por outra molécula (que passa a ser reduzida). Dessa forma, reações de oxidação e redução ocorrem conjuntamente, ou seja, sempre que uma molécula é oxidada, outra é reduzida (Buresh e Berg, 2015). As EROs incluem o ânion-radical superóxido ($O_2^{\bullet-}$), o peróxido de hidrogênio (H_2O_2), o radical hidroxila (OH$^{\bullet}$), o oxigênio *singlet* ($^1O_2$), o ozônio (O_3) e o peroxinitrito (ONOO$^-$), entre outros. Destaca-se que todas as EROs produzidas no músculo esquelético são derivadas do $O_2^{\bullet-}$ ou do NO (Powers e Jackson, 2008). Apesar do grande enfoque que as EROs de nitrogênio (ERNs) recebem na literatura, nosso corpo também produz outras espécies reativas, tais como EROs de cloro, de enxofre e de alguns metais, porém, em menor quantidade.

As EROs são produzidas por meio da exposição a diversos tipos de radiação, poluentes do ar, variações bruscas da temperatura, fumo, drogas e álcool (Halliwell e Gutteridge, 2007; Nathan e Cunningham-Bussel, 2013). Endogenamente, as EROs são produzidas naturalmente em nosso organismo por meio de processos metabólicos oxidativos, sendo úteis no combate a agentes invasores durante processos inflamatórios (via nicotinamida adenina dinucleotídeo fosfato – NADPH oxidase), na desintoxicação alcoólica e de drogas (via enzima citocromo P450), na produção do fator relaxante derivado do endotélio (óxido nítrico – NO) na ativação de enzimas, na força de contração muscular, na síntese de certas proteínas, no metabolismo mitocondrial e nas adaptações musculares decorrentes do treinamento físico, entre outras funções benéficas (Davies et al., 1982; Schneider e Oliveira, 2004; Finaud, Lac e Filaire, 2006). Nesse contexto, os estudos clássicos de Reid (Reid, Khawli e Moody, 1993; Reid, 2001) demonstraram que níveis de EROs abaixo dos valores basais fisiológicos reduzem a produção de força pelo músculo esquelético. Já o aumento de EROs até certo ponto eleva a produção de força, enquanto a exposição a EROs acima desse ponto resulta novamente em reduzida produção de força.

Os organismos aeróbicos requerem oxigênio (O_2), o qual age como aceptor de elétrons durante o processo de oxidação dos substratos energéticos. Na parte terminal da cadeia transportadora de elétrons (CTE), a enzima citocromo oxidase (complexo IV) remove um elétron de cada uma das quatro moléculas reduzidas de citocromo c, oxidando-as, e adiciona os quatro elétrons ao O_2 para formar água (cerca de 95% a 98%) (reação 1).

Reação 1:

$$O_2 + 4e^- + 4H^+ \xrightarrow{Citocromo\ Oxidase} 2H_2O + energia$$

Em virtude de sua configuração eletrônica, o O_2 apresenta forte tendência em receber um elétron de cada vez. Em condições basais, isso ocorre com aproximadamente 95% a 98% do O_2 metabolizado. Contudo, os 2% a 5% restantes são reduzidos através de uma reação univalente em uma ERO, o $O_2^{•-}$, embora alguns estudos defendam que essa contribuição seja representada por apenas 0,15% do oxigênio consumido (St-Pierre et al., 2002; Brand et al., 2004; Jackson, 2008; Buresh e Berg, 2015). De qualquer forma, a adição de um elétron a uma molécula de O_2 resulta na formação de $O_2^{•-}$, o qual é altamente reativo (reação 2).

Reação 2:

$$O_2 + e^- \longrightarrow O_2^-$$

O $O_2^{•-}$, por sua vez, ao receber mais um elétron e dois íons hidrogênio, gera H_2O_2, um radical livre menos reativo por não apresentar elétrons desemparelhados. Essa reação é catalisada pela enzima superóxido dismutase (SOD) (reação 3).

Reação 3:

$$O_2^- + 2H^+ \xrightarrow{SOD} H_2O_2$$

Quando o H_2O_2 recebe mais um elétron e um íon hidrogênio, $OH^•$ é formado. Destaca-se que o $OH^•$ é extremamente reativo e instável, não existindo sistemas antioxidantes contra ele em nosso organismo. O $OH^•$ também pode ser formado quando o H_2O_2 reage com íons ferro ou cobre (reação de Fenton) (reação 4). Além das reações citadas, os íons desses metais de transição podem catalisar a reação entre H_2O_2 e $O_2^{•-}$, resultando na produção de $OH^•$ (reação de Haber-Weiss) (reação 5).

Reação 4:

$$Fe^{2+}/Cu^+ + H_2O_2 \rightarrow OH^{\cdot} + OH^- + Fe^{3+}/Cu^{2+}$$

Reação 5:

$$H_2O_2 + O_2^{\cdot-} \xrightarrow{Fe/Cu} OH^{\cdot} + OH^- + O_2$$

Além disso, o $O_2^{\cdot-}$ pode reagir com o NO, gerando ONOO⁻ e levando à formação de OH· (reação 6).

Reação 6:

$$O_2^{\cdot-} + NO \rightarrow ONOO^- + H^+ \rightarrow OH^{\cdot}$$

DEFESA ANTIOXIDANTE

Antioxidantes são substâncias que reduzem, retardam ou previnem os efeitos deletérios dos RL e das EROs. O sistema de defesa antioxidante está dividido em enzimático (endógeno) e não enzimático (advindo principalmente da alimentação). Os antioxidantes enzimáticos incluem a SOD, a catalase (CAT) e a glutationa peroxidase (GPX). A SOD representa a primeira linha de defesa contra o estresse oxidativo (reação 3) e é composta por três isoformas: mitocondrial (dependente de manganês – MnSOD), citosólica e extracelular (dependentes de cobre e zinco – CuZnSOD). A CAT, presente principalmente no citosol das células, desempenha importante função na eliminação do H_2O_2, promovendo sua catálise até água (H_2O) (reação 7). Da mesma forma, a GPX, enzima citosólica e mitocondrial, remove o H_2O_2 e forma H_2O por meio da conversão da glutationa reduzida (GSH) em glutationa oxidada (GSSG) e água (reação 8).

Reação 7:

$$H_2O_2 + H_2O_2 \xrightarrow{Catalase} O_2 + 2H_2O$$

Reação 8:

$$2GSH + H_2O_2 \xrightarrow{GPX} GSSG + 2H_2O$$

Entre os antioxidantes não enzimáticos, temos a vitamina A (retinol), vitamina C (ácido ascórbico), vitamina E (tocoferol), flavonoides, coenzima Q_{10}, albumina, ácido úrico, tióis, proteínas de choque térmico e micronutrientes (ferro, cobre, zinco, selênio e manganês) (Figura 7.4). Com o propósito de analisar globalmente a quantidade dos diversos marcadores antioxidantes não enzimáticos, a mensuração da capacidade antioxidante total (TAC) tem sido utilizada (Finaud, Lac e Filaire, 2006). A seguir, alguns antioxidantes não enzimáticos dietéticos serão discutidos com maior especificidade. De qualquer forma, salienta-se que a eficiência do sistema antioxidante (enzimático e não enzimático) pode ser modificada por meio do exercício físico, treinamento físico, dieta e envelhecimento.

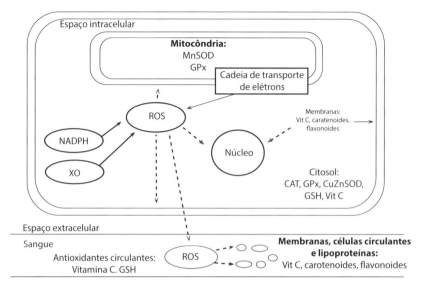

Figura 7.4 – Localização dos diferentes antioxidantes.

Fonte: adaptado de Finaud, Lac e Filaire (2006). ROS: espécies reativas de oxigênio; NADPH: nicotinamida adenina dinucleotídeo fosfato oxidase; XO: xantina oxidase; MnSOD: superóxido dismutase dependente de manganês; GPX: glutationa peroxidase; Vit C: vitamina C; CAT: catalase; CuZnSOD: superóxido dismutase dependente de cobre; GSH: glutationa reduzida.

ESTRESSE OXIDATIVO

O estresse oxidativo é caracterizado pela produção suprafisiológica e/ou remoção deficiente de RLs, EROs e ERNs pelo sistema de defesa antioxidante, originando diversos danos teciduais que podem gerar diversas patologias (Halliwell e Gutteridge, 2007). Como RLs e EROs alteram o tamanho e a forma dos componentes com quem interagem, podem induzir apoptose, condições inflamatórias e alterações de função. Especificamente, tais moléculas provocam a oxidação de lipídios, proteínas e DNA.

A meia-vida dos RLs é muito curta, variando de milissegundos a nanossegundos. Para mensuração direta da produção dessas moléculas, a ressonância paramagnética eletrônica se constitui como o principal método. Entretanto, o uso desse método diretamente em humanos é desaconselhado, em virtude da toxidade dos produtos envolvidos na detecção dos radicais, e pouco utilizado em razão do alto custo financeiro (Finaud, Lac e Filaire, 2006). Nesse sentido, a técnica mais utilizada para estimativa da produção intracelular de EROs envolve a dicloro-dihidro-fluoresceína diacetato (DCFH-DA) (Jackson, 2008; Farinha et al., 2015). Como discutiremos a seguir, os principais métodos indiretos utilizados pela comunidade científica envolvem a avaliação dos danos em biomoléculas mediados por esses radicais. Tais mensurações podem ser realizadas em diferentes matrizes biológicas: sangue (soro, plasma, plaquetas, eritrócitos, leucócitos), saliva, músculo, tecido adiposo, suor, urina, sêmen e em diversos tecidos em modelos experimentais com animais.

O *status* oxidativo é caracterizado pelo balanço entre a produção de RLs/EROs e sua remoção. Dependendo do *status* oxidativo do organismo em questão, as EROs oxidam lipoproteínas, especialmente a lipoproteína de baixa densidade (LDL), fenômeno que culmina na formação de placas ateroscleróticas (Libby, Lichtman e Hansson, 2013). Além disso, as EROs têm a capacidade de oxidar ácidos graxos poli-insaturados que constituem a membrana celular. Essa reação inicializa a lipoperoxidação, uma sequência de reações que resulta na produção de hidroperóxidos lipídicos e substâncias como dienos conjugados e malondialdeído (MDA). Em outras palavras, a lipoperoxidação resulta na alteração da fluidez e no aumento da permeabilidade da membrana plasmática (Finaud, Lac e Filaire, 2006). Além dos marcadores de lipoperoxidação mencionados, temos as substâncias reativas ao ácido tiobarbitúrico (TBARS) e os F2-isoprostanos comumente utilizados.

A oxidação de proteínas e/ou aminoácidos por EROs é acompanhada do aumento dos níveis de grupamentos carbonil e aminoácidos oxidados, utilizados como índices para verificação do dano proteico. Como os grupamentos carbonil não são catabolizados, há inibição do sistema proteolítico e redução do *turnover* proteico, da integridade celular e da transcrição de genes (Finaud, Lac e Filaire, 2006). A formação de grupamentos carbonil tem sido a técnica mais utilizada na detecção do detrimento proteico. Além disso, EROs podem atacar o açúcar desoxirribose e as bases purínicas e pirimídicas do DNA, induzindo danos e mutação de genes que podem iniciar o processo de carcinogênese (Imayama et al., 2012). O principal marcador utilizado é a 8-hidroxi-2'-desoxiguanosina (8-OHdG), a qual é produzida pela oxidação da guanina (Finaud, Lac e Finaire , 2006). De fato, as substâncias envolvidas no *status* oxidativo podem ser mensuradas associando-se técnicas bioquímicas tradicionais de amostragem com determinação espectrofotométrica e fluorimétrica, técnicas cromatográficas, quimiluminescência e ressonância magnética, entre outras.

Mecanismos de formação de RLs e EROs durante o exercício físico

Dependendo da intensidade do exercício físico realizado, a demanda energética pode aumentar em até cem vezes quando comparada com a de repouso (Buresh e Berg, 2015). Como o consumo de oxigênio (VO_2) aumenta drasticamente durante a prática de exercícios físicos, uma maior quantidade de EROs é gerada durante a respiração mitocondrial (Schneider e Oliveira, 2004; Radak et al., 2013). A formação de EROs ($O_2^{\cdot-}$) é proporcional à atividade da cadeia transportadora de elétrons (CTE) (moléculas formadas principalmente nos complexos I e III), que, por sua vez, nem sempre é proporcional ao aumento do VO_2 (Di Meo e Venditti, 2001). Ressalta-se que as mitocôndrias são particularmente suscetíveis ao dano oxidativo em lipídios, proteínas e ácido desoxirribonucleico (DNA) provocados por EROs (Finaud, Lac e Finaire., 2006).

Outra importante fonte de EROs durante exercícios físicos anaeróbicos e/ou intensos é o fenômeno de isquemia-reperfusão no músculo exercitado, em razão da hipóxia e reoxigenação temporárias que ocorrem em função de contrações e relaxamentos cíclicos. Embora os músculos tenham baixa atividade da xantina oxidase quando comparados a outros órgãos (Di Meo e Venditti, 2001) e os mecanismos envolvidos mereçam maiores esclarecimentos, postula-se que, durante a hipóxia muscular, os equivalentes reduzidos acumulam-se dentro da CTE. Com a reoxigenação, ocorrem inúmeras reduções monoeletrônicas que resultam em conversão de O_2 em $O_2^{•-}$ (Schneider e Oliveira, 2004). Do mesmo modo, a enzima xantina desidrogenase apresenta um papel destacado na formação do ácido úrico durante a degradação das moléculas de adenosina trifosfato (ATP). Nos tecidos hipóxicos, a xantina desidrogenase é convertida em xantina oxidase. Com a reperfusão sanguínea, o $O_2^{•-}$ pode ser formado ao longo de uma reação catalisada pela xantina oxidase envolvendo O_2, hipoxantina, xantina e ácido úrico (Finaud, Lac e Finaire, 2006). O fenômeno de isquemia-reperfusão também ocorre após o término do exercício, já que, durante os esforços físicos intensos, o fluxo sanguíneo é drasticamente direcionado aos músculos ativos, ocorrendo uma temporária isquemia em outros órgãos (como intestino, rins e fígado). Tal condição é normalizada por meio do grande aporte sanguíneo oferecido a esses órgãos após a interrupção do esforço físico (Di Meo e Venditti, 2001). Como o treinamento aeróbico tipicamente aumenta a capacidade de trabalho em intensidades submáximas e adia o momento no qual ocorre aumento exponencial dos níveis de lactato, há redução dos níveis plasmáticos de hipoxantina (Teixeira-Lemos et al., 2011), reduzindo-se, assim, o substrato para a xantina oxidase e, consequentemente, resultando em uma menor formação de EROs em qualquer carga submáxima de esforço.

Em resposta aos danos musculares induzidos pelo exercício físico, neutrófilos e macrófagos são ativados e estimulam a produção de RLs ao longo do sistema da NADPH oxidase. Além disso, o aumento das concentrações intracelulares de cálcio durante períodos de esforços intensos podem ativar proteases dependentes de cálcio, causando a conversão da xantina desidrogenase em xantina oxidase, e, consequentemente, geração de $O_2^{•-}$ (Schneider e Oliveira, 2004). Ainda assim, concentrações aumentadas de cálcio provocadas pelo exercício podem ativar a enzima fosfolipase A_2 mitocondrial (Buresh e Berg, 2015), a qual libera ácido araquidônico a partir dos fosfolipídios. Posteriormente, a enzima ciclo-oxigenase reage com o ácido araquidônico, resultando na formação de OH• (Schneider e Oliveira, 2004). Outros mecanismos de formação de EROs durante o exercício físico compreendem a elevação da taxa de auto-oxidação da hemoglobina e mioglobina, da temperatura central e da produção de catecolaminas e ácido lático (Finaud, Lac e Finaire, 2006). Resumidamente e conforme exposto na literatura, a magnitude do estresse oxidativo proporcionado pela sessão de exercício físico não depende somente de sua intensidade absoluta, mas principalmente do nível de treinamento e decorrente grau de exaustão dos indivíduos que a realizam (Vina et al., 2000).

EXERCÍCIO FÍSICO, RLS E EROS

Em 1982, foi proposto que o exercício físico aumenta a produção de RLs (Davies et al., 1982). Desde então, inúmeros trabalhos têm investigado os efeitos agudos dos diferentes tipos de exercício físico sobre o estresse oxidativo. Em um estudo envolvendo a realização de exercícios físicos em bicicleta ergométrica nas intensidades de 40%, 60% e 80% do VO_2 máximo (VO_2máx) durante 40 minutos, foi demonstrado que o exercício intenso (80% do VO_2máx) provocou aumento da produção de EROs e supressão da atividade da MnSOD e dos níveis de GSH, em monócitos tratados ou não com LDL oxidada, (LDLox) após o esforço em jovens sedentários, quando em comparação com as outras duas intensidades (Wang, Lee e Chow, 2006). Além disso, exercícios realizados nas intensidades de 40% e 60% do VO_2máx reduziram os efeitos deletérios da LDLox sobre a atividade da MnSOD e dos níveis de GSH (Wang, Lee e Chow, 2006). Similarmente, triatletas e sedentários foram submetidos a diferentes intensidades de corrida em esteira. Triatletas demonstraram maiores níveis de lipoperoxidação, da capacidade antioxidante total (TAC) e da atividade da GPX após a sessão de alta intensidade comparada com as outras duas, ao passo que sedentários apresentaram maior atividade da enzima superóxido dismutase (SOD) nas intensidades leve e moderada quando comparada com a mais intensa (Schneider et al., 2005).

Diversos estudos com humanos e animais têm demonstrado maior atividade de enzimas antioxidantes (SOD, CAT, GPX) no sangue e nos tecidos após o exercício aeróbico (Finaud, Lac e Finaire, 2006;

Berzosa et al., 2011). Nesse sentido, evidências demonstram que o aumento significativo da produção de RLs ao longo de sessões de exercício aeróbico ocorre somente em intensidades superiores a 50% do VO_2máx, a partir das quais o sistema de defesa antioxidante é sobrecarregado por causa dos mecanismos anteriormente mencionados e os RLs induzem danos reversíveis (Finaud, Lac e Finaire, 2006). Curiosamente, alguns estudos reportam menores níveis de GSH ou da razão GSH: GSSG durante o exercício aeróbico justamente em razão de sua própria utilização no combate aos RLs (Powers e Lennon, 1999; Inal et al., 2001), ao passo que os níveis de vitaminas C e E tendem a aumentar na tentativa de proteger o corpo contra os danosos efeitos dos RLs em excesso (Finaud, Lac e Filaire, 2006).

Em um estudo envolvendo o exercício intervalado de alta intensidade em homens ativos, foi reportado aumento dos níveis de TBARS plasmáticos e da atividade das enzimas CAT e GPX em linfócitos, imediatamente após a sessão de treinamento, com os números retornando aos valores basais três horas o término dela (Fisher et al., 2011). Ainda nesse estudo, maiores atividades da SOD foram encontradas imediatamente após e três horas após o término da sessão, e a atividade dessa enzima retornou aos valores basais 24 horas depois (Fisher et al., 2011). Outro estudo que investigou os efeitos do exercício intervalado de alta intensidade sobre parâmetros de estresse oxidativo em homens fisicamente ativos, demonstrou que os níveis de proteína carbonil (PC), TBARS e da TAC permanecem elevados, em relação aos valores basais, até 48 horas após o término da sessão, com os picos sendo registrados nas primeiras 24 horas (Bogdanis et al., 2013). Na mesma linha, a atividade da GPX mostrou-se elevada 24 e 48 horas após a sessão, ao passo que a da CAT mostrou-se elevada imediatamente após o término da sessão e nas 24h seguintes (Bogdanis et al., 2013). Um dos possíveis mecanismos adaptativos e protetores contra a produção exacerbada de RLs e/ou EROs, não citado anteriormente, é a via do fator de transcrição nuclear-kB (NF-kB). Nesse caso, o contato deste com RLs gerados pela contração muscular pode resultar na translocação do NF-kB, do citosol para a mitocôndria das células, onde o fator regula a produção de genes protetores (Vasilaki et al., 2006). Além disso, ratos apresentaram elevada expressão gênica muscular da SOD após única sessão de exercício exaustivo, demonstrando que apenas uma sessão de exercício intenso pode ser capaz de induzir adaptações parciais sobre o sistema antioxidante (Hollander et al., 2001).

Uma outra característica da prática de exercícios físicos que tem sido estudada é o seu possível efeito atenuante sobre o estresse oxidativo relacionado à hipertrigliceridemia pós-prandial, considerando que esta última está relacionada com o desenvolvimento da aterosclerose (Zilversmit, 1979). Nesse contexto, alguns estudos demonstram que diferentes modalidades e intensidades de exercício físico realizadas um pouco antes do consumo de uma refeição hiperlipídica não previnem o estresse oxidativo associado à hipertrigliceridemia em mulheres pré-diabéticas ou em homens saudáveis e/ou treinados (Clegg et al., 2007; Melton et al., 2009; Canale et al., 2014). Em contrapartida, o estresse oxidativo pós-prandial é significativamente atenuado pelo exercício aeróbico moderado realizado após o consumo de refeição hiperlipídica, em comparação com a condição de repouso em homens treinados (McClean et al., 2007). Ao mesmo tempo, a realização prévia de uma sessão de exercício aeróbico moderado no dia anterior à refeição hiperlipídica também previne o aumento dos níveis de EROs em células relacionadas à função endotelial (Jenkins et al., 2011). Em consonância, uma sessão de exercício de alta intensidade realizada no dia anterior ao da refeição hiperlipídica resultou na diminuição dos níveis de TBARS e PC em comparação com o exercício de caminhada tradicional (Gabriel et al., 2012).

Com relação aos exercícios predominantemente anaeróbicos, como corridas intermitentes, saltos, tiros de curta distância em alta intensidade e exercícios de força excêntricos, eles são reconhecidos pelo aumento da produção de RLs após a realização das sessões; condição corroborada, entre outros fatores, pela relação positiva entre marcadores de estresse oxidativo e os níveis circulantes de lactato (Kayatekin et al., 2002; Finaud, Lac e Filaire, 2006). Com relação ao sistema antioxidante, a realização do teste de Wingate, caracterizado pelo esforço máximo durante 30 segundos em uma bicicleta ergométrica, está relacionada com uma menor atividade da SOD e manutenção da atividade da GPX, com maiores níveis de ácido úrico e vitamina C e menores concentrações de vitamina A e E (Groussard et al., 2003a; Groussard et al., 2003b).

TREINAMENTO FÍSICO, RLS E EROS

A realização de treinamento físico tem produzido resultados conflitantes com relação aos seus efeitos benéficos sobre o estresse oxidativo, embora a grande maioria dos estudos demonstre que propicia um ambiente antioxidante. Em diabéticos tipo 2, foi verificado o efeito de três diferentes tipos de treinamento físico sobre marcadores do status oxidativo. Os resultados apontam que o treinamento aeróbico provocou aumento na atividade de SOD e CAT em eritrócitos, bem como elevação dos níveis de tióis plasmáticos e nitrito salivar, após 12 semanas de intervenção (De Oliveira et al., 2012). Simultaneamente, o treinamento de força não alterou quaisquer parâmetros analisados, ao passo que o treinamento combinado tem resultado somente no aumento dos níveis de tióis. Ressalta-se, ainda, que a atividade da GPX e os níveis de TBARS não foram modulados por nenhuma das três intervenções (De Oliveira et al., 2012). Similarmente, na mesma população, treinamentos aeróbicos com durações de cinco ou seis meses resultaram em menores níveis de TBARS e dienos conjugados, maior atividade da SOD e maior resistência do LDL à oxidação, apesar de os níveis de PC e da atividade da CAT terem se mantido os mesmos (Gordon et al., 2008; Iborra et al., 2008). Oito semanas de treinamento aeróbico também resultaram no aumento dos níveis da TAC, redução da concentração plasmática de TBARS, bem como diminuição dos níveis eritrocitários de GSH em mulheres na menopausa (Karolkiewicz et al., 2009). Na mesma linha, o treinamento aeróbico provocou redução dos níveis de marcadores urinários de estresse oxidativo e da expressão proteica muscular da CuZnSOD (Devries et al., 2008a). Entretanto, a expressão proteica de 4-hidroxinonenal (marcador de lipoperoxidação), CAT e MnSOD obtidas por meio de biópsias musculares não foram moduladas pela intervenção em mulheres obesas (Devries et al., 2008b).

Em um recente estudo, foi comparado o efeito da frequência semanal das sessões de treinamento combinado, composto por sessões de exercícios aeróbicos e de força, sobre parâmetros de estresse oxidativo em obesos (Medeiros et al., 2015). Ao final de 26 sessões de treinamento combinado, realizadas três ou cinco vezes na semana, observou-se que, no grupo treinado três vezes por semana houve redução dos níveis de PC, ao passo que no grupo submetido a cinco sessões houve aumento dos níveis de TBARS. Além disso, ambos resultaram na diminuição da atividade da GPX e não foram capazes de modificar os níveis de tióis e a atividade da SOD e CAT (Medeiros et al., 2015). Cabe ressaltar que foi demonstrada uma relação entre a proliferação de células-satélite e consequente hipertrofia muscular com uma maior produção de EROs proporcionada pelos exercícios de força em roedores (Abruzzo et al., 2013).

Também foram avaliados os efeitos do treinamento aeróbico em comparação com o de força sobre marcadores antioxidantes em homens destreinados de meia-idade. Nenhuma das intervenções modulou a atividade das enzimas MnSOD, CuZnSOD, CAT ou GPX em linfócitos e monócitos (Garcia-Lopez et al., 2007). O treinamento aeróbico resultou no aumento da expressão gênica da MnSOD, CuZnSOD, CAT e GPX. O treinamento de força atuou apenas na elevação da expressão gênica da MnSOD e GPX, ao passo que ambos os treinamentos não alteraram a expressão proteica desses mesmos marcadores em linfócitos e monócitos (Garcia-Lopez et al., 2007).

Além disso, atletas em situações de sobrecarga de treinamento apresentam maiores níveis de TBARS, bem como queda da razão GSH:GSSG plasmática, indicando que o excesso de treinamento físico compromete os mecanismos de defesa antioxidante relacionados à resposta induzida pelo próprio exercício (Palazzetti et al., 2003). Ainda com relação ao desempenho esportivo, foi demonstrado que corredores de longas e curtas distâncias têm níveis similares de TBARS, TAC e razão GSH:GSSG, com exceção do considerável aumento da atividade da CAT presente apenas nos corredores de longa distância, provavelmente em virtude do alto consumo de oxigênio imposto durante as repetidas longas sessões de treinamento (Kostaropoulos et al., 2006). Com relação ao treinamento aeróbico de alta intensidade, apenas três semanas desse tipo de intervenção não foram capazes de modular os níveis de TBARS, PC e a atividade da CAT e GPX, embora tenha sido observado aumento da TC em jovens fisicamente ativos (Bogdanis et al., 2013). Ainda assim, tal intervenção resultou na diminuição do pico de produção de PC e no aumento dos níveis máximos de TAC, 24 horas após uma sessão de exercício aeróbico de alta intensidade depois de três semanas de treinamento, apesar de os níveis de TBARS e atividade da CAT e GPX terem permanecido iguais (Bogdanis et al., 2013).

No estudo de Elosua et al. (2003), 16 semanas de treinamento aeróbico resultaram na redução da atividade GPX e da glutationa redutase, ao passo que a atividade da SOD em eritrócitos permaneceu inalterada. Ao analisar o comportamento subagudo das mesmas enzimas após uma sessão de exercício realizada antes e depois das 16 semanas de treinamento, observou-se aumento da atividade da SOD e GPX logo após a sessão, com uma posterior redução da atividade enzimática entre 30 e 60 minutos, com tendência de recuperação dos níveis basais 120 minutos ou 24 horas depois da mesma sessão. Ressalta-se que o treinamento aeróbico não altera esse padrão de resposta enzimática subaguda (Elosua et al., 2003). Em homens de meia-idade e sedentários, tanto o treinamento combinado quanto o aeróbico melhoraram o *status* oxidativo e as defesas antioxidantes, sem diferenças entre os efeitos dos dois tipos de treinamento (Schaun et al., 2011). Com relação aos estudos transversais, idosos e/ou mulheres na pós--menopausa fisicamente ativos apresentam maiores níveis de DCFH-

-DA, PC e MDA, contrabalanceados pela elevada atividade da SOD, CAT e GPX em células vermelhas e/ou brancas, quando comparados com seus pares cronicamente sedentários (De Gonzalo-Calvo et al., 2013; Farinha et al., 2015). De fato, o *status* oxidativo não é modulado positivamente pelo treinamento físico somente em marcadores circulantes, mas também em órgãos como fígado, cérebro, miocárdio e tecido adiposo (Radak et al., 2007; Sakurai et al., 2009; Lima et al., 2013; De Andrade et al., 2015).

EFEITOS DO CONSUMO DE ANTIOXIDANTES SOBRE O DESEMPENHO FÍSICO

A suplementação com antioxidantes por parte da população em geral e de atletas tem sido bem documentada nos últimos anos, embora seus efeitos sejam contraditórios e questionáveis. Em um estudo (Gomez-Cabrera et al., 2008), ratos foram divididos em um grupo que permaneceu sedentário, um grupo que realizou treinamento aeróbico durante três semanas e em outro grupo, que além de realizar o mesmo treinamento, recebeu uma dose diária de 500 mg/kg de vitamina C. Os resultados demonstram que a suplementação em questão prejudicou significativamente a capacidade aeróbica dos roedores, suprimindo a expressão muscular de fatores de transcrição (incluindo o coativador 1 alfa do receptor ativado por proliferador do peroxissoma – PGC-1alfa) que desempenham papel-chave na biogênese mitocondrial induzida pelo próprio treinamento físico, além de impedir o aumento da expressão gênica da MnSOD e da GPX (Gomez-Cabrera et al., 2008). Similarmente, a suplementação diária combinando 1.000 mg de vitamina C e 400 UI de vitamina E eliminou algumas adaptações provocadas pelo treinamento físico praticado durante quatro semanas em homens jovens saudáveis, como o aumento da sensibilidade insulínica, da expressão do PGC-1alfa e da expressão gênica da SOD e GPX no músculo esquelético (Ristow et al., 2009). Do mesmo modo, outras investigações demonstraram que a suplementação com antioxidantes (alopurinol, vitaminas A, C, E ou betacaroteno) pode anular parcial ou totalmente algumas respostas adaptativas provocadas pelo exercício e/ou treinamento físico relacionadas à contração muscular, à biogênese mitocondrial e a respostas inflamatórias (Khassaf et al., 2003; Vassilakopoulos et al., 2003; Jackson et al., 2004; Gomez-Cabrera et al., 2006; Paulsen et al., 2014).

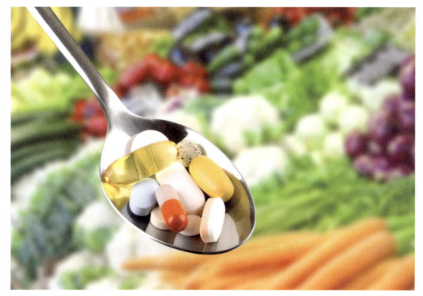

Figura 7.5 – O consumo de alimentos ou suplementos antioxidantes pode contribuir para o desempenho físico e nas adaptações decorrentes do treinamento?

Por sua vez, a suplementação diária com 500 mg de vitamina C e 400 UI de vitamina E também não alterou marcadores fisiológicos e metabólicos em homens jovens após 12 semanas de treinamento aeróbico (Yfanti et al., 2010). Diante do exposto, ressalta-se que um *deficit* nutricional desses micronutrientes pode realmente apresentar efeitos negativos. O entanto, uma dieta balanceada contém antioxidantes suficientes para suportar as necessidades da maioria das pessoas. Com relação aos competidores profissionais, alguns autores defendem que a suplementação com antioxidantes é importante para atletas em períodos de treinamento muito intensos e/ou competições (Margaritis et al., 2003; Palazzetti et al., 2004; Finaud et al., 2006). Recentes revisões compreendendo indivíduos que praticam exercício físico recreativo ou profissional apresentam resultados controversos quanto à recomendação do uso de suplementos alimentares para melhora do desempenho esportivo (Finaud, Lac e Filaire, 2006; Jackson, 2008; Kressler, Millard-Stafford e Warren, 2011; Peternelj e Coombes, 2011; Nikolaidis et al., 2012; Sureda e Pons, 2012; Cruzat, Krause e Newsholme, 2014; Myburgh, 2014; Buresh e Berg, 2015). Tais resultados contraditórios podem ser atribuídos aos tipos e doses dos suplementos antioxidantes, considerando-se nível de treinamento físico, perfil nutricional e idade dos avaliados.

CONCLUSÃO

Embora a prática de exercícios físicos estimule a produção de RLs e EROs por meio de diversos mecanismos, suas concentrações não causam elevados danos por causa do aprimoramento das respostas antioxidantes. Nesse contexto, as adaptações que a prática regular de exercícios físicos proporciona sobre o *status* oxidativo acontecem de forma bastante similar aos princípios do treinamento desportivo. Assim, a suprarregulação das defesas antioxidantes durante exposição a situações pró-oxidantes, como é o caso das sessões de treinamento físico, acontece de tal forma que os níveis de antioxidantes aumentam até um ponto necessário para contenção do estresse oxidativo, objetivando restabelecer a homeostase entre agentes pró e antioxidantes (De Oliveira et al., 2012). Além disso, os efeitos do treinamento físico sobre parâmetros de estresse oxidativo dependem do tipo, intensidade e duração das sessões de exercício, do estado de treinamento, idade, sexo, condições de saúde, herança genética e dieta dos indivíduos avaliados, bem como do tipo de marcador analisado e do tecido estudado, possivelmente explicando algumas discrepâncias entre as investigações (De Gonzalo-Calvo et al., 2013). Com relação ao uso de suplementos alimentares, a grande maioria dos estudos tem demonstrado que a suplementação com antioxidantes pode anular parcial ou totalmente algumas adaptações provocadas pelo exercício e/ou treinamento físico relacionadas à contração muscular e biogênese mitocondrial. Por fim, destaca-se que técnicas moleculares mais sensíveis podem proporcionar maiores esclarecimentos acerca dos mecanismos envolvidos na produção fisiológica e patológica de RLs e EROs.

DESTAQUE PARA APLICAÇÃO PRÁTICA

Como demonstrado, a suplementação com antioxidantes com o intuito de melhorar o desempenho esportivo deve ser desencorajada em razão da falta de evidências concretas acerca de seus benefícios. Além disso, a compreensão de como os diferentes tipos e intensidades de treinamento físico afetam o *status* oxidativo pode ser útil aos profissionais da área no momento da prescrição de exercícios e treinamentos físicos às diferentes populações. Em virtude de o sedentarismo e a ingestão inadequada de macronutrientes associarem-se ao desenvolvimento do estresse oxidativo e consequentes patologias relacionadas à pior qualidade de vida dos indivíduos, além de elevarem os gastos públicos, tais condições comportamentais devem ser intensamente desestimuladas. Dessa forma, a prática regular de exercícios físicos é capaz de prevenir o desenvolvimento de diversas doenças.

QUESTÕES PARA ESTUDO

1. O que são radicais livres (RLs) e espécies reativas de oxigênio (EROs)? Cite suas fontes exógenas.
2. O que é estresse oxidativo e como ele pode ser atenuado ou evitado?
3. Discuta mecanismos envolvidos com a maior produção de RLs e EROs, desencadeados ao longo do exercício físico aeróbico.
4. Quais são os efeitos da suplementação alimentar sobre o desempenho esportivo?
5. Cite algumas adaptações provocadas pelo treinamento físico sobre o *status* oxidativo.

BIBLIOGRAFIA

Abruzzo, P. M. et al. Moderate exercise training induces ROS-related adaptations to skeletal muscles. *International Journal of Sports Medicine*, v.34, n.8, 2013.

Bartfay, W.; Bartfay, E. A case-control study examining the effects of active versus sedentary lifestyles on measures of body iron burden and oxidative stress in postmenopausal women. *Biological Research for Nursering*, v.16, n.1, p.38-45, jan.2014.

Berzosa, C. et al. Acute exercise increases plasma total antioxidant status and antioxidant enzyme activities in untrained men. *Journal of Biomedicine and Biotechnology*, v.2011, p.540458, 2011.

Bogdanis, G. C. et al. Short-term high-intensity interval exercise training attenuates oxidative stress responses and improves antioxidant status in healthy humans. *Food and Chemical Toxicology*, v.61, p.171-7, nov.2013.

Brand, M. D. et al. Mitochondrial superoxide: production, biological effects, and activation of uncoupling proteins. *Free Radical Biology and Medicine*, v.37, p.755-67, 2004.

Buresh, R.; Berg, K. A tutorial on oxidative stress and redox signaling with application to exercise and sedentariness. *Sports Medicine – Open*, v.1, 2015.

Canale, R. E. et al. Influence of acute exercise of varying intensity and duration on postprandial oxidative stress. *European Journal of Applied Physiology*, v.114, n.9, p.1913-24, set.2014.

Carocho, M.; Ferreira, I. C. A review on antioxidants, prooxidants and related controversy: natural and synthetic compounds, screening and analysis methodologies and future perspectives. *Food and Chemical Toxicology*, v.51, p.15-25, jan.2013.

Clegg, M. et al. Exercise and postprandial lipaemia: effects on peripheral vascular function, oxidative stress and gastrointestinal transit. *Lipids in Health and Disease*, v.6, p.30, 2007.

Cruzat, V. F.; Krause, M.; Newsholme, P. Amino acid supplementation and impact on immune function in the context of exercise. *Journal of International Society of Sports Nutrition*, v.11, n.1, p.61, 2014.

Davies, K. J. et al. Free radicals and tissue damage produced by exercise. *Biochemical and Biophysical Research Communications*, v.107, n.4, p.1198-205, ago.1982.

De Andrade, L. H. et al. Aerobic exercise training improves oxidative stress and ubiquitin proteasome system activity in heart of spontaneously hypertensive rats. *Molecular and Cellular Biochemistry*, v.402, n.1-2, p.193-202, abr.2015.

De Gonzalo-Calvo, D. et al. Chronic training increases blood oxidative damage but promotes health in elderly men. *Age (Dordrecht)*, v.35, n.2, p.407-17, abr.2013.

De Oliveira, V. N. et al. The effect of different training programs on antioxidant status, oxidative stress, and metabolic control in type 2 diabetes. *Applied Physiology, Nutrition, and Metabolism*, v.37, n.2, p.334-44, abr.2012.

Devries, M. C. et al. Endurance training without weight loss lowers systemic, but not muscle, oxidative stress with no effect on inflammation in lean and obese women. *Free Radical Biology and Medicine*, v.45, n.4, p.503-11, 2008a.

DEVRIES, M. C. et al. Effect of endurance exercise on hepatic lipid content, enzymes, and adiposity in men and women. *Obesity (Silver Spring)*, v.16, n.10, p.2281-8, 2008b.

DI MEO, S.; VENDITTI, P. Mitochondria in exercise-induced oxidative stress. *Biological Signals and Receptors*, v.10, n.1-2, p.125-40, 2001.

ELOSUA, R. et al. Response of oxidative stress biomarkers to a 16-week aerobic physical activity program, and to acute physical activity, in healthy young men and women. *Atherosclerosis*, v.167, p.327-34, 2003.

FARINHA, J. B. et al. An active lifestyle induces positive antioxidant enzyme modulation in peripheral blood mononuclear cells of overweight/obese postmenopausal women. *Life Sciences*, v.121, p.152-7, 2015.

FINAUD, J.; LAC, G.; FILAIRE, E. Oxidative stress: relationship with exercise and training. *Sports Medicine*, v.36, n.4, p.327-58, 2006.

FINAUD, J. et al. Antioxidant status and oxidative stress in professional rugby players: evolution throughout a season. *International Journal of Sports Medicine*, v.27, n.2, p.87-93, fev.2006.

FISHER, G. et al. Lymphocyte enzymatic antioxidant responses to oxidative stress following high-intensity interval exercise. *Journal of Applied Physiology*, v.110, n.3, p.730-7, mar.2011.

GABRIEL, B. et al. High-intensity exercise attenuates postprandial lipaemia and markers of oxidative stress. *Clinical Science*, v.123, n.5, p.313-21, set.2012.

GARCIA-LOPEZ, D. et al. Effects of strength and endurance training on antioxidant enzyme gene expression and activity in middle-aged men. *Scandinavian Journal of Medicine and Science in Sports*, v.17, n.5, p.595-604, out.2007.

GERSCHMAN, R. et al. Oxygen poisoning and X-irradiation: a mechanism in common. *Science*, v.119, n.3097, p.623-6, 1954.

GLEESON, M. et al. The anti-inflammatory effects of exercise: mechanisms and implications for the prevention and treatment of disease. *National Reviews Immunology*, v.11, n.9, p.607-15, 2011.

GOMEZ-CABRERA, M. C. et al. Oxidative stress in marathon runners: interest of antioxidant supplementation. *British Journal of Nutrition*, v. 96 (suppl. 1), p.S31-3, ago.2006.

GOMEZ-CABRERA, M. C. et al. Oral administration of vitamin C decreases muscle mitochondrial biogenesis and hampers training-induced adaptations in endurance performance. *American Journal of Clinical Nutrition*, v.87, n.1, p.142-9, jan. 2008.

GORDON, L. A. et al. Effect of exercise therapy on lipid profile and oxidative stress indicators in patients with type 2 diabetes. *BMC Complementary and Alternative Medicine*, v.8, p.21, 2008.

GROUSSARD, C. et al. Physical fitness and plasma non-enzymatic antioxidant status at rest and after a Wingate test. *Canadian Journal of Applied Physiology*, v.28, p.79-92, 2003a.

GROUSSARD, C. et al. Changes in blood lipid peroxidation markers and antioxidants after a single sprint anaerobic exercise. *European Journal of Applied Physiology*, v.89, n.1, p.14-20, mar.2003b.

HALLIWELL, B.; GUTTERIDGE, J. *Free Radicals in Biology and Medicine*. Oxford: University Press, 2007. p.888.

HARMAN, D. Aging: a theory based on free radical and radiation chemistry. *Journal of Gerontology*, v.11, n.3, p.298-300, jul.1956.

HOLLANDER, J. et al. Superoxide dismutase gene expression is activated by a single bout of exercise in rat skeletal muscle. *Pflügers Archiv*, v.442, n.3, p.426-34, jun.2001.

IBORRA, R. T. et al. Aerobic exercise training improves the role of high-density lipoprotein antioxidant and reduces plasma lipid peroxidation in type 2 diabetes mellitus. *Scandinavian Journal of Medicine and Science in Sports*, v.18, p.742-50, 2008.

IMAYAMA, I. et al. Effects of a caloric restriction weight loss diet and exercise on inflammatory biomarkers in overweight/obese postmenopausal women: a randomized controlled trial. *Cancer Research*, v.72, n.9, p.2314-26, maio 2012.

INAL, M. et al. Effect of aerobic and anaerobic metabolism on free radical generation swimmers. *Medicine and Science in Sports and Exercise*, v.33, n.4, p.564-7, abr.2001.

JACKSON, M. J. Free radicals generated by contracting muscle: by-products of metabolism or key regulators of muscle function? *Free Radical Biology and Medicine*, v.44, n.2, p.132-41, jan.2008.

JACKSON, M. J. et al. Vitamin E and the oxidative stress of exercise. *Annals of New York Academy of Sciences*, v.1031, p.158-68, 2004.

JENKINS, N. T. et al. Prior endurance exercise prevents postprandial lipaemia-induced increases in reactive oxygen species in circulating CD31+ cells. *Journal of Physiology*, v.589 (Pt 22), p.5539-53, nov.2011.

KAROLKIEWICZ, J. et al. Response of oxidative stress markers and antioxidant parameters to an 8-week aerobic physical activity program in healthy, postmenopausal women. *Archives of Gerontology and Geriatrics*, v.49, n.1, p.e67-71, jul./ago.2009.

KAYATEKIN, B. M. et al. Effects of sprint exercise on oxidative stress in skeletal muscle and liver. *European Journal of Applied Physiology*, v.87, n.2, p.141-4, jun.2002.

KHASSAF, M. et al. Effect of vitamin C supplements on antioxidant defence and stress proteins in human lymphocytes and skeletal muscle. *Journal of Physiology*, v.549, p.645-52, 2003.

KOSTAROPOULOS, I. A. et al. Comparison of the blood redox status between long-distance and short-distance runners. *Physiological Research*, v.55, n.6, p.611-6, 2006.

KRESSLER, J.; MILLARD-STAFFORD, M.; WARREN, G. L. Quercetin and endurance exercise capacity: a systematic review and meta-analysis. *Medicine and Science in Sports and Exercise*, v.43, n.12, p.2396-404, dez.2011.

LIBBY, P.; LICHTMAN, A. H.; HANSSON, G. K. Immune effector mechanisms implicated in atherosclerosis: from mice to humans. *Immunity*, v.38, n.6, p.1092-104, jun.2013.

LIMA, F. D. et al. Swimming training induces liver mitochondrial adaptations to oxidative stress in rats submitted to repeated exhaustive swimming bouts. *PLoS One*, v.8, n.2, p.e55668, 2013.

LU, J. M. et al. Chemical and molecular mechanisms of antioxidants: experimental approaches and model systems. *Journal of Cellular and Molecular Medicine*, v.14, n.4, p.840-60, abr. 2010.

MARGARITIS, I. et al. Antioxidant supplementation and tapering exercise improve exercise-induced antioxidant response. *Journal of American College of Nutrition*, v.22, n.2, p.147-56, abr.2003.

McClean, C. M. et al. The effect of acute aerobic exercise on pulse wave velocity and oxidative stress following postprandial hypertriglyceridemia in healthy men. *European Journal of Applied Physiology*, v.100, n.2, p.225-34, maio 2007.

Medeiros, N. S. et al. Effects of concurrent training on oxidative stress and insulin resistance in obese individuals. *Oxidative Medicine and Cellular Longevity*, v.2015, p.6, 2015.

Melton, C. E. et al. Acute exercise does not attenuate postprandial oxidative stress in prediabetic women. *Physical and Sports Medicine*, v.37, n.1, p.27-36, abr.2009.

Myburgh, K. H. Polyphenol supplementation: benefits for exercise performance or oxidative stress? *Sports Medicine*, v.44 (Suppl 1), p.S57-70, maio 2014.

Nathan, C.; Cunningham-Bussel, A. Beyond oxidative stress: an immunologist's guide to reactive oxygen species. *Nature Reviews Immunology*, v.13, n.5, p.349-61, maio 2013.

Nikolaidis, M. G. et al. Does vitamin C and E supplementation impair the favorable adaptations of regular exercise? *Oxidative Medicine and Cellular Longevity*, v.2012, 2012.

Palazzetti, S. et al. Overloaded training increases exercise-induced oxidative stress and damage. *Canadian Journal of Applied Physiology*, v.28, n.4, p.588-604, ago.2003.

Palazzetti, S. et al. Antioxidant supplementation preserves antioxidant response in physical training and low antioxidant intake. *British Journal of Nutrition*, v.91, p.91-100, 2004.

Paulsen, G. et al. Vitamin C and E supplementation hampers cellular adaptation to endurance training in humans: a double-blind, randomised, controlled trial. *Journal of Physiology*, v.592 (Pt 8), p.1887-901, abr.2014.

Peternelj, T. T.; Coombes, J. S. Antioxidant supplementation during exercise training: beneficial or detrimental? *Sports Medicine*, v.41, n.12, p.1043-69, dez.2011.

Powers, S. K.; Jackson, M. J. Exercise-induced oxidative stress: cellular mechanisms and impact on muscle force production. *Physiological Reviews*, v.88, n.4, p.1243-76, out.2008.

Powers, S. K.; Lennon, S. L. Analysis of cellular responses to free radicals: focus on exercise and skeletal muscle. *Proceedings of Nutrition Society*, v.58, n.4, p.1025-33, nov.1999.

Priestley, J. *Experiments and observations on different kinds of air.* London: W. Bowyer and J. Nichols, 1774.

Radak, Z. et al. Effects of exercise on brain function: role of free radicals. *Applied Physiology, Nutrition, and Metabolism*, v.32, n.5, p.942-6, out.2007.

Radak, Z. et al. Oxygen consumption and usage during physical exercise: the balance between oxidative stress and ROS-dependent adaptive signaling. *Antioxidants and Redox. Signaling*, v.18, n.10, p.1208-46, abr.2013.

Rahman, K. Studies on free radicals, antioxidants, and co-factors. *Clinical Interventions in Aging*, v.2, p.219-36, 2007.

Reid, M. B. Invited review: redox modulation of skeletal muscle contraction: what we know and what we don't. *Journal of Applied Physiology*, v.90, n.2, p.724-31, fev.2001.

REID, M. B.; KHAWLI, F. A.; MOODY, M. R. Reactive oxygen in skeletal muscle. III. Contractility of unfatigued muscle. *Journal of Applied Physiology*, v.75, n.3, p.1081-7, set.1993.

RISTOW, M. et al. Antioxidants prevent health-promoting effects of physical exercise in humans. *Proceedings of National Academy Sciences of USA*, v.106, n.21, p.8665-70, maio 2009.

SAKURAI, T. et al. Exercise training decreases expression of inflammation-related adipokines through reduction of oxidative stress in rat white adipose tissue. *Biochemical and Biophysical Research Communications*, v.379, n.2, p.605-9, fev.2009.

SCHAUN, M. I. et al. The effects of periodized concurrent and aerobic training on oxidative stress parameters, endothelial function and immune response in sedentary male individuals of middle age. *Cell Biochemistry and Function*, v.29, n.7, p.534-42, out.2011.

SCHNEIDER, C. D. et al. Oxidative stress after three different intensities of running. *Canadian Journal of Applied Physiology*, v.30, n.6, p.723-34, dez.2005.

SCHNEIDER, C. D.; OLIVEIRA, A. R. Radicais livres de oxigênio e exercício: mecanismos de formação e adaptação ao treinamento físico. *Revista Brasileira de Medicina e Esporte*, v.10, n.4, 2004.

ST-PIERRE, J. et al. Topology of superoxide production from different sites in the mitochondrial electron transport chain. *Journal of Biology and Chemistry*, v.277, n.47, p.44784-90, nov.2002.

SUREDA, A.; PONS, A. Arginine and citrulline supplementation in sports and exercise: ergogenic nutrients? *Medicine and Sport Science*, v.59, p.18-28, 2012.

TEIXEIRA-LEMOS, E. et al. Regular physical exercise training assists in preventing type 2 diabetes development: focus on its antioxidant and anti-inflammatory properties. *Cardiovascular Diabetology*, v.10, p.12, 2011.

VASILAKI, A. et al. Free radical generation by skeletal muscle of adult and old mice: effect of contractile activity. *Aging Cell*, v.5, n.2, p.109-17, abr.2006.

VASSILAKOPOULOS, T. et al. Antioxidants attenuate the plasma cytokine response to exercise in humans. *Journal of Applied Physiology*, v.94, n.3, p.1025-32, mar.2003.

VINA, J. et al. Free radicals in exhaustive physical exercise: mechanism of production, and protection by antioxidants. *IUBMB Life*, v.50, n.4-5, p.271-7, out./nov.2000.

VINCENT, H. K.; TAYLOR, A. G. Biomarkers and potential mechanisms of obesity-induced oxidant stress in humans. *International Journal of Obesity*, v.30, n.3, p.400-18, mar.2006.

WANG, J. S.; LEE, T.; CHOW, S. E. Role of exercise intensities in oxidized low-density lipoprotein-mediated redox status of monocyte in men. *Journal of Applied Physiology*, v.101, p.740-4, 2006.

YFANTI, C. et al. Antioxidant supplementation does not alter endurance training adaptation. *Medicine and Science in Sports Exercise*, v.42, n.7, p.1388-95, 2010.

ZILVERSMIT, D. B. Atherogenesis: a postprandial phenomenon. *Circulation*, v.60, n.3, p.473-85, set.1979.

CAPÍTULO 8

ANTES E DEPOIS: PERDENDO PARA GANHAR (ASPECTOS NUTRICIONAIS DO EMAGRECIMENTO)

Marcela Meneguello
Reury Frank P. Bacurau
Marco Carlos Uchida

RESUMO

Para serem bem-sucedidos, programas para a redução do peso corporal (da gordura) devem basear-se na "fisiologia do emagrecimento". Uma das principais informações fornecidas por essa fisiologia é que mudanças significativas na composição corporal não ocorrem a curto prazo. Além do mais, é preciso criar um balanço negativo de calorias para que se induza um balanço negativo de gordura. Deve ficar claro que esse é o aspecto mais importante a ser considerado pelos mecanismos fisiológicos de controle de peso corporal. Obviamente tais mecanismos não fazem milagres, e uma "pressão" muito grande sobre o comportamento do indivíduo para economizar calorias irá superar qualquer defesa fisiológica. Por último, em relação a tais defesas, a síntese de novo de lipídios tem sido mal interpretada por profissionais e pessoas interessadas em redução de peso: em condições normais de dieta, esse mecanismo (ineficiente) resulta em pouca formação de ácidos graxos a partir de carboidratos e lipídios, bem como em casos de patologia, nos quais parece funcionar como uma "comporta" que elimina energia em excesso "represada".

INTRODUÇÃO

O emagrecimento (entendido aqui como a redução da quantidade total de gordura corporal de reserva) é o objetivo central na maioria dos programas de condicionamento físico (seja por finalidade estética – busca por um corpo mais bonito – ou recomendação de saúde, já que o excesso de peso, como se sabe, está associado a inúmeros problemas de saúde).

Ter uma composição corporal adequada também é fundamental para o esporte de alta *performance*. Isso porque o desempenho de alto nível parece ser aumentado por características físicas específicas de tamanho e estrutura. Ou seja, nesse contexto, apresentar uma proporção adequada entre massa isenta de gordura ou massa magra (tecidos e componentes que estão funcionalmente envolvidos com a produção e condução da força) e massa gorda é determinante no sucesso. Mais especificamente, cada modalidade tem uma combinação "ideal" de peso e composição corporal. É a busca por essa combinação que muitas vezes induz problemas severos em determinados tipos de atletas que adotam padrões alimentares extremamente inadequados para sua saúde a fim de atingir o que acreditam ser a melhor composição corporal (Mázic et al., 2014). Na realidade, estudos demonstram que atletas parecem apresentar maior risco de desenvolver distúrbios alimentares, por exemplo, anorexia e bulimia nervosa (Sundgot-Borgen et al., 2013).

Pode não parecer, mas os problemas citados decorrem também de considerações impróprias sobre a fisiologia do emagrecimento, fazendo com que esse objetivo tão almejado torne-se muito mais difícil de ser alcançado.

No que se refere à fisiologia do emagrecimento, antes de mais nada é preciso lembrar que nosso organismo tem uma capacidade notável de ajustar suas qualidades inerentes (herança genética) e "combiná-las" com inúmeros fatores do ambiente, obtendo, assim, o melhor ajuste necessário à sua sobrevivência (manutenção da homeostase). São exemplos desse ajuste a manutenção da concentração de glicose no sangue ou glicemia (haja ou não a ingestão de alimentos!) e o controle da temperatura (desencadeando o tremor no frio e a sudorese no calor).

Outros parâmetros também são controlados, porém não são facilmente percebidos em razão do tempo necessário para que ocorra o ajuste. A composição corporal e o peso se encaixam em tal caso. Ambos devem ser considerados juntos, pois, sem mudança no peso, apenas mudanças limitadas na composição corporal são possíveis (Weyer et al., 2000).

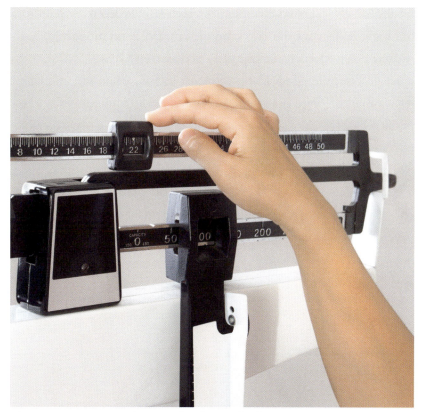

Figura 8.1 – O entendimento dos fatores fisiológicos inerentes aos processos de emagrecimento e composição corporal é fundamental para promovê-los de modo efetivo e sustentável.

Eis que surge uma dúvida. Se há um controle da composição corporal, por que há uma tendência mundial para o sobrepeso/obesidade? O que pode estar ocorrendo na realidade é que os hábitos alimentares impostos por nossa sociedade interferem no funcionamento adequado desse controle. Na realidade, a existência de controles para o peso e a composição corporal pode ser inferida pela seguinte observação: indivíduos diferentes sob as mesmas condições de dieta e exercício tendem a apresentar diferenças nesses dois parâmetros (Poehlman e Melby, 1998).

De fato, todos temos um mecanismo que zela por nosso peso e composição corporais. Ainda assim, alguns indivíduos apresentam problemas de peso.

Assim sendo, quais seriam os principais fatores que os mecanismos fisiológicos de controle da composição e do peso monitoram para realizar possíveis correções, quando necessárias? Ou seja, o que o sistema de controle adota como informação para promover mudanças reais a médio/longo prazo em termos de emagrecimento? Eis a resposta: o balanço calórico (a relação entre o consumo e o gasto calórico [energético]) e o balanço de nutrientes (a relação entre o consumo e o gasto de nutrientes).

A questão é simples. A manutenção do peso e da composição corporal segue esta regra: a ingestão de energia e de macronutrientes deve ser equivalente ao gasto de energia e à oxidação dos carboidratos, dos lipídios e das proteínas.

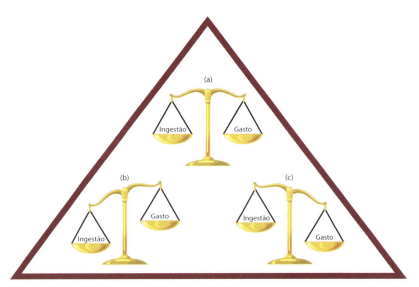

Figura 8.2 – O balanço calórico é a relação entre consumo e o gasto de calorias. Junto com o balanço de nutrientes, ele é chave para os processos de mudança a médio e longo prazo na composição corporal. (a) Equilíbrio: manutenção do peso; (b) Positivo: aumento do peso; (c) Negativo: diminuição do peso.

O excesso de energia e/ou de macronutrientes no organismo (note que não está dito "consumo excessivo") leva ao aumento do peso e a alteração na composição corporal. Já a falta deles (resultado da diferença entre consumo e gasto) leva a alterações contrárias, ou seja, diminuição do peso corporal.

A maioria das pessoas está preocupada apenas com a primeira parte da equação, isto é, a quantidade de calorias consumidas/gastas e sua relação com o peso corporal. Contudo, como dito anteriormente, o balanço de macronutrientes, principalmente gordura, é de importância vital para o controle de peso. Note que, além de um balanço energético negativo, a perda de gordura corporal ocorre porque há uma redução na ingestão da gordura alimentar e, em contrapartida, um aumento da oxidação desse macronutriente.

Quase sem exceção, as pessoas não se atentam para o fato de que a composição corporal é outro fator associado ao peso sobre o qual o organismo exerce controle. Prova disso é que a maioria das pessoas que adota regimes hipocalóricos com o intuito de perder peso não estão muito preocupadas e/ou têm grandes dúvidas quanto ao que deve compor essa dieta: deve ser rica em gorduras e em proteínas, e pobre em carboidratos? Na verdade, o tipo de macronutriente não importa. Dietas desbalanceadas (nas quais a proporção de nutrientes é muito desigual) irão promover alterações não só no peso, mas também na composição corporal e, na maioria das vezes, comprometem a massa isenta de gordura (o componente relacionado à produção e transmissão de força).

De acordo com a primeira Lei da Termodinâmica, não podemos simplesmente nos livrar do excesso de energia consumido. Daí a "clássica" ideia, de que o consumo de energia maior que seu gasto implica em ganho de peso. Nada contra essa ideia, porém, deve ser feita uma ressalva. Esse é um princípio dinâmico: suponha que a partir de hoje você passe a consumir 500 calorias a mais do que o necessário para suprir sua demanda energética. O que o senso comum leva a crer é que isso resultará em um ganho interminável de peso corporal. De fato, a ingestão calórica positiva mencionada pode resultar em ganho de peso. O que não pode ser esquecido é que, uma vez atingido esse ganho, o organismo passará a ter uma necessidade calórica aumentada (o peso é um dos principais componentes determinantes da necessidade energética). Portanto, depois do ganho de peso, um excesso de

500 calorias não apresentará o mesmo impacto que apresentou outrora (desde que continue a ser 500 calorias em relação ao peso prévio).

Por trás dessas afirmações se encontra um fato bastante importante. O ganho de gordura corporal e, consequentemente, o ganho de peso, não acontecem da noite para o dia. Ninguém dorme e acorda 5 quilogramas mais gordo. Assim, problemas como o sobrepeso e a obesidade têm em geral um desenvolvimento prolongado. Infelizmente, por não prestarem atenção nisso, muitos indivíduos gastam fortunas em soluções (dietas e outros tratamentos) que prometem eliminar rapidamente seu problema. Entendeu agora o porquê de termos falado que o mecanismo de controle do peso/composição corporal trabalha de forma muito lenta se comparada à correção de mudanças em outras variáveis fisiológicas? Por tudo isso, a perda rápida e saudável de peso, quando possível, não é complicada.

Vamos reforçar o entendimento da influência das calorias e dos macronutrientes no peso e na composição corporal. Certamente, para emagrecer, a balança deve pender para o lado do gasto (ou seja, o organismo deve apresentar um balanço calórico negativo). Veja bem, todos concordamos que o emagrecimento consiste em perder ("queimar") gordura, entretanto, é somente quando há mais "saída" que entrada de energia que se perde gordura. Isto é, um balanço negativo de gordura só pode ser alcançado quando, por alguma condição (por exemplo, exercício físico ou dieta hipocalórica), há antes um balanço calórico negativo.

Vamos considerar isso mais atentamente. É sabido que determinada combinação de intensidade/duração de exercício promove maior oxidação de gordura. Outro fato conhecido é que, em repouso, a maior parte das calorias que sustentam nosso metabolismo também provém das gorduras. Dito isso, é possível afirmar que, em ambos os casos, haverá o estabelecimento de um balanço negativo de gordura? O que você acha? Na realidade, não se pode responder a essa pergunta com certeza, uma vez que simplesmente não sabemos nada sobre o balanço calórico.

Combinados os dois (balanço calórico e balanço de energia), e se, por exemplo, a ingestão de energia é menor que o gasto energético, a oxidação de gordura irá aumentar *independentemente da ingestão de macronutrientes* (ou seja, das proporções deles), induzindo um estado de balanço negativo de gordura. Veja que é possível induzir um balanço negativo de gorduras mesmo quando a dieta é energeticamente equivalente à sua necessidade calórica (eutrófica). Basta, para isso, que a ingestão de gordura seja menor que o gasto (repare que essa é uma condição na qual o balanço calórico negativo não existiu, mas a gordura acabou sendo perdida, uma vez que, similarmente ao que acontece com o *deficit* calórico, gerou-se uma condição na qual houve *deficit* de gordura).

O que se pode deduzir a partir de tais exemplos? O fator mais importante para induzir um balanço negativo de gordura (emagrecer) é a interação entre o balanço energético e a ingestão de macronutrientes. Portanto, qualquer outra coisa que leve ao gasto de gordura só pode resultar em emagrecimento se estiver acompanhada por falta de energia ou falta de gordura com manutenção da energia. *Todos* os demais fatores são secundários a esses!

Para sabermos, por exemplo, se um programa de exercícios leva ao emagrecimento, precisamos saber se seus efeitos no gasto ou na ingestão de calorias resultam em um balanço calórico negativo dentro de 24 horas (ou se resultam no máximo em um consumo isocalórico com redução de gordura). Essa perspectiva facilita muito o processo de compreensão do emagrecimento, principalmente pela implicação daquilo que já comentamos: uma vez que a alteração do percentual de gordura não ocorre em poucas horas/dias, devemos trabalhar com uma perspectiva antecipatória do que irá ocorrer (note: *nunca* saberemos exatamente, isto é, matematicamente, a resposta de um organismo à dieta e/ou ao exercício, mas apenas sua tendência em perder ou ganhar peso).

Os comentários acima sobre exercício são corroborados por vários tipos de estudo no quais se demonstra que, uma vez que dois exercícios diferentes são equalizados quanto ao gasto calórico, fatores como intensidade e duração se tornam secundários quanto a um potencial efeito na perda de peso. Assim, quando um exercício de baixa intensidade e outro de alta intensidade são controlados para que gerem um gasto calórico (de por exemplo, 400 calorias), as taxas de oxidação total de gordura ou de gasto calórico durante 24 horas, em ambas as intensidades, não apresentam diferença (Melanson et al., 2007).

O gasto calórico em 24 horas também é semelhante entre jovens e idosos que realizaram um mesmo exercício com gasto de 300 calorias (Melanson et al., 2007). Mesmo quando se compara indivíduos sedentários magros e obesos com indivíduos magros treinados em exercícios aeróbios, a oxidação de substratos (por exemplo, gordura) ou o gasto calórico durante 24 horas não difere entre os grupos após exercício leve em bicicleta (Melanson et al., 2009).

O exercício ainda pode afetar o gasto calórico de forma indireta, via modulação do apetite (Melanson et al., 2013). Por exemplo, a prática regular de exercício reduz a resposta neural ao estímulo visual do alimento. Esse comportamento saudável faz com que os indivíduos tenham menos variações extremas na preferência de alimentos ao longo do dia (MacLean et al., 2009), bem como atenua a sensação de apetite pós-treino (Schubert et al., 2014). Esses ditos efeitos indiretos dos exercícios parecem estar associados a hormônios (por exemplo, a grelina, associada à resposta antecipatória de ingestão), e à ausência/redução da retomada do antigo peso corporal (MacLean et al., 2009; Mifune et al., 2015; Howe, Hand e Marone, 2014).

Os mesmos princípios de funcionamento do controle fisiológico da composição corporal valem para a "dieta", ou seja, para a restrição calórica – forma primária de induzir balanço calórico negativo (Martinez et al., 2014) (um sedentário pode reduzir muito mais calorias via restrição alimentar do que na prática de exercícios).

Os problemas de saúde oriundos da tentativa inadequada de ajustar o peso e a composição corporais apontam para uma característica importante do tipo de controle ao qual esses parâmetros estão submetidos.

Embora todos os fabricantes e consumidores de dietas milagrosas teimem em acreditar nisso, a regulação do peso/composição não se dá a curto prazo. Ela é uma regulação, como já dissemos, de médio a longo prazo. Claro que o que comemos hoje ou o quanto nos exercitamos importa, mas os efeitos dessas ações só serão sentidos tempos depois.

Como vimos, a massa isenta de gordura está associada à produção e transmissão de força, portanto, ninguém ganha ou perde peso preservando a saúde e mantendo a composição corporal adequada com manobras rápidas. É bom destacar que os métodos mais utilizados para reduzir o peso em atletas, que incluem ingestão inadequada de alimentos e aumento da frequência de exercícios (ou outras atividades) que induzam a sudorese, não são para a perda de gordura (Manore, 2015). Essas manobras, única fórmula para rápida perda de peso, apenas levam à eliminação de líquidos corporais, promovendo a desidratação. Essa estratégia certamente não é isenta de riscos, principalmente quando, além da manipulação da dieta e do regime de exercícios, são consumidos certos tipos de drogas (diuréticos) que aumentam ainda mais a perda de líquidos.

Dessa forma, a crença de inúmeros indivíduos de que é possível perder uma quantidade significativa de peso se exercitando por algumas horas é enganosa. O uso de sacos plásticos, agasalhos, idas a saunas e outros métodos nada mais fazem que desidratar. Dessa maneira, a perda de peso adequada implica a adoção de medidas que reduzam a quantidade de gordura corporal, preservando ou aumentando a massa isenta de gordura.

Como implicação da questão do balanço calórico, surge uma indagação: em dietas diferentes, mas isocalóricas, a variação de macronutrientes que as compõem pode resultar em uma "dieta ideal" para promoção do emagrecimento (Martinez et al., 2014)? Esse questionamento surge pelo fato de carboidratos, lipídios e proteínas apresentarem vias de metabolização distintas, o que resulta em maior ou menor gasto de energia no processamento do nutriente. Repare que, para esse questionamento fazer sentido, espera-se que ao final de todo o processamento de nutrientes se obtenha um balanço negativo de calorias e de gordura.

De modo geral, recomenda-se o consumo, mais saudável, de uma quantidade moderadamente alta de proteínas (< 35%) e de poucos carboidratos. Uma outra dieta com mesmo teor de energia, mas com diferentes proporções de macronutrientes, poderia ter, por exemplo, mais gordura. Infelizmente, estudos controlados randomizados e meta-análises sobre esse tema são contraditórios. Além disso, os efeitos de dietas pobres em carboidratos na saúde não são bem conhecidos (Martinez et al., 2014). A solução pode estar na realização de estudos de intervenção com até dois anos de duração (em contraposição aos menos de 6 meses das pesquisas atuais). Por último, é bem provável que a questão da proporção de macronutrientes alcance sua total efetividade em termos de saúde quando for utilizada levando-se em conta as particularidades do indivíduo, isto é, considerando suas características fenotípicas, genéticas, alergias alimentares e intolerâncias, gostos e restrição ambiental. Até que isso se torne a norma, permanecerão as recomendações genéricas feitas por diferentes entidades, como American College of Cardiology, American Heart Association e The Obesity Society (Martinez et al., 2014).

Outra questão bastante relevante quando se considera macronutrientes é: o que acontece quando o balanço calórico diário é ultrapassado pelo consumo de determinada quantidade de carboidratos ou proteínas? Com base na primeira Lei da Termodinâmica, que diz que "a energia não pode ser criada ou destruída, só transformada", e considerando que a maneira mais eficiente que temos de armazenar energia é em forma de gordura, foi inicialmente suposto que qualquer carboidrato ou proteína em excesso seria transformado em gordura – processo que recebe o nome de síntese *de novo* de lipídios (SDL).

Um exemplo do último caso, de condições oferecidas ao organismo, é o tipo de alimentação fornecido a ele. Alguns alimentos "facilitam" o trabalho de manter o peso e a composição corporais, enquanto outros não.

Como existe uma grande variedade de alimentos, é mais fácil falar de nutrientes. Como já mencionados, somente três tipos podem fornecer energia: os carboidratos, os lipídios e as proteínas (capítulos 2, 3 e 4, respectivamente). Outro fato já mencionado é que a ingestão de macronutrientes energéticos tem que ser equivalente à sua oxidação (ou queima) para que os parâmetros corporais em questão sejam mantidos.

Mencionar que alguns nutrientes – ou alimentos que os contenham – facilitam o trabalho do mecanismo de controle se deve ao fato de que, quando são consumidos em excesso, nosso organismo é capaz de aumentar sua oxidação proporcionalmente. Os nutrientes para os quais o organismo apresenta essa capacidade são os carboidratos e as proteínas (o álcool também, mas é perigoso considerá-lo como nutriente). Ou seja, quando carboidratos e proteínas são consumidos acima das quantidades necessárias, eles são preferencialmente queimados e não transformados em gordura, o que dificulta o ganho de peso.

Por outro lado, o organismo não apresenta uma capacidade tão boa de oxidar lipídios consumidos em quantidades acima do necessário. Logo, esse nutriente, que em excesso é armazenado no tecido adiposo, apresenta uma maior capacidade de promover ganho de peso (gordura corporal). Na realidade, como sua ingestão não promove sua maior queima, a única forma de equilibrar os dois fatores é primeiro promover o ganho de gordura (ganho de peso e alteração da composição corporal) para em seguida apresentar uma maior taxa de oxidação de gordura, já que está bem estabelecido que indivíduos obesos apresentam maior taxa de oxidação basal de ácidos graxos (Schutz, 2004).

Portanto, acredita-se que, nos indivíduos que consomem as dietas típicas do Ocidente, o principal promotor do ganho de peso é o consumo excessivo de gordura, e não de carboidratos e proteínas (Melby et al., 2000). Estes últimos poderiam promover o ganho de peso pelo fato de sua oxidação poupar a médio/longo prazo a queima de gordura, facilitando, assim, um acúmulo desse nutriente. Entretanto, acredita-se que esse mecanismo seja mais difícil de ser implementado em termos práticos, por causa da diferença calórica entre os lipídios e carboidratos/proteínas (2,5 vezes menos energéticos). Um indivíduo teria que consumir muitos carboidratos e proteínas a fim de atender sua necessidade diária e ter excesso suficiente para poupar grandes quantidades de gordura.

Muitos acreditam que a SDL é um importante fator no aumento do conteúdo de gordura corporal, mas estudos de calorimetria indireta em seres humanos demonstram que não. Só em condições não usuais (provocadas em laboratórios, mas difíceis de ocorrer mediante consumo de dieta) é que o excesso de carboidratos provoca um elevado balanço calórico e se observa uma conversão maior de carboidratos em lipídios. Note que a SDL é uma via metabólica que consome muita energia, ou se preferir, uma via pouco econômica. Desse modo, a maior parte do excesso de calorias que consumimos na forma de carboidratos ou gordura não é convertida em lipídios, mas utilizada como energia para manter o metabolismo basal (por exemplo, do fígado). Engordar, então, ocorreria não em virtude de maior formação de lipídios, e sim porque, ao usar carboidratos como fonte de energia para o metabolismo basal, economiza-se a gordura que normalmente seria consumida nessa situação. Em condições não laboratoriais, esse mecanismo funciona como uma proteção, uma vez que a quantidade de gordura poupada necessária para "engordar" determinado indivíduo dificilmente poderia ser promovida pela lipogênese (síntese de lipídios) a partir de outros elementos (por exemplo, carboidratos ou proteínas). Por isso, mencionamos anteriormente que engordar por excesso de carboidratos ocorre geralmente em condições pouco usuais ou experimentais.

A SDL também parece exercer um papel positivo em patologias como obesidade e esteatose hepática não alcóolica (Solinas, Borén e Dulloo, 2015). Embora tal via possa contribuir para o acúmulo de gordura no fígado, a SDL leva ao acúmulo de gordura em outros tecidos não adiposos (chamado de acúmulo ectópico de lipídios). Entretanto, como isso pode ser bom? A resposta é simples: por ser uma via energética menos eficiente que o armazenamento direto de lipídios, produzir gordura a partir de carboidratos e proteínas acaba resultando, no final das contas, em um acúmulo menor de gordura em comparação à deposição direta de ácidos graxos (isto é, numa condição de excesso de calorias, a SDL resulta sim no acúmulo de gordura, mas de uma forma ineficiente, já que também gasta muita caloria) (Ameer et al., 2014; Solinas, Borén e Dulloo, 2015; Saponaro et al., 2015).

EMAGRECIMENTO E SUPLEMENTOS

Acabamos de mencionar que, em comparação à fisiologia do emagrecimento, outros fatores são secundários na redução da gordura corporal. O uso de suplementos nutricionais não é exceção a essa regra.

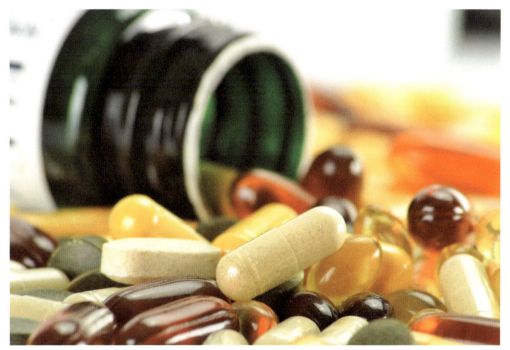

Figura 8.3 – Apesar de existir grande variedade de suplementos nutricionais para potencializar/promover emagrecimento, utilizá-los configura em desperdício de tempo, dinheiro e saúde.

Pode-se classificar suplementos nutricionais cuja proposta é induzir emagrecimento em quatro categorias (Manore, 2012):

- aqueles que bloqueiam absorção de gorduras e/ou carboidratos;
- estimulantes que aumentam a termogênese (categoria mais popular das quatro);
- produtos que mudam o metabolismo e melhoram a composição corporal;
- produtos que suprimem o apetite ou promovem uma sensação de saciedade.

Antes que as evidências científicas sobre tais categorias sejam apontadas é bom destacar que o estudo científico dos suplementos desenvolvidos para o emagrecimento apresenta problemas como o pequeno tamanho das amostras experimentais, período reduzido de intervenção, pouco ou falta de acompanhamento do efeito – tanto que, atualmente, nenhum suplemento isoladamente é considerado eficaz para perda de peso por longos períodos – e o fato de o suplemento estudado muitas vezes ser ministrado com exercício ou dieta hipocalórica.

Diante isso, observam-se evidências na literatura de que chá-verde, fibras e suplementos contendo cálcio e derivados do leite podem desencadear *alguma* perda (< 2 kg), ao passo que é melhor evitar estimulantes contendo cafeína, sinefrina e efedrina (uma dificuldade de lidar com a efedrina é que existem mais de 40 tipos dela e centenas de outras ervas ditas termogênicas associadas a essa substância em vários tipos de produtos). Ainda que essa categoria de suplementos possa manter o metabolismo basal elevado por horas após o consumo (por exemplo, 3 horas), o que se sabe a respeito de seus riscos potenciais ainda não está claro. Adicionalmente, ainda não se sabe se o aumento do metabolismo basal geraria algum emagrecimento (Campbell et al., 2016).

Assim, é fato que o crescente problema da obesidade tenha aumentado o consumo desse tipo de suplemento nutricional de modo dramático, mas os bilhões gastos por ano com esse consumo parecem estar sendo desperdiçados. O grande problema continua a ser o fato de que os consumidores obtêm esses produtos com o objetivo de emagrecer rápido sem se preocupar com as evidências científicas. Eis aí um longo caminho de educação e convencimento que profissionais da área da saúde têm pela frente.

CONCLUSÃO

O balanço calórico ainda é o regente da modulação do peso corporal, e o emagrecimento depende claramente do balanço negativo – de gastar mais calorias do que ingerir. Sempre tenha em mente que o emagrecimento é algo que deve ser planejado para um longo período, caso queira ter a saúde como aliada. O exercício físico ainda pode afetar o gasto calórico de forma indireta, via modulação do apetite, resposta visual do alimento e por meio da atenuação da sensação de fome após o treino.

DESTAQUE PARA APLICAÇÃO PRÁTICA

Toda e qualquer prescrição de exercício e de regimes com intuito de emagrecer deve levar em conta a distribuição de macronutrientes na dieta e os tipos de exercícios. Estes são secundários quando observados sob o prisma do *deficit* calórico.

QUESTÕES PARA ESTUDO

1. O que significa o termo *fisiologia do emagrecimento*?
2. O que se pode dizer com relação à ideia de que a redução da gordura corporal se dá rapidamente?
3. Em termos hierárquicos, como se relacionam o balanço calórico e o balanço de nutrientes?
4. O que significa síntese *de novo* de lipídios?
5. Quais são os tipos de suplementos nutricionais com suposta capacidade de induzir emagrecimento?

BIBLIOGRAFIA

AMEER, F. et al. De novo lipogenesis in health and disease. *Metabolism*, v.63, n.7, p.895-902, 2014.

CAMPBELL, B. I. et al. The effects of fat loss supplement on rest metabolic rate and hemodynamic variables in resistance trained males: a randomized, double-blind, placebo, controlled, cross-over trial. *Journal of International Society of Sports Nutrition*, v.13, p.14, 2016.

HOWE, S. M.; HAND, T. M.; MARONE, M. M. Exercise-trained men and women: role of exercise and diet on apetite and energy intake. *Nutrients*, v.6, n.11, p.4935-60, 2014.

MACLEAN, P. S. et al. Regular exercise attenuates the metabolic drive to regain weight after long-term weight loss. *American Journal of Physiology, Regulatory Integrative and Comparative Physiology*, v.297, n.3, p.R793-02, 2009.

MANORE, M. M. Weight management for athletes and active individuals: a brief review. *Sports Medicine*, v.45 (suppl. 1), p.83-92, 2015.

MARTINEZ, J. A. et al. Personalized weight loss strategies – the role of macronutrient distribution. *Nature Reviews Endocrinology*, v.10, p.749-60, 2014.

MANORE, M. Dietary supplements for improving body composition and reducing body weight: where is the evidence? *International Journal of Sports Nutrition and Exercise Metabolism*, v.22, n.2, p.139-54, 2012.

MÁZIC, S. et al. Body composition assessment in athletes: a systematic review. *Medicinski Pregled*, v.67, n.7-8, p.255-60, 2014.

MELANSON, E. L. et al. Resistance to exercise-induced weight loss: compensatory behavioral adaptations. *Medicine and Science in Sports and Exercise*, v.45, n.8, p.1600-09, 2013.

MELANSON, E. L. et al. When energy balance is maintained, exercise does not induce negative fat balance in lean sedentary, obese sedentary, or lean endurance-trained individuals. *Journal of Applied Physiology*, v.107, n.6, p.1847-56, 2009.

MELANSON, E. L. et al. Changes in 24 h substrate oxidation in older and younger men in response to exercise. *Journal of Applied Physiology*, v.103, n.5, p.1576-82, 2007.

MELBY, C. L. et al. Comparison of risk factors for obesity in young nonobese African-American and Caucasian women. *International Journal of Obesity and Related Metabolic Disorders*, v.24, n.11, p.1514-22, 2000.

MIFUNE, H. et al. Voluntary exercise contributed to an amelioration of abnormal feeding behavior, locomotor activity and ghrelin production concomitantly with a weight reduction in HFD-induced obese rats. *Peptides*, v.71, p.49-55, 2015.

POEHLMAN, E. T.; MELBY, C. Resistance training and energy balance. *International Journal of Sport Nutrition*, v.8, n.2, p.143-59, 1998.

SAPONARO, C. et al. The subtle balance between lipolysis and lipogenesis: a critical point in metabolic homeostasis. *Nutrients*, v.7, n.11, p.9453-74, 2015.

SCHUBERT, M. M. et al. Acute exercise and hormones related to apetite regulation: a meta-analysis. *Sports Medicine*, v.44, n.3, p.387-3, 2014.

SCHUTZ, Y. Dietary fat, lipogenesis and energy balance. *Physiology and Behavior*, v.83, n.4, p.557-64, 2004.

SOLINAS, G.; BORÉN, J.; DULLOO, A. G. De novo lipogenesis in metabolic homeostasis: more friend than foe? *Molecular Metabolism*, v.4, n.5, p.367-77, 2015.

SUNDGOT-BORGEN, J. et al. How to minimize the health risk to athletes who compete in weight sensitive sports: review and position statement of behalf of the *ad hoc* research working group on body composition, health and performance, under the auspices of the IOC Medical Commission. *British Journal of Sports Medicine*, v.47, n.16, p.1012-22, 2013.

WEYER, C. et al. Energy expenditure, fax oxidation, and body weight regulation: a study of metabolic adaptation to long-term weight change. *Journal of Clinical Endocrinology and Metabolism*, v.85, n.3, 2000.

CAPÍTULO 9

TEMPEROS DA PERFORMANCE (ERGOGÊNICOS NUTRICIONAIS)

Marcelo Larciprete Leal
Lucas Guimarães Ferreira

RESUMO

Recursos ergogênicos são utilizados para melhoria do rendimento atlético ou potencialização das adaptações fisiológicas do treinamento. Este capítulo aborda os principais auxílios ergogênicos nutricionais utilizados por atletas e praticantes de atividade física. Alguns já foram amplamente estudados, como a cafeína, a creatina e o HMB. Em contrapartida, outros suplementos são mais recentes e aspectos relacionados à sua efetividade, mecanismos de ação e existência de efeitos adversos são menos compreendidos, como é o caso do Gakic e da citrulina-malato. Abordamos a efetividade desses suplementos, sua segurança, mecanismos de ação e protocolos de utilização dos principais suplementos alimentares consumidos por atletas e praticantes de exercício físico.

INTRODUÇÃO

A palavra *ergogênico* deriva dos radicais gregos *ergon*, que significa "trabalho", e *gennan*, que significa "produção". Dessa forma, entendemos como *auxílio ergogênico* algo que resulta no aumento da capacidade de realização de trabalho. No âmbito esportivo, auxílios ergogênicos são utilizados para melhoria do rendimento atlético ou potencialização das adaptações fisiológicas ao treinamento físico. Os auxílios ergogênicos podem ser divididos em cinco categorias: nutricionais, farmacológicos, fisiológicos, psicológicos e biomecânicos (Williams, 1989).

De acordo com Lanham-New et al. (2011), a utilização de suplementos nutricionais por atletas em geral objetiva:

- prevenir carências nutricionais, especialmente quando a necessidade de um nutriente aumenta em virtude do treinamento;
- prover uma forma mais conveniente de ingestão de nutrientes em situações nas quais a alimentação não é prática, de forma a alcançar as necessidades nutricionais ocasionadas pela sessão de treinamento;

- prover um efeito ergogênico direto, resultando em melhoria do desempenho.

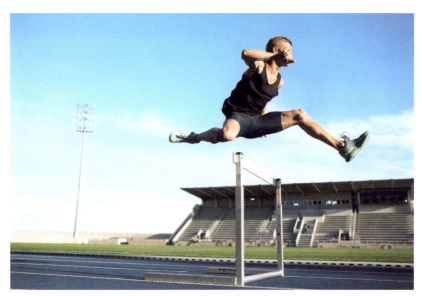

Figura 9.1 – Será possível obter ganhos adicionais no desempenho por meio do consumo de suplementos esportivos?

Os suplementos nutricionais são amplamente utilizados por atletas. Em geral, auxílios ergogênicos nutricionais são utilizados visando ao aumento da produção de energia e à atenuação da fadiga, à melhoria da composição corporal (redução da gordura corporal e aumento da massa muscular) e à melhoria de desempenho esportivo (por exemplo, capacidade aeróbica e força muscular). Apesar de sua ampla utilização, muitos suplementos nutricionais carecem de informações acerca de sua utilização crônica e seus efeitos sobre os tecidos corporais. Dessa forma, recomendamos que, antes da prescrição ou utilização desses auxílios ergogênicos nutricionais, as seguintes questões sejam feitas: "Ele é efetivo?", "Apresenta riscos à saúde?", "Sua utilização é legal e ética?". Neste capítulo, abordaremos os principais auxílios ergogênicos nutricionais utilizados por praticantes de atividades físicas e atletas de elite, dando enfoque especial nessas três questões.

CAFEÍNA

O consumo do café (*Coffea arabica*) é amplamente difundido em todas as culturas e, por ser rico em cafeína, efeitos estimulantes têm sido associados à sua ingestão. Além de sua alta concentração no café, a cafeína pode ser encontrada também em folhas utilizadas no preparo de chás, além de derivados de noz-de-cola. Entretanto, sua principal fonte é o café. A cafeína já fez parte da lista de substâncias proibidas do Comitê Olímpico Internacional, mas foi retirada em 2004.

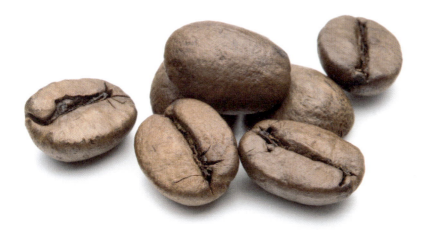

Figura 9.2 – Os efeitos da cafeína são investigados desde a primeira metade do século XX.

Efeitos ergogênicos

Os estudos dos efeitos ergogênicos da ingestão de cafeína tiveram início na primeira metade do século XX, mas foi no laboratório do prof. David Costill, na década de 1970, que tais estudos se intensificaram. Esse estudo demonstrou que ciclistas treinados melhoraram o tempo até a exaustão em 28% após a ingestão de 330 mg de cafeína, em exercício em cicloergômetro a 80% do VO_2máx (Costill, Dalsky e Fink, 1978). Outros estudos demonstraram que a ingestão prévia de cafeína promove melhoria do desempenho, mensurado como tempo até a exaustão ou tempo gasto para completar uma distância ou quantidade de trabalho predeterminada. Por exemplo, Graham e Spriet (1991) relataram aumento do tempo até a exaustão em 51% em cicloergômetro e em 44% em esteira ergométrica após a ingestão de cafeína (9 mg por quilograma de peso corporal, 60 minutos antes do exercício).

Em estudo realizado com ciclistas, foi demonstrado que a ingestão de 5 mg de cafeína por quilograma de peso corporal resultou em melhoria de 3,1% em uma simulação em laboratório da prova de 1 km de ciclismo (Wiles et al., 2006). Para avaliar o impacto desse resultado, os autores verificaram os tempos da prova correspondente nas olimpíadas de Atenas e concluíram que tal magnitude de melhoria no rendimento representava pouco menos que a diferença entre o primeiro e o décimo colocado, que foi de 3,8%. Assim, no âmbito do esporte de alto rendimento, pequenas diferenças no desempenho podem representar a diferença entre a vitória e a derrota.

Os efeitos benéficos da ingestão de cafeína sobre o desempenho em exercício de longa duração podem estar relacionados com o aumento da concentração circulante de ácidos graxos livres (AGLs), com a redução do quociente respiratório, com o aumento da oxidação de lipídios e com a redução da utilização de glicogênio durante o exercício. Os efeitos da ingestão de cafeína sobre a utilização de lipídios durante o exercício são, entretanto, alvos de controvérsia.

No que diz respeito aos efeitos da ingestão de cafeína sobre o desempenho em atividades de força e potência, os resultados são mais escassos e contraditórios. Tal campo de investigação ainda está sendo explorado e diferenças metodológicas entre os estudos podem explicar os resultados divergentes encontrados. Alguns trabalhos apontam para a melhoria do desempenho no treinamento de força 60 minutos após a ingestão de cafeína (usualmente entre 4 mg e 6 mg por quilograma de peso corporal). O desempenho foi avaliado em exercícios para membros inferiores e superiores, com intensidades variando de 60% a 90% de 1 RM. Apesar de não ser consenso, alguns trabalhos mostraram aumento do número de repetições realizadas até a falha concêntrica e um número menor de estudos apontam para aumento da força máxima (revisado por Silva et al., 2014).

Além disso, alguns estudos realizados com atividades cíclicas (como corrida e ciclismo) em intensidades próximas a 100% do VO_2máx também apontam para um possível efeito ergogênico. Por exemplo, Jackman et al. (1996) verificaram que a ingestão de 6 mg de cafeína por quilograma de peso corporal resultou em aumento do tempo até a exaustão a 100% do VO_2máx. Os efeitos da ingestão de cafeína sobre o desempenho em atividades de alta intensidade, força ou potência não parecem envolver a maior utilização de lipídios e menor utilização de glicogênio muscular. O efeito da cafeína sobre a facilitação do recrutamento de unidades motoras pode estar envolvido (Tarnopolsky, 2008).

Metabolismo e mecanismos de ação

A cafeína é uma 1,3,7 tri-metilxantina metabolizada no fígado em dimetilxantinas (paraxantina, teobromina e teofilina), e parece exercer ações em vários tecidos do organismo, tanto centrais quanto periféricos (Graham, 2001). Diversos mecanismos de ação podem estar envolvidos com as ações da cafeína, mas o principal deles parece ser o antagonismo aos receptores de adenosina. A adenosina atua como um neurotransmissor inibitório e neuromodulador. Seus efeitos incluem a promoção do sono e a redução do estado de alerta e da atividade motora. A cafeína é capaz de se ligar aos receptores de adenosina e reduzir as ações desse neurotransmissor. Atuando como neuromodulador, a adenosina estimula a liberação de outros neurotransmissores inibitórios, além de inibir a liberação de neurotransmissores excitatórios. Ao inibir tal efeito, a cafeína aumenta a excitabilidade neuronal, o que explica boa parte de seus efeitos (Graham, Rush e van Soeren, 1994).

Outros possíveis mecanismos de ação relacionados aos efeitos ergogênicos da cafeína incluem: estímulo da liberação de cálcio do retículo sarcoplasmático, estímulo na Na^+/K^+ATPase, maior recrutamento de unidades motoras durante o exercício, maior mobilização e oxidação de ácidos graxos, maior liberação de catecolaminas e maior absorção intestinal de glicose. Muitos desses efeitos, entretanto, ainda são controversos ou foram verificados em experimentos *in vitro* com doses suprafisiológicas de cafeína, o que pode não corresponder aos efeitos observados *in vivo*. Até o momento, acredita-se que o antagonismo ao receptor de adenosina seja o principal mecanismo de ação da cafeína, resultando na ação estimulante sobre o sistema nervoso central (Graham et al., 1994).

Dose

Graham e Spriet (1995) testaram três doses de cafeína – 3, 6 mg e 9 mg por quilograma de peso corporal – sobre o tempo até a exaustão a 85% do VO_2máx. Os autores verificaram que, independentemente da dose, o tempo até a exaustão foi significativamente maior quando comparado à condição placebo. Isso indica que uma dose de 3 mg/kg já é suficiente para promover melhoria de rendimento em atividades de *endurance*. Já para as atividades de força e potência, os dados são mais escassos. De qualquer forma, com base nos estudos realizados, recomenda-se doses de 4 mg/kg a 6 mg/kg para atividades de alta intensidade e curta duração ou para atividades intermitentes.

Foi demonstrado que o consumo de cafeína em pó ou café instantâneo contendo a mesma quantidade de cafeína (5 mg/kg) resultou em melhoria similar no desempenho em exercício submáximo em cicloergômetro quando comparado à condição placebo (Hodgson, Randell e Jeukendrup, 2013). Tal resultado indica que o consumo de café poderia ser eficiente quando ingerido antes do exercício. Entretanto, um estudo que analisou a quantidade de cafeína presente em café expresso obtido de diferentes cafeterias indicou que tal quantidade variava de forma considerável, mesmo quando o café era obtido no mesmo local em ocasiões distintas. O conteúdo de cafeína variou entre 25 mg e 214 mg, sendo a média 108 mg por xícara. Assim, percebe-se que o consumo da bebida pode não ser uma estratégia eficiente para o atleta, uma vez que é difícil controlar exatamente o conteúdo a ser ingerido. A utilização de cafeína em pó ou em cápsulas possibilita maior controle sobre a quantidade ingerida.

Riscos associados à saúde

O consumo moderado de cafeína, de até 400 mg por dia, por indivíduos saudáveis é considerado seguro, sem efeitos colaterais associados. Alguns indivíduos podem ser mais propensos a apresentar efeitos colaterais, de acordo com a tolerância individual e a dose consumida. Tais efeitos podem incluir taquicardia, insônia, tremores, dores abdominais, náusea, vômito e diurese (Higdon e Frei, 2006). Sugere-se que o atleta faça a ingestão de cafeína durante seu treinamento, evitando a utilização pela primeira vez antes de uma competição, de forma a verificar nos treinamentos a ocorrência de efeitos colaterais indesejados que poderiam prejudicar seu rendimento durante a prova. É importante ressaltar que a interrupção do consumo de cafeína por consumidores frequentes também pode resultar em reações adversas: enxaquecas, fadiga, irritabilidade, dores musculares, náuseas e vômitos (Higdon e Frei, 2006).

CREATINA

Nos anos 1990, a utilização de creatina no âmbito esportivo se popularizou. Para se ter uma ideia dessa popularidade, estima-se que, durante os jogos olímpicos de Atlanta, em 1996, 80% de todos os atletas fizeram uso do suplemento (Williams, Kreider e Branch, 1999). A creatina é sintetizada endogenamente a partir dos aminoácidos glicina, arginina e metionina, mas também é encontrada nos alimentos (Tabela 9.1)

Tabela 9.1 – Conteúdo de creatina nos alimentos

Alimento	Conteúdo de creatina (g/kg)
Camarão	Traços
Bacalhau	3
Arenque	6,5 a 10
Salmão	4,5
Atum	4
Carne bovina	4,5
Carne suína	5
Leite	0,1

Fonte: adaptado de Balsom, Soderlund e Ekblom (1994).

Efeitos ergogênicos

Apesar de haver estudos que não demonstram efeito da suplementação de creatina sobre o desempenho esportivo, um grande corpo de publicações corrobora o efeito ergogênico do suplemento sobre diversos protocolos de exercício, tanto no ambiente bem controlado do laboratório quanto em campo (Tarnopolsky, 2010).

Estudos iniciais demonstraram que, no exercício máximo em cicloergômetro, com duração entre 10 e 30 segundos, a suplementação com creatina promove aumento da potência muscular (Kreider, 2003). Outras investigações também demonstraram efeito positivo na força muscular isotônica, isométrica e isocinética. Por exemplo, Volek et al. (1999) submeteram 19 indivíduos saudáveis a um protocolo de treinamento de força por 12 semanas com ou sem a suplementação de creatina. A suplementação resultou em maior aumento de força em membros superiores (24 % *versus* 16%) e inferiores (32% *versus* 24%), quando comparado à condição placebo. Além disso, a suplementação de creatina promoveu maiores aumentos na área de secção transversa em todos os tipos de fibras musculares (I, IIa e IIab). Estudos posteriores corroboraram esses achados, indicando que a suplementação de creatina poderia ser uma estratégia eficiente para maximizar os ganhos de força e hipertrofia musculares em resposta ao treinamento, ao passo que outros estudos falharam em demonstrar efeitos ergogênicos da suplementação de creatina em humanos (Kreider, 2003; Tarnopolsky, 2010).

Uma meta-análise recente avaliou os estudos que utilizaram a suplementação de creatina durante o treinamento de força por indivíduos idosos. A análise envolveu um total de 357 indivíduos e demonstrou que tal suplementação resulta em aumento da massa corporal total e massa corporal magra, sem efeito significativo na gordura corporal, em comparação ao treinamento com o uso de placebo (Devries e Phillips, 2014).

O aumento dos níveis intramusculares de creatina em resposta à suplementação ocasiona aumento da retenção hídrica, o que pode levar ao aumento do peso corporal. Isso pode resultar em efeito deletério no desempenho em atividades nas quais o atleta deve sustentar seu próprio corpo, ou em esportes como o judô e o boxe, em que as categorias são separadas de acordo com o peso corporal.

Além de seus possíveis efeitos sobre a função muscular, a suplementação de creatina pode ser utilizada como estratégia terapêutica no tratamento de distúrbios neuromusculares, neurológicos e metabólicos em virtude de efeitos como: aumento da ativação de células-satélite (Olsen et al., 2006), aumento da expressão do transportador de glicose GLUT-4 (Op't Eijnde et al., 2001), aumento da expressão do fator de crescimento semelhante à insulina I (IGF-I) (Deldicque et al., 2005) e ação antioxidante (Sestili et al., 2011).

Em suma, é bem documentado que a suplementação com creatina leva a um aumento do desempenho em exercícios de alta intensidade, nos quais a creatina fosfato é a fonte dominante para ressíntese do ATP. Quanto aos efeitos sobre o aumento da massa corporal magra, ainda é discutido se isso ocorre em razão da maior síntese de proteínas miofibrilares, ou se é resultado da retenção de água no tecido muscular.

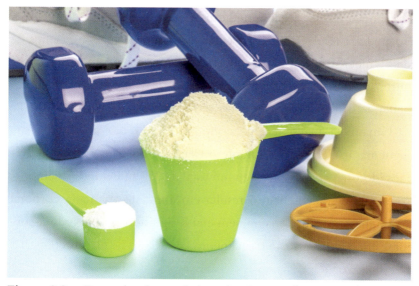

Figura 9.3 – O grande número de investigações que demonstra efeitos positivos com a suplementação de creatina permite concluir que esse suplemento é efetivo para aumentar a capacidade para exercício de alta intensidade e curta duração.

Metabolismo e mecanismos de ação

A creatina é um composto sintetizado nos rins, pâncreas e fígado a partir dos aminoácidos glicina, arginina e metionina. A creatina também está presente nos alimentos, em especial nas carnes. Estima-se que a ingestão diária de creatina seja de cerca de 1 g por dia, mas esse valor pode variar de acordo com os hábitos alimentares. Vegetarianos, por exemplo, têm ingestão praticamente nula de creatina. A síntese endógena é de cerca de 1 g por dia, resultando em um *turnover* de cerca de 2 g por dia (Wyss e Kaddurah-Daouk, 2000). A creatina é convertida à creatinina por meio de reação não enzimática e é excretada pelos rins. Um resumo do metabolismo da creatina encontra-se na Figura 9.4.

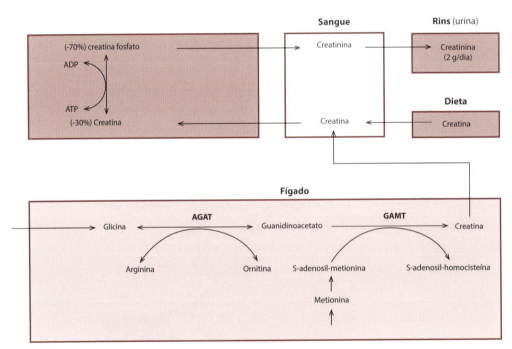

Figura 9.4 – Metabolismo da Creatina. AGAT: arginina glicina acil transferase; GAMT: guanidinoacetato metil transferase.
Fonte: adaptado de Walker (1979).

Aproximadamente 95% da creatina corporal encontra-se nos músculos esqueléticos. Esse tecido, entretanto, não parece sintetizá-la em quantidades significativas. Dessa forma, sua entrada nos músculos depende de uma proteína de membrana – transportador de creatina (CreaT) – que promove sua captação contra um alto gradiente de concentração por meio do transporte dependente de sódio e cloro e não dependente de ATP. Dentro das células, a creatina pode estar presente na forma livre ou fosforilada (creatina fosfato). O sistema da creatina fosfato desempenha um importante papel na regeneração rápida do ATP pela ação da enzima creatina quinase (CK, do inglês *creatine kinase*). Por meio da CK, a creatina fosfato reage com o ADP, dando origem a creatina livre e ATP. Isto se faz importante, uma vez que, entre os sistemas energéticos, a hidrólise da PCr é responsável pela maior taxa de geração de ATP (30 µmol/s por grama), muito superior à gerada na respiração mitocondrial (2,5 µmol/s por grama) (Wallimann et al., 1992).

Harris, Söderlund e Hultman (1992) demonstraram que a suplementação com 5 g de creatina 4 a 6 vezes por dia era capaz de aumentar os estoques intramusculares em mais de 20%, alcançando a concentração de 150 mmols a 160 mmols por quilograma de músculo. Foi demonstrado, ainda, que a melhoria de desempenho é proporcional à magnitude de aumento dos estoques intramusculares de creatina e que os efeitos são mais pronunciados naqueles que apresentam menor ingestão de creatina na dieta. Em contrapartida, alguns indivíduos não exibem um aumento acentuado dos estoques intramusculares após a suplementação, não se beneficiando do uso de creatina.

O principal mecanismo envolvido com a ação ergogênica da creatina parece envolver o aumento do conteúdo intramuscular de creatina, levando à regeneração mais rápida de ATP. Outros efeitos como maior volume de treinamento, redução do dano e inflamação, estímulo de vias intracelulares anabólicas e modulação na atividade de células-satélite no músculo esquelético podem estar envolvidos. De qualquer forma, estudos adicionais se fazem necessários para melhor compreensão dos efeitos celulares da suplementação crônica com creatina.

Protocolos de utilização

O protocolo de utilização de creatina mais comumente aplicado é a ingestão de 20 g divididas em 4 doses diárias de 5 g por 5 a 7 dias (denomina-se esta etapa como fase de saturação). Após a fase de saturação, reduz-se a ingestão para uma única dose de 5 g ao dia durante o período restante de suplementação (fase de manutenção). Foi demonstrado que, durante o protocolo de saturação, os níveis de creatina muscular aumentam cerca de 35 mmol por quilograma de músculo, o que representa um aumento de cerca de 20% (Williams, Kreider e Branch, 1999). Entretanto, foi demonstrado que a utilização de apenas 2 g de creatina por dia durante a fase de manutenção já era suficiente para manter os níveis de creatina intramuscular elevados (Hultman et al., 1996). Assim, a fase de manutenção pode ser realizada com 2 g a 5 g de creatina ao dia.

Posteriormente, investigou-se a utilização contínua de 3 g de creatina por dia desde o início do período de suplementação, ou seja, sem a fase de saturação. Verificou-se que houve um aumento mais lento dos níveis de creatina intramuscular, mas que, após 28 dias esses níveis eram comparáveis ao observado no grupo que utilizou a saturação com 20 g por dia (Hultman et al., 1996). Assim, recomenda-se a utilização da fase de saturação quando o atleta deseja um aumento mais rápido dos estoques intramusculares de creatina. O consumo da creatina em conjunto com carboidratos de alto índice glicêmico parece aumentar a captação de creatina pelo músculo esquelético.

Riscos à saúde

Os estudos que avaliaram a segurança da suplementação com creatina não relatam efeitos adversos à saúde. Alguns relatos apontam para a maior incidência de cãibras, mas tal achado ainda não foi confirmado experimentalmente. Uma vez que a creatina é metabolizada em creatinina e excretada pelos rins, há uma preocupação para com os indivíduos portadores de doença renal. Entretanto, novamente não há dados experimentais conclusivos que demonstrem prejuízo na função renal associados à suplementação crônica de creatina.

AGENTES TAMPONANTES

Agentes tamponantes têm sido utilizados no âmbito esportivo em virtude de seu potencial ergogênico. O efeito na atenuação da fadiga e na melhoria do desempenho esportivo tem como base a redução da acidose metabólica, um fator envolvido na fadiga durante atividades de alta intensidade. Dois agentes têm sido muito estudados e utilizados por atletas: o bicarbonato de sódio ($NaHCO_3$) e a beta-alanina.

Bicarbonato de sódio

O pH no músculo esquelético é de cerca de 7,0, podendo cair para até 6,5 após exercício de alta intensidade. Já o pH sanguíneo, que normalmente é 7,4, pode cair para cerca de 7,1. No organismo, alguns sistemas tampões atuam para neutralizar os prótons de hidrogênio (H^+) atenuando a queda do pH. Fosfatos e proteínas intramusculares podem atuar como tampões no músculo esquelético, ao passo que no sangue esse papel é realizado por proteínas circulantes e pelo bicarbonato. Quando o efluxo de H^+ do músculo para a circulação aumenta durante o exercício de alta intensidade, esse sistema atua de forma a tamponar os prótons, como mostra a equação a seguir:

$$H^+ + HCO_3^- \rightarrow H_2CO_3 \rightarrow H_2O + CO_2$$

O bicarbonato é normalmente produzido pelos rins, mas a ingestão oral de bicarbonato de sódio leva ao aumento dos níveis circulantes de bicarbonato, resultando em maior tamponamento do H^+ plasmático. Isso poderia aumentar o gradiente de H^+, ou seja, a diferença entre a concentração desse íon entre o meio intracelular e a circulação, promovendo o efluxo de H^+ da célula muscular.

Efeitos ergogênicos

Uma meta-análise publicada em 2012 relata que até aquele ano, dos estudos publicados que avaliaram os efeitos da ingestão de bicarbonato de sódio sobre o desempenho (40 artigos, de acordo com os critérios de inclusão adotados pelos autores), 38% demonstram efeitos positivos sobre o desempenho (Peart, Siegler e Vince, 2012). A discrepância entre os resultados pode se dever a diferenças metodológicas, tais como a amostra utilizada (indivíduos treinados e destreinados) e o protocolo de exercício utilizado.

Alguns estudos demonstraram que a ingestão de bicarbonato de sódio entre 60 e 90 minutos antes do exercício intenso promoveu um aumento dos níveis circulantes de lactato após o exercício (Krustrup, Ermidis e Mohr, 2015). Isso sugere maior fluxo de lactato no músculo esquelético ou maior produção dele durante o exercício (maior contribuição do sistema glicolítico).

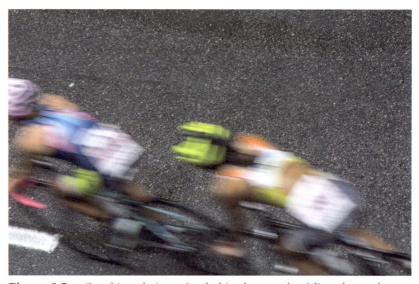

Figura 9.5 – Os efeitos da ingestão de bicarbonato de sódio sobre o desempenho parecem mais evidentes em exercícios de alta intensidade com duração entre 1 e 7 minutos.

Os estudos sugerem que indivíduos destreinados parecem obter maiores efeitos positivos sobre o desempenho do que atletas treinados (Peart, Siegler e Vince, 2012). Nesse sentido, a população atlética que mais se beneficiaria com a melhoria do desempenho esportivo parece obter menos resultado com a ingestão de bicarbonato de sódio. De qualquer maneira, é possível que alguns atletas obtenham efeitos positivos ao realizar a ingestão de NaHCO$_3$ (conforme protocolo que será descrito a seguir), antes do exercício que dependa predominantemente do metabolismo glicolítico. Os efeitos da ingestão de bicarbonato de sódio sobre o desempenho parecem mais evidentes em exercícios de alta intensidade com duração entre 1 e 7 minutos.

Protocolo de administração

Usualmente, os estudos utilizam uma dose de bicarbonato de sódio de 0,2 g a 0,4 g por quilograma de peso corporal, entre 60 e 120 minutos antes do exercício (Peart, Siegler e Vince, 2012). É possível que doses maiores, como 0,5 g/kg, promovam maior aumento do bicarbonato circulante e, consequentemente, maior efeito ergogênico. Essas doses, entretanto, estão associadas à maior ocorrência de efeitos colaterais.

Efeitos colaterais

A ingestão de altas doses de bicarbonato de sódio podem resultar em efeitos indesejados como desconforto gastrointestinal e diarreia após sua ingestão. Tais efeitos parecem depender da dose e se mostram mais evidentes com quantidades acima de 0,3 g/kg. A incidência de efeitos colaterais pode, entretanto, variar de acordo com a suscetibilidade individual. A ingestão de grande quantidade de água e a habituação com o protocolo podem atenuar a ocorrência dos efeitos colaterais.

Beta-alanina

A beta-alanina é um aminoácido não essencial que se combina com a histidina e dá origem ao dipeptídeo carnosina. Estima-se que até 99% da carnosina corporal encontra-se no músculo esquelético, sendo de 1,5 a 2 vezes mais abundante nas fibras musculares tipo II que nas fibras tipo I. A molécula de carnosina tem um anel imidazólico, localizado no resíduo de histidina, que apresenta constante de dissociação pKa de 6,83. Tal valor torna a carnosina um tampão muito eficiente de H$^+$, tendo em vista que valores de pH no músculo esquelético variam entre 6,5 e 7,1, entre repouso e exercício intenso. Além disso, a molécula de carnosina também pode atuar como um antioxidante, quelante de metais e agente antiglicação.

Efeitos ergogênicos

Os resultados da meta-análise publicada por Hobson et al. (2012) indicam que a suplementação com beta-alanina é mais eficiente durante exercício de alta intensidade com duração entre 60 e 240 segundos. O efeito da suplementação durante atividades máximas com menos de 60 segundos é menos evidente.

Alguns estudos apontam que a suplementação com beta-alanina pode levar ao aumento do volume durante uma sessão de treinamento de força, reduzindo ainda a sensação de fadiga durante a sessão (Hoffman et al., 2006; Hoffman et al., 2008).

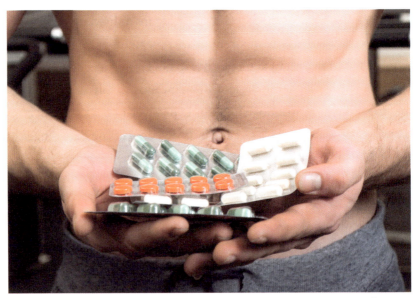

Figura 9.6 – Os efeitos da suplementação com beta-alanina são mais eficientes durante exercício de alta intensidade com duração entre 60 e 240 segundos.

Protocolo de suplementação

A suplementação oral com beta-alanina resulta no aumento dos estoques intramusculares de carnosina. A ingestão diária de 100 mg por quilograma de peso corporal pode resultar em aumento da concentração de carnosina de 40% a 60% após 4 semanas, podendo chegar a 80% após 8 semanas. Entretanto, a magnitude da resposta a 5 a 6 semanas de suplementação com beta-alanina (4,8 g por dia) parece variar consideravelmente entre os indivíduos, ao ponto de, nos menos responsivos, o aumento ser de apenas 15% (Baguet et al., 2009).

Até o momento, os estudos indicam que a suplementação com 4 g a 6 g de beta-alanina por dia, dividida em doses de 2 g ou menos, leva ao aumento significante dos estoques de carnosina em duas semanas. Entretanto, um período de 4 a 8 semanas pode ser necessário para a saturação dos estoques de carnosina. Para maximizar esse aumento, recomenda-se a ingestão de 6 g de beta-alanina dividida em 4 doses iguais ao longo do dia (Trexler et al., 2015).

Efeitos colaterais

Após a suplementação com beta-alanina, alguns indivíduos apresentam parestesia (dormência nas extremidades dos membros, especialmente nos dedos das mãos). O aumento dos níveis circulantes de beta-alanina parece levar à desensibilização de neurônios envolvidos com a dor neuropática, ocasionando tal efeito. É possível que a ocorrência de parestesia seja minimizada por meio da divisão da dose diária ingerida de beta-alanina e do consumo juntamente com alimentos.

AMINOÁCIDOS DE CADEIA RAMIFICADA (BCAAs)

Os aminoácidos de cadeia ramificada, do inglês *branched chain amino acids* (BCAA), dizem respeito a três aminoácidos com estruturas semelhantes: leucina, isoleucina e valina. Esses AA são consumidos na dieta pela ingestão proteica, tornando sua suplementação algo questionável. Estão presentes em abundância nos músculos esqueléticos, onde participam ativamente de processos metabólicos que interferem na síntese de novas proteínas e na captação de glicose pela célula muscular. São os AA mais facilmente oxidados pelos músculos esqueléticos e servem como importante substrato energético no caso de depleção dos carboidratos, como acontece no músculo em exercício. Além disso, o exercício também promove a redução das concentrações séricas de BCAAs, supostamente contribuindo para a instauração da fadiga, de acordo com a teoria da fadiga central.

Efeitos sobre a síntese proteica muscular

O AA leucina é um importante e conhecido ativador da síntese proteica muscular, por meio de um complexo chamado mTORC1 (*mammalian target of rapamycin complex 1*). A mTORC1 tem como alvos em sua cascata de sinalização as proteínas S6K1 e 4EBP-1. Enquanto a S6K1 atua na biogênese ribossomal e em eventos relacionados à tradução dos RNAs mensageiros (mRNA), aumentando a capacidade da célula em sintetizar novas proteínas (Blomstrand et al., 2006; Chauvin et al., 2014; Mayer e Grummt, 2006), a 4EBP-1 no estado desfosforilado age como inibidora do início da tradução de mRNA (Fletcher et al., 1998; Gautsch et al., 1998). Perante a ativação da mTORC1, a 4EBP-1 é fosforilada e libera um fator que participa da iniciação da tradução dos mRNA (o eIF4E). Juntos, esses eventos aumentam a taxa de síntese proteica na célula muscular que cronicamente favorece o acúmulo de proteínas dentro dela, podendo gerar hipertrofia. No entanto, é importante destacar que a suplementação isolada de leucina pode reduzir as concentrações plasmáticas de isoleucina e valina, reduzindo a duração do estímulo de síntese (Hagenfeldt, Eriksson e Wahren, 1980; Swendseid et al., 1965; Verhoeven et al., 2009).

Um achado interessante mostrou, em roedores, que, quando a suplementação com leucina ocorreu entre as refeições principais, houve uma sobreposição ao efeito refratário sofrido pela síntese proteica muscular algumas horas após uma refeição (Wilson et al., 2011). Caso esta seja rica em proteínas, a síntese proteica muscular aumenta e permanece aumentada por algumas horas após a ingestão, até que retorna a valores basais. Isso parece acontecer mesmo que ainda existam aminoácidos circulantes, configurando um efeito refratário (Atherton et al., 2010a; Bohé et al., 2001). No estudo de Wilson et al. (2011), a suplementação com leucina foi capaz de prolongar o estímulo de síntese quando administrada 2,25 horas após a refeição. No entanto, é preciso cautela ao transpor esses resultados para seres humanos, considerando que o metabolismo dos BCAAs em roedores é diferente do metabolismo em seres humanos (Hutson, Sweatt e Lanoue, 2005).

Embora a suplementação de leucina ou de BCAAs seja capaz de estimular agudamente a síntese proteica muscular (Apró e Blomstrand, 2010; Atherton et al., 2010b), poucos estudos avaliaram os efeitos de longo prazo dessa suplementação sobre a massa muscular em diferentes grupos populacionais (Pineda-Juárez et al., 2016; Verhoeven et al., 2009). No estudo de Verhoeven et al. (2009), 30 idosos do sexo masculino foram divididos igualmente em dois grupos. O grupo suplementado recebeu 2,5 g de leucina que foi adicionada a cada uma de suas refeições (3 por dia) por 3 meses, ao passo que o outro grupo foi classificado como grupo placebo. Nenhuma alteração na massa muscular ou na força foi observada após o período do estudo.

Nesse contexto, mais estudos são necessários para elucidar as diversas questões que ainda permanecem sem resposta a respeito da suplementação isolada de leucina e de BCAAs sobre a síntese proteica muscular e as adaptações promovidas pelo treinamento.

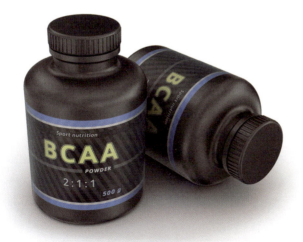

Figura 9.7 – Apesar de haver indícios de que a suplementação de BCAA, especialmente da leucina, possa estimular agudamente a síntese proteica, diversas questões a esse respeito ainda não foram esclarecidas.

Efeitos sobre a captação de glicose

Além do efeito trófico promovido pela ativação do complexo proteico mTORC1, os BCAAs também têm influência sobre o metabolismo de glicose. Nesse cenário, leucina e valina parecem suprimir a captação de glicose pela célula (Chang e Goldberg, 1978; Doi et al., 2003; Flakoll et al., 1992; Tessari et al., 1985), ao passo que a isoleucina é conhecida por promover o efeito oposto (aumenta a captação de glicose) (Doi et al., 2003; Doi et al., 2005; Doi et al., 2007).

Uma proteína kinase relacionada ao metabolismo energético tem grande influência sobre a captação de glicose pela célula muscular. Essa proteína é uma kinase ativada pelo AMP (AMPK) e age como um verdadeiro sensor energético dentro da célula (Xu, Ji e Yan, 2012). Quando os níveis energéticos celulares estão baixos, com alto consumo de ATP e geração de AMP, a AMPK é ativada promovendo seus efeitos, entre eles o aumento da captação de glicose. Cultura de células musculares tratadas com leucina mostraram uma inibição da atividade da AMPK, podendo ser um dos mecanismos de inibição da captação de glicose promovido pela leucina (Du et al., 2007). Outro mecanismo antagônico de ação da leucina é a redução da oxidação de glicose na célula muscular, observada na condição de jejum (Chang e Goldberg, 1978).

Por outro lado, a isoleucina promove a captação de glicose pela célula, embora esse efeito pareça ser independente da ação da AMPK e da insulina (Doi et al., 2005; Doi et al., 2007). Ainda que o mecanismo de ação da isoleucina sobre a captação de glicose não tenha sido completamente elucidado, parece envolver a proteína PI3K (uma proteína que está acima da mTORC1 na cascata de fosforilação PI3K/AKT/mTOR). Portanto, mais estudos são necessários para descrever os mecanismos de captação de glicose pela célula muscular, promovidos pela isoleucina.

Efeitos sobre a fadiga (hipótese da fadiga central)

A fadiga muscular pode ser definida como a incapacidade de manter a produção de força ou potência requerida a uma determinada atividade (Enoka e Stuart, 1992). Os principais mecanismos que desencadeiam este processo são intrínsecos à célula muscular (Coggan e Coyle, 1991; Fitts, 2003; Vøllestad e Sejersted, 1988), no entanto a fadiga pode ser resultado de alterações no sistema nervoso central (SNC), que deu origem a uma teoria ainda não confirmada chamada de teoria da fadiga central (Meeusen, Watson e Dvorak, 2006). Neste contexto, a suplementação de BCAAs seria uma estratégia interessante para retardar os efeitos da fadiga central, disparada pelo exercício físico.

Durante o exercício, com o aumento da oxidação de BCAAs, ocorre um desequilíbrio na razão triptofano/BCAAs, que aumenta a concentração plasmática de triptofano (um amino ácido aromático). O triptofano no cérebro aumenta a produção do neurotransmissor 5-hydroxytryptamine (5-HT), que pode ser responsável pela fadiga (Newsholme e Blomstrand, 2006). Visto que triptofano e BCAAs têm um transportador comum na barreira hematoencefálica, o aumento da concentração de triptofano livre no plasma carrearia mais triptofano para o cérebro (e menos BCAAs), o que levaria à maior produção de 5-HT e, consequentemente, à fadiga. Nesse contexto, a suplementação com BCAAs prévia e/ou durante o exercício prolongado supostamente retardaria o surgimento da fadiga.

Porém, tal teoria parece não se confirmar quando testada na prática. Varnier et al. (1994), em um estudo bem controlado, infundiram 20 g de BCAAs ou salina em indivíduos moderadamente treinados ao longo de 70 minutos antes do exercício. Nesse estudo, não foi observada diferença entre os grupos no desempenho de um protocolo de exercício até a exaustão. Ademais, um estudo realizado com ratos que receberam suplementação de BCAAs em suas dietas por 6 semanas não demonstrou aumento da serotonina pós-exercício, analisada em amostras de hipotálamo (Falavigna et al., 2012). Além disso, é importante considerar que a administração de BCAAs em quantidade necessária para produzir alteração na razão triptofano/BCAAs durante o exercício pode levar ao aumento da geração de amônia, que tem uma transitória toxicidade ao cérebro capaz de prejudicar a *performance* e causar sintomas de fadiga (Davis e Bailey, 1997; MacClean, Graham e Saltin, 1994; Watson, Shirreffs e Maughan, 2004).

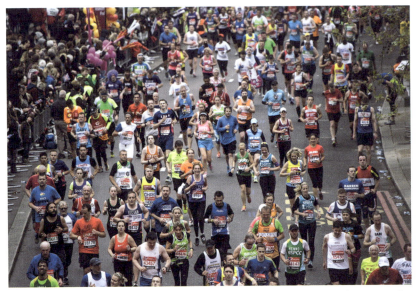

Figura 9.8 – Os BCAAs podem estar envolvidos na fadiga central em atividades prolongadas.

BETA HIDROXI-BETA-METIL-BUTIRATO (HMB)

O beta hidroxi-beta-metil-butirato (HMB) é um metabólito do aminoácido leucina. Alega-se que a suplementação com HMB aumenta a massa muscular e a força, auxilia na recuperação e potencializa a perda de gordura corporal. Entretanto, os resultados dos estudos são equívocos, o que pode estar relacionado com o nível de treinamento dos indivíduos, conforme discutiremos a seguir.

Efeitos ergogênicos

O primeiro estudo a investigar o efeito da suplementação de diferentes doses de HMB sobre a massa muscular em humanos foi realizado por Nissen et al. (1996). Os autores testaram os efeitos da suplementação com zero, 1,5 g e 3,0 g de HMB em indivíduos destreinados durante um programa de treinamento de força por três semanas. Apesar da redução de alguns marcadores relacionados ao dano muscular no grupo suplementado, não houve diferenças na composição corporal ou no ganho de força entre os grupos. Estudo posterior, entretanto, verificou aumento de força associado ao treinamento em indivíduos destreinados após a suplementação de HMB por três semanas (Jówko et al., 2001). Outro estudo confirma os efeitos positivos da suplementação com 3 g de HMB sobre a força muscular e também relata maior ganho de massa corporal magra em resposta à suplementação (Gallagher et al., 2000). Curiosamente, os autores verificaram que a ingestão de 6 g por dia não promoveu resultados superiores a 3 g por dia. Na verdade, a ingestão de 3 g resultou em maiores ganhos de força e melhoria na composição corporal (Gallagher et al., 2000).

Em contraste aos relatos de efeitos positivos em indivíduos destreinados submetidos a um programa de treinamento com pesos, estudos com indivíduos treinados e populações atléticas em geral não demonstram resultados significativos. Por exemplo, Ransone et al. (2003) suplementaram atletas de futebol americano com 3 g de HMB por dia durante 4 semanas e não verificaram efeitos positivos sobre a composição corporal e força, em comparação ao grupo placebo. Os resultados de Hoffman et al. (2004) com atletas da mesma modalidade corroboram tais achados. Também com atletas de outras modalidades esportivas ou indivíduos com histórico de treinamento com pesos, a suplementação com HMB não se mostrou efetiva (Zanchi et al., 2011).

Uma meta-análise publicada em 2009 que analisou os estudos com suplementação de HMB durante treinamento de força em adultos jovens concluiu que o HMB não promove modificações significantes na composição corporal. No que diz respeito à força muscular, indivíduos destreinados poderiam obter pequenos ganhos adicionais, o mesmo não ocorrendo com indivíduos treinados (Rowlands e Thomson, 2009). Em contrapartida, outro estudo de meta-análise com indivíduos idosos analisou sete ensaios clínicos randomizados e concluiu que a suplementação com HMB pode contribuir para a manutenção da massa muscular nessa população (Wu et al., 2015).

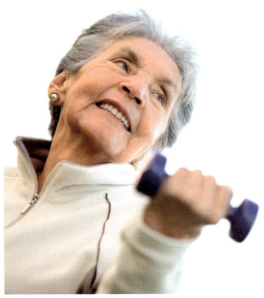

Figura 9.9 – Suplementação com HMB pode contribuir para a manutenção da massa muscular em idosos.

Metabolismo e mecanismos de ação

A formação do HMB tem início com a transaminação da leucina, dando origem ao ácido cetoisocaproico (KIC, sigla em inglês). Em seguida, o KIC pode ser convertido em HMB por meio de duas rotas metabólicas distintas: via enzima KIC desidrogenase, ou desidrogenase de cetoácidos de cadeia ramificada (BCKD, sigla em inglês). Estima-se que entre 2% e 10% da leucina seja convertida em HMB (van Koevering e Nissen, 1992). A síntese endógena de HMB é muito pequena, cerca de 0,2 g a 0,4 g por dia, a partir da leucina. Dessa forma, para alcançar a quantidade usualmente utilizada nos estudos, a suplementação com HMB exógeno se faz necessária.

Estudos sugerem diversos possíveis mecanismos de ação para o HMB que poderiam explicar seus efeitos. Por meio da formação de

HMG-CoA, o HMB poderia estimular a síntese de colesterol e outros componentes estruturais do sarcolema (a membrana da célula muscular), aumentando sua estabilidade e sua capacidade de reparação. Isso ajudaria a explicar as ações alegadas do HMB na proteção contra o dano muscular induzido pelo exercício. No que diz respeito às ações metabólicas do HMB, estudos em animais sugerem que sua suplementação crônica promove o aumento dos níveis intramusculares de ATP e glicogênio, possivelmente por meio da geração de intermediários do ciclo de Krebs e do provimento de esqueleto carbônico para a síntese de glicogênio (Pinheiro et al., 2012). Entretanto, as evidências experimentais atuais são inconclusivas e pesquisas adicionais se fazem necessárias para a confirmação de tais efeitos, especialmente em seres humanos.

Conforme mencionado, alguns estudos apontam para o efeito da suplementação de HMB sobre a melhoria da composição corporal, ou seja, aumento de massa muscular e redução da adiposidade. Os mecanismos subjacentes a tais ações podem envolver o estímulo da lipólise e aumento da oxidação de ácidos graxos, além do estímulo da síntese e inibição da degradação proteica muscular, por meio do aumento da atividade da via de sinalização da Akt-mTOR, estímulo do eixo GH-IGF-1 e inibição da proteólise dependente do sistema ubiquitina-proteassoma (Zanchi et al., 2011). Apesar de alguma evidência científica existir, os dados sugerem que tais efeitos são mais evidentes em situações catabólicas, como na caquexia. Em indivíduos saudáveis, especialmente os treinados, tais efeitos da suplementação de HMB não parecem ser evidentes.

Dose

A maioria dos estudos tem utilizado a dose de 3,0 g por dia. A ingestão de doses maiores, como 6,0 g por dia, não parece promover efeitos adicionais.

Efeitos colaterais

A suplementação com doses diárias de 3 g parece ser bem tolerada, sem efeitos adversos. Estudos com animais apontam para a ocorrência de um quadro de resistência à insulina após o consumo crônico de HMB (Yonamine et al., 2014), mas esses efeitos nunca foram verificados em humanos.

NITRATO DIETÉTICO

O nitrato inorgânico (NO^{3-}), proveniente da alimentação, tem sido associado ao aumento da *performance* física e à regulação de parâmetros hemodinâmicos, dependendo da quantidade ingerida. Ele é encontrado em vegetais de folhas verde-escuras, como o espinafre e a rúcula, mas é pela ingestão de suco de beterraba (rica em nitrato) que vem sendo utilizado em pesquisas para avaliar seus efeitos sobre o desempenho (Berry et al., 2015; Peeling et al., 2015; Shepherd et al., 2015; Thompson et al., 2005).

Após ser ingerido, parte do NO^{3-} sofre sua primeira transformação ainda na boca, por ação de bactérias anaeróbias facultativas (Doel et al., 2005). Essas bactérias reduzem NO^{3-} a nitrito (NO^{2-}) (Doel et al., 2005), que posteriormente dará origem ao óxido nítrico (NO). O óxido nítrico é uma molécula sinalizadora que pode modular a função dos músculos esqueléticos pela regulação do fluxo sanguíneo (vasodilatação), da contratilidade muscular, da homeostase de glicose e de cálcio, e da biogênese e respiração mitocondrial (Stamler e Meissner, 2001).

Nesse sentido, o aumento da produção de NO tem sido associado ao aumento da eficiência muscular, com maior resistência à fadiga e aumento da *performance* (Bailey et al., 2010). Bailey et al. (2009) observaram que a concentração plasmática de NO^{2-} dobrou, após três dias de suplementação (500 ml por dia) com suco de beterraba. Os indivíduos que ingeriram o suco de beterraba tiveram menores valores para o VO_2 em exercício de intensidade moderada em estado estável, quando comparados aos indivíduos que não consumiram o suco. Esses resultados mostraram que a ingestão do suco de beterraba promoveu um aumento da eficiência muscular.

O mesmo grupo de pesquisa mostrou, um ano mais tarde em um estudo muito bem controlado, que o nitrato inorgânico presente no suco de beterraba foi responsável pela redução do custo de oxigênio do exercício realizado em alta e baixa intensidade (Bailey et al., 2010). Nesse estudo, dois grupos de indivíduos ingeriram 500 ml por dia de suco de beterraba rico em nitrato (5,1 mmol de NO^{3-} por dia) ou 500 ml por dia de solução placebo (solução depletada de NO^{3-}), durante seis dias consecutivos. Os resultados mostraram um aumento de 25% no tempo até a exaustão no grupo que ingeriu o suco de beterraba. Além disso, foi observada também uma redução na degradação de creatina fosfato (PCr) tanto em alta quanto em baixa intensidade de exercício, somente no grupo que ingeriu suco de beterraba. Embora não se saiba exatamente por que isso acontece, os autores especulam que o menor custo de O_2 pode estar ligado ao menor custo de ATP para a produção de força muscular. Isso, junto ao menor acúmulo de ADP e P_i (metabólitos relacionados à fadiga), parece melhorar a tolerância ao exercício em indivíduos saudáveis.

No entanto, resultados contrários já foram produzidos, nos quais não foi observada melhora sobre a *performance* em grupos que ingeriram fontes de nitrato, quando comparados ao grupo placebo. No estudo de Wilkerson et al. (2012), oito ciclistas bem treinados ingeriram suco de beterraba rico em nitrato, 2,5 horas antes do teste de *performance*. Embora uma discreta melhora sobre a *performance* tenha sido observada, esta não foi estatisticamente significativa quando comparada ao grupo placebo. Por sua vez, Cermak, Gibala e van Loon (2012) suplementaram 20 ciclistas treinados com 140 ml de suco de beterraba concentrado 2,5 horas antes do teste de *performance*. Nesse estudo, também não foi observada melhora do grupo suplementado em comparação ao grupo placebo. Uma hipótese é que o *status* de treinamento tenha contribuído para os resultados observados, uma vez que nesses indivíduos treinados existe uma maior atividade da enzima óxido nítrico sintase (NOS, sigla em inglês) (McAllister e Laughlin, 2006). Essa enzima participa da produção de NO, e o aumento de sua atividade está associado a maiores níveis plasmáticos basais de NO^{2-} (Rassaf et al., 2007).

Uma meta-análise mais recente mostrou uma modesta melhora no tempo, até a exaustão, de indivíduos que consumiram NO^{3-} (Hoon et al., 2013). Nesse trabalho, uma análise qualitativa sugeriu que os benefícios em *performance* estavam mais ligados a indivíduos inativos ou que realizavam atividades recreativas. Além disso, a melhora também parece estar associada a uma fase de carga de nitrato, quando a administração é feita por vários dias antes do teste. Portanto, mais estudos serão necessários para melhor esclarecer os efeitos da ingestão de nitrato inorgânico sobre a *performance*, em diferentes grupos populacionais.

No entanto, não basta ingerir esses alimentos citados para desfrutar dos benefícios em *performance* que eles podem trazer. Como dito anteriormente, a quantidade de nitrato ingerida precisa ser suficiente para desencadear os efeitos, e esta pode variar nos alimentos conforme a época do ano e as condições do solo em que foram cultivados.

GLICINA-ARGININA-CETOISOCAPROATO (GAKIC)

O ácido cetoisocaproico (KIC) é um metabólito do aminoácido essencial leucina, formado por meio de reação de transaminação. Um estudo demonstrou que a ingestão de KIC (1,5 g e 9,0 g) resultou em melhor desempenho no teste de repetições máximas nos exercícios supino e *leg press*, bem como no teste de saltos verticais contínuos de 30 segundos (Yarrow et al., 2007). Apesar de ser comum a afirmação de que esse metabólito poderia atuar como um agente antiproteolítico, dados experimentais não corroboram tal efeito. Estudos adicionais são necessários para que o potencial ergogênico do KIC seja confirmado.

Mais recentemente, os efeitos do KIC em conjunto com os aminoácidos glicina e arginina (chamado assim de Gakic) passaram a ser investigados e tal suplemento começou a ser comercializado. Dois estudos investigaram os efeitos da ingestão aguda de Gakic em *sprints* repetidos em cicloergômetro. O primeiro estudo envolveu indivíduos destreinados, os quais realizaram ingestão de 11,2 g de Gakic durante um período de 45 minutos entre o repouso e o exercício, que consistiu em cinco *sprints* supramáximos de 10 s intercalados com períodos de 1 minuto. A ingestão de Gakic resultou na atenuação do declínio da potência ao longo do teste (Buford e Koch, 2004). Em contrapartida, o outro estudo, com ciclistas altamente treinados, falhou em demonstrar efeito benéfico da ingestão de Gakic sobre o desempenho em *sprints* repetidos (Beis et al., 2011). Esses resultados sugerem que a ingestão de Gakic possa exercer efeito ergogênico em indivíduos destreinados, o que parece não ocorrer com indivíduos altamente treinados.

Outros estudos avaliaram o efeito da ingestão aguda de Gakic (10,2 g) sobre o desempenho no treinamento de força. A carga total levantada em 5 séries do exercício *leg press* realizado até a falha concêntrica a 75% de 1 RM foi melhorada em 22,5% após a ingestão de Gakic (Wax et al., 2013a) e em 16,4% quando 6 séries de extensão de pernas foram realizadas até a falha, a 50% de 1 RM (Wax et al., 2013b). Estudos também demonstraram aumento do trabalho total realizado (+10,5%) e redução do índice de fadiga (-28%) durante protocolo realizado em dinamômetro isocinético com membros inferiores (Stevens et al., 2000). Os possíveis mecanismos de ação atribuídos ao Gakic incluem: maior remoção da amônia durante exercício de alta intensidade, regeneração do aminoácido leucina, geração de HMB, formação de ATP e o aumento da síntese de creatina e óxido nítrico.

Os estudos disponíveis até o momento apontam que, em indivíduos destreinados ou moderadamente treinados, a ingestão de KIC em conjunto com os aminoácidos glicina e arginina (10,2 g ou 11,2 g de Gakic) podem resultar em melhora do desempenho em atividades intermitentes de alta intensidade, ao passo que seus efeitos em atletas altamente treinados não parecem ser evidentes. Mais estudos são necessários para a melhor compreensão dos efeitos ergogênicos do Gakic, bem como seu mecanismo de ação.

CITRULINA-MALATO

A citrulina é um aminoácido que participa do ciclo da ureia, ao passo que o malato é um intermediário do ciclo de Krebs, envolvido na produção de energia ao longo do metabolismo oxidativo. Demonstrou-se que a ingestão de citrulina-malato resulta em melhoria do desempenho em exercício aeróbico ao atenuar a fadiga e incrementar a produção aeróbica de ATP (Pérez-Guisado e Jakeman, 2010). Também foi documentado que a suplementação com citrulina-malato resulta em aumento dos níveis de arginina e ornitina. A arginina produz óxido nítrico que resulta em aumento do fluxo sanguíneo, contribuindo para a entrega de oxigênio para os músculos em atividade. Além disso, em virtude de sua ação no ciclo da ureia, a citrulina estaria envolvida na atenuação do acúmulo de amônia durante o exercício exaustivo, contribuindo para o retardo da fadiga (Callis et al., 1991).

Poucos estudos foram realizados avaliando o potencial ergogênico da citrulina-malato. Dois deles avaliaram os efeitos da ingestão aguda de citrulina-malato sobre o desempenho no treinamento de força. Pérez-Guisado e Jakeman (2010) investigaram os efeitos da ingestão aguda de citrulina-malato (8 g, na proporção 2:1, 60 minutos antes do exercício) no desempenho de séries repetidas de exercício de força para membros superiores. Utilizando delineamento cruzado com controle placebo duplo-cego, os autores demonstraram que a ingestão prévia de citrulina-malato resultou em maior número total de repetições, durante 8 séries do exercício realizado até a falha concêntrica, atingindo um número 52% superior de repetições realizadas na última série. Wax et al. (2015), por sua vez, utilizaram o mesmo protocolo de suplementação e avaliaram o desempenho em uma sessão com séries múltiplas de exercícios de força para membros inferiores. Ao longo da execução das séries repetidas, o número de repetições realizados até a falha concêntrica apresentou-se reduzido. No grupo citrulina-malato, entretanto, tal redução foi significativamente inferior à condição placebo. No que se refere aos níveis plasmáticos de lactato e frequência cardíaca, não houve diferenças entre as condições. Tais estudos sugerem que a ingestão aguda de citrulina-malato é capaz de melhorar o desempenho de força ao atenuar a fadiga, resultando em maior volume de treinamento.

Apesar de estudos recentes demonstrarem efeitos benéficos sobre o desempenho, novas investigações se fazem necessárias para confirmar a ação ergogênica da citrulina-malato e ampliar a compreensão dos mecanismos de ação, doses efetivas e efeitos deletérios relacionados à sua ingestão.

TRIBULUS TERRESTRIS

Comercialmente, alega-se que a suplementação com *Tribulus terrestris* promove aumento na produção do LH (hormônio luteinizante) e dos níveis de testosterona. Ao aumentar as concentrações plasmáticas de testosterona, promoveria aumento da massa muscular e força. Entretanto, os dados científicos disponíveis não corroboram tais alegações.

Por exemplo, no estudo de Antonio et al. (2000), 15 indivíduos foram divididos em 2 grupos e receberam *Tribullus terrestris* (3,21 mg por quilograma de peso ao dia) ou placebo. Após 8 semanas, nas quais esses indivíduos seguiram um programa de treinamento de força, não foram encontradas diferenças entre os grupos no ganho de peso corporal e no percentual de gordura corporal. No que diz respeito ao aumento de força, curiosamente o grupo que recebeu placebo apresentou melhoria de desempenho em exercício de membros inferiores e superiores, ao passo que, no grupo suplementado, houve melhora apenas no exercício de pernas. Os autores concluíram que a suplementação não promove melhoria na composição corporal e no desempenho.

Outro estudo, com 22 jogadores de rúgbi australianos, também avaliou os efeitos da suplementação com *Tribulus terrestris*. Após 5 semanas de suplementação associada ao treinamento de força, os indivíduos apresentaram aumentos significativos na força e na massa muscular, sem diferença entre os grupos (Rogerson et al., 2007). Conclui-se, assim, que a suplementação com *Tribulus terrestris* não promove o grande aumento de força e massa musculares alegado pelos fabricantes.

CONCLUSÃO

A utilização de suplementos alimentares é muito difundida entre atletas e não atletas. Embora muitos estudos tenham sido conduzidos acerca da eficácia desses suplementos, muitos carecem de evidências científicas que embasem sua utilização.

De acordo com o mecanismo de ação de cada ergogênico, seu uso pode ser indicado para determinado tipo de atleta ou praticante de alguma atividade esportiva com característica específica, por exemplo, o treinamento de força ou de *endurance*.

Outro ponto fundamental é atentar para a segurança e para os possíveis efeitos colaterais associados a esses compostos. E, ainda, como proposto anteriormente neste capítulo, indicamos que os seguintes questionamentos sejam feitos sempre antes da utilização de qualquer suplemento alimentar: "Ele é efetivo?", "Apresenta riscos à saúde?", "Sua utilização é legal e ética?".

DESTAQUE PARA APLICAÇÃO PRÁTICA

- Suplementos nutricionais são, frequentemente, prescritos e utilizados com o objetivo de prevenir carências nutricionais, alcançar com facilidade a ingestão adequada de determinado nutriente e promover efeito ergogênico, ou seja, melhorar o desempenho físico.
- Antes da utilização de qualquer suplemento nutricional, é importante verificar sua efetividade, se apresenta riscos à saúde e se é liberado pelas agências de controle *antidoping*, no caso de atletas.
- Estudos demonstram que o consumo de 3 mg de cafeína por quilograma de peso corporal pode resultar na melhoria do desempenho em atividades de *endurance*. Apesar de escassos e controversos, há estudos demonstrando também que o consumo de cafeína (5 mg/kg a 6 mg/kg) pode melhorar o desempenho em atividades de força e potência intermitentes de alta intensidade.

A cafeína atinge o pico plasmático cerca de 60 minutos após sua ingestão. A resposta à ingestão de cafeína é muito individualizada e nem todos os indivíduos se beneficiam de seus efeitos.
- A creatina é um dos suplementos mais utilizados no meio esportivo. Estudos apontam que sua suplementação pode resultar na melhoria do desempenho em atividades de alta intensidade e curta duração, que dependem primordialmente do sistema anaeróbico alático para geração do ATP. O protocolo clássico de suplementação envolve a utilização de 20 g de creatina por dia, dividida em 4 doses, por 5 a 7 dias. Após esse período, faz-se uso de 3 g a 5 g de creatina por dia. Outros protocolos mostraram-se igualmente efetivos na promoção dos aumentos dos níveis intramusculares de creatina.
- Os metabólitos dos aminoácidos leucina – KIC e HMB – têm sido utilizados como auxílios ergogênicos nutricionais. Apesar de poucos estudos terem sido realizados até então, o consumo de KIC juntamente com glicina e arginina (o chamado Gakic) parece exercer efeitos ergogênicos em atividades de alta intensidade, mas estudos adicionais se fazem necessários. No que diz respeito ao HMB, o corpo de estudos disponível indica que seu efeito é muito pequeno em indivíduos saudáveis treinados, mas que o consumo crônico de 3 g de HMB por dia poderia exercer efeitos na composição corporal de indivíduos destreinados ou portadores de doenças que acometem o sistema musculoesquelético.
- A ingestão de 8 g de citrulina-malato (proporção 2:1) 60 minutos antes do exercício de força pode resultar em maior trabalho realizado (número total de repetições) durante sessão de treinamento de força. Entretanto, para que seus efeitos sejam mais bem compreendidos e seu efeito ergogênico confirmado, investigações futuras se fazem necessárias.
- A suplementação com *Tribulus terrestris* não se mostra efetiva no estímulo da liberação de testosterona e na melhoria da composição corporal.

QUESTÕES PARA ESTUDO

1. O que é um auxílio ergogênico? Cite os principais objetivos da utilização de auxílios ergogênicos nutricionais.

2. Quais os possíveis mecanismos de ação da cafeína?

3. Para quais tipos de atividade esportiva a suplementação com creatina pode ser efetiva na melhoria do desempenho? Por quê?

4. Explique os mecanismos envolvidos na teoria da fadiga central e o possível papel dos BCAAs.

5. Qual a diferença entre os mecanismos de ação dos agentes tamponantes bicarbonato de sódio e beta-alanina? Para quais tipos de atividade eles podem ter efeitos na atenuação da fadiga e melhoria do desempenho?

BIBLIOGRAFIA

Antonio, J. et al. The effects of Tribulus terrestris on body composition and exercise performance in resistance-trained males. *International Journal of Sport Nutrition and Exercise Metabolism*, v.10, n.2, p.208-15, 2000.

Apró, W.; Blomstrand, E. Influence of supplementation with branched-chain amino acids in combination with resistance exercise on p70S6 kinase phosphorylation in resting and exercising human skeletal muscle. *Acta Physiologica* (Oxford, England), v.200, n.3, p.237-48, 2010.

Atherton, P. J. et al. Muscle full effect after oral protein: time-dependent concordance and discordance between human muscle protein synthesis and mTORC1 signaling. *American Journal of Clinical Nutrition*, v.92, n.5, p.1080-8, 2010a.

Atherton, P. J. et al. Distinct anabolic signalling responses to amino acids in C2C12 skeletal muscle cells. *Amino Acids*, v.38, n.5, p.1533-9, 2010b.

Baguet, A. et al. Carnosine loading and washout in human skeletal muscles. *Journal of Applied Physiology*, v.106, n.3, p.837-42, 2009.

Bailey, S. J. et al. Dietary nitrate supplementation enhances muscle contractile efficiency during knee-extensor exercise in humans. *Journal of Applied Physiology*, v.109, n.1, p.135-48, 2010.

Bailey, S. J. et al. Dietary nitrate supplementation reduces the O_2 cost of low-intensity exercise and enhances tolerance to high-intensity exercise in humans. *Journal of Applied Physiology*, v.107, n.4, p.1144-55, 2009.

Balsom, P. D.; Soderlund, L.; Ekblom, B. Creatine in humans with special reference to creatine supplementation. *Sports Medicine*, v.18, n.4, p.268-80, 1994.

Beis, L. et al. Failure of glycine-arginine-alfa-ketoisocaproic acid to improve high-intensity exercise performance in trained cyclists. *International Journal of Sport Nutrition and Exercise Metabolism*, v.21, n.1, p.33-9, 2011.

Berry, M. J. et al. Dietary nitrate supplementation improves exercise performance and decreases blood pressure in COPD patients. *Nitric Oxide: Biology and Chemistry / Official Journal of the Nitric Oxide Society*, v.48, p.22-30, 2015.

Blomstrand, E. et al. Branched-chain amino acids activate key enzymes in protein synthesis after physical exercise. *Journal of Nutrition*, v.136, n.1, p.269S-73S, 2006.

Bohé, J. et al. Latency and duration of stimulation of human muscle protein synthesis during continuous infusion of amino acids. *Journal of Physiology*, v.532 (Pt 2), p.575-9, 2001.

Buford, B. N.; Koch, A. J. Glycine-arginine-alpha-ketoisocaproic acid improves performance of repeated cycling sprints. *Medicine and Science in Sports Exercise*, v.36, n.4, p.583-7, 2004.

Callis, A. et al. Activity of citrulline malate on acid-base balance and blood ammonia and amino acid levels. Study in the animal and in man. *Arzneimittelforschung*, v.41, n.6, p.660-3, 1991.

Cermak, N. M.; Gibala, M. J.; van Loon, L. J. Nitrate supplementation's improvement of 10-km time-trial performance in trained cyclists. *International Journal of Sport Nutrition and Exercise Metabolism*, v.22, n.1, p.64-71, 2012.

Chang, T. W.; Goldberg, A. L. Leucine inhibits oxidation of glucose and pyruvate in skeletal muscles during fasting. *Journal of Biological Chemistry*, v.253, n.10, p.3696-701, 1978.

Chauvin, C. et al. Ribosomal protein S6 kinase activity controls the ribosome biogenesis transcriptional program. *Oncogene*, v.33, n.4, p.474-83, 2014.

Coggan, A. R.; Coyle, E. F. Carbohydrate ingestion during prolonged exercise: effects on metabolism and performance. *Exercise and Sport Sciences Reviews*, v.19, n.1, p.1-40, 1991.

Costill, D. L.; Dalsky, G. P.; Fink, W. J. Effects of caffeine ingestion on metabolism and exercise performance. *Medicine and Science in Sports*, v.10, n.3, p.155-8, 1978.

Davis, J. M.; Bailey, S. P. Possible mechanisms of central nervous system fatigue during exercise. *Medicine and Science in Sports and Exercise*, v.29, n.1, p.45-57, 1997.

Deldicque, L. et al. Increased IGF mRNA in human skeletal muscle after creatine supplementation. *Medicine and Science in Sports Exercise*, v.37, n.5, p.731-6, 2005.

Devries, M. C.; Phillips, S. M. Creatine supplementation during resistance training in older adults-a meta-analysis. *Medicine and Science in Sports Exercise*, v.46, n.6, p.1194-203, 2014.

Doel, J. J. et al. Evaluation of bacterial nitrate reduction in the human oral cavity. *European Journal of Oral Sciences*, v.113, n.1, p.14-9, 2005.

Doi, M. et al. Isoleucine, a potent plasma glucose-lowering amino acid, stimulates glucose uptake in C2C12 myotubes. *Biochemical and Biophysical Research Communications*, v.312, n.4, p.1111-7, 2003.

Doi, M. et al. Isoleucine, a blood glucose-lowering amino acid, increases glucose uptake in rat skeletal muscle in the absence of increases in AMP-activated protein kinase activity. *Journal of Nutrition*, v.135, n.9, p.2103-8, 2005.

Doi, M. et al. Hypoglycemic effect of isoleucine involves increased muscle glucose uptake and whole body glucose oxidation and decreased hepatic gluconeogenesis. *American Journal of Physiology. Endocrinology and Metabolism*, v.292, n.6, p.E1683-93, 2007.

Du, M. et al. Leucine stimulates mammalian target of rapamycin signaling in C2C12 myoblasts in part through inhibition of adenosine monophosphate-activated protein kinase. *Journal of Animal Science*, v.85, p.919-27, 2007.

Enoka, R. M.; Stuart, D. G. Neurobiology of muscle fatigue. *Journal of Applied Physiology*, v.72, n.5, p.1631-48, 1992.

Falavigna, G. et al. Effects of diets supplemented with branched-chain amino acids on the performance and fatigue mechanisms of rats submitted to prolonged physical exercise. *Nutrients*, v.4, n.11, p.1767-80, 2012.

Fitts, R. H. Mechanisms of muscular fatigue. In: J. R. Poortmans (Org.). Principles of exercise biochemistry. *Medicine and Sport Science*, Basel, Karger, v. 46, p.279-300, 2003. Disponível em: <http://www.karger.com/doi/10.1159/000074371>. Acesso em: 13 set. 2015.

Flakoll, P. J. et al. Short-term regulation of insulin-mediated glucose utilization in four-day fasted human volunteers: role of amino acid availability. *Diabetologia*, v.35, p.357-66, 1992.

Fletcher, C. M. et al. 4E Binding proteins inhibit the translation factor eIF4E without folded structure. *Biochemistry*, v.37, p.9-15, 1998.

Gallagher, P. M. et al. Beta-hydroxy-beta-methylbutyrate ingestion, Part I: effects on strength and fat free mass. *Medicine and Science in Sports Exercise*, v.32, p.2109-15, 2000.

Gautsch, T. A. et al. Availability of eIF4E regulates skeletal muscle protein synthesis during recovery from exercise. *American Journal of Physiology*, v.274, n.2 (Pt 1), p.C406-14, 1998.

Graham, T. E. Caffeine and exercise: metabolism, endurance and performance. *Sports Medicine*, v.31, n.11, p.785-807, 2001.

Graham, T. E.; Spriet, L. L. Metabolic, catecholamine, and exercise performance responses to various doses of caffeine. *Journal of Applied Physiology*, v.78, n.3, p.867-74, 1995.

Graham, T. E.; Rush, J. W.; van Soeren, M. H. Caffeine and exercise: metabolism and performance. *Canadian Journal of Applied Physiology*, v.19, n.2, p.111-38, 1994.

Graham, T. E.; Spriet, L. L. Performance and metabolic responses to a high caffeine dose during prolonged exercise. *Journal of Applied Physiology*, v.71, n.6, p.2292-8, 1991.

Hagenfeldt, L.; Eriksson, S.; Wahren, J. Influence of leucine on arterial concentrations and regional exchange of amino acids in healthy subjects. *Clinical Science*, v.59, p.173-81, 1980.

Harris, R. C.; Söderlund, K.; Hultman, E. Elevation of creatine in resting and exercised muscle of normal subjects by creatine supplementation. *Clinical Science*, v.83, n.3, p.367-74, 1992.

Higdon, J. V.; Frei, B. Coffee and health: a review of recent human research. *Critical Reviews in Food Science and Nutrition*, v.46, n.2, p.101-23, 2006.

HOBSON, R. M. et al. Effects of beta-alanine supplementation on exercise performance: a meta-analysis. *Amino Acids*, v.43, n.1, p.25-37, 2012.

HODGSON, A. B.; RANDELL, R. K.; JEUKENDRUP, A. E. The metabolic and performance effects of caffeine compared to coffee during endurance exercise. *PLoS One*, v.8, n.4, p.e59561, 2013.

HOFFMAN, J. R. et al. Effects of beta-hydroxy beta-methylbutyrate on power performance and indices of muscle damage and stress during high-intensity training. *Journal of Strength Condiotining Research*, v.18, n.4, p.747-52, 2004.

HOFFMAN, J. R. et al. Effect of creatine and beta-alanine supplementation on performance and endocrine responses in strength/power athletes. *International Journal of Sport Nutrition and Exercise Metabolism*, v.16, n.4, p.430-46, 2006.

HOFFMAN, J. R. et al. Short-duration beta-alanine supplementation increases training volume and reduces subjective feelings of fatigue in college football players. *Nutrition Research*, v.28, n.1, p.31-5, 2008.

HOON, M. W. et al. The effect of nitrate supplementation on exercise performance in healthy individuals: a systematic review and meta-analysis. *International Journal of Sport Nutrition and Exercise Metabolism*, v.23, n.5, p.522-32, 2013.

HULTMAN, E. et al. Muscle creatine loading in men. *Journal of Applied Physiology*, v.81, n.1, p.232-7, 1996.

HUTSON, S. M.; SWEATT, A. J.; LANOUE, K. F. Branched-chain (correct) amino acid metabolism: implications for establishing safe intakes. *Journal of Nutrition*, v.135 (suppl.6), p.1557S-64S, 2005.

JACKMAN, M. et al. Metabolic catecholamine, and endurance responses to caffeine during intense exercise. *Journal of Applied Physiology*, v.81, n.4, p.1658-63, 1996.

JÓWKO, E. et al. Creatine and beta-hydroxy-beta-methylbutyrate (HMB) additively increase lean body mass and muscle strength during a weight-training program. *Nutrition*, v.17, n.7-8, p.558-66, 2001.

KREIDER, R. B. Effects of creatine supplementation on performance and training adaptations. *Molecular and Cellular Biochemistry*, v.244, n.1-2, p.89-94, 2003.

KRUSTRUP, P.; ERMIDIS, G.; MOHR, M. Sodium bicarbonate intake improves high-intensity intermittent exercise performance in trained young men. *Journal of International Society of Sports Nutrition*, v.12, p.25, 2015.

LANHAM-NEW, S. A. et al. *Sport and exercise nutrition*. Wiley-Blackwell, 2011. 398 p.

MACLEAN, D. A.; GRAHAM, T. E.; SALTIN, B. Branched-chain amino acids augment ammonia metabolism while attenuating protein breakdown during exercise. *American Journal of Physiology*, v.267, n.6 (Pt 1), p.E1010-22, 1994.

MAYER, C.; GRUMMT, I. Ribosome biogenesis and cell growth: mTOR coordinates transcription by all three classes of nuclear RNA polymerases. *Oncogene*, v.25, p.6384-91, 2006.

MCALLISTER, R. M.; LAUGHLIN, M. H. Vascular nitric oxide: effects of physical activity, importance for health. *Essays in Biochemistry*, v.42, p.119-31, 2006.

MEEUSEN, R.; WATSON, P.; DVORAK, J. The brain and fatigue: new opportunities for nutritional interventions? *Journal of Sports Sciences*, v.24, 2006.

NEWSHOLME, E. A.; BLOMSTRAND, E. Branched-chain amino acids and central fatigue. *Journal of Nutrition*, v.136, p.274S-6S, 2006.

NISSEN, S. et al. Effect of leucine metabolite beta-hydroxy-beta-methylbutyrate on musclemetabolism during resistance-exercise training. *Journal of Applied Physiology*, v.81, n.5, p.2095-104, 1996.

OLSEN, S. et al. Creatine supplementation augments the increase in satellite cell and myonuclei number in human skeletal muscle induced by strength training. *Journal of Physiology*, v.573, p.525-34, 2006.

OP'T EIJNDE, B. et al. Effect of oral creatine supplementation on human muscle GLUT4 protein content after immobilization. *Diabetes*, v.50, n.1, p.18-23, 2001.

PEART, D. J.; SIEGLER, J. C.; VINCE, R. V. Practical recommendations for coaches and athletes: a meta-analysis of sodium bicarbonate use for athletic performance. *Journal of Strength and Conditioning Research*, v.26, n.7, p.1975-83, 2012.

PEELING, P. et al. Beetroot juice improves on-water 500 m time-trial performance, and laboratory-based paddling economy in national and international-level kayak athletes. *International Journal of Sport Nutrition and Exercise Metabolism*, v.25, n.3, p.278-84, 2015.

PÉREZ-GUISADO, J.; JAKEMAN, P. M. Citrulline malate enhances athletic anaerobic performance and relieves muscle soreness. *Journal of Strength and Conditioning Research*, v.24, n.5, p.1215-22, 2010.

PINEDA-JUÁREZ, J. A. et al. Changes in body composition in heart failure patients after a resistance exercise program and branched chain amino acid supplementation. *Clinical Nutrition*, v.35, n.1, p.41-7, 2016.

PINHEIRO, C. H. et al. Metabolic and functional effects of beta-hydroxy-beta-methylbutyrate (HMB) supplementation in skeletal muscle. *European Journal of Applied Physiology*, v.112, n.7, p.2531-37, 2012.

RANSONE, J. et al. The effect of beta-hydroxy beta-methylbutyrate on muscular strength and body composition in collegiate football players. *Journal of Strength and Conditioning Research*, v.17, n.1, p.34-9, 2003.

RASSAF, T. et al. Nitric oxide synthase-derived plasma nitrite predicts exercise capacity. *British Journal of Sports Medicine*, v.41, n.10, p.669-73, 2007.

ROGERSON, S. et al. The effect of five weeks of tribulus terrestris supplementation on muscle strength and body composition during preseason training in elite rugby league players. *Journal of Strength and Conditioning Research*, v.21, n.2, p.348-53, 2007.

ROWLANDS, D. S.; THOMSON, J. S. Effects of beta-hydroxy-beta-methylbutyrate supplementation during resistance training on strength, body composition, and muscle damage in trained and untrained young men: a meta-analysis. *Journal of Strength and Conditioning Research*, v.23, n.3, p.836-46, 2009.

SESTILI, P. et al. Creatine as an antioxidant. *Amino Acids*, v.40, n.5, p.1385-96, 2011.

SHEPHERD, A. I. et al. Effects of dietary nitrate supplementation on the oxygen cost of exercise and walking performance in individuals with type 2 diabetes: a randomized, double-blind, placebo-controlled crossover trial. *Free Radical Biology and Medicine*, v.86, p.200-8, 2015.

SILVA, V. L. et al. Efeito da ingestão de cafeína sobre o desempenho no treinamento de força. *Revista Brasileira de Prescrição e Fisiologia do Exercício*, v.8, n.43, 2014.

SILVER, M. D. Use of ergogenic aids by athletes. *Journal of American Academy of Orthopaedic Surgeons*, v.9, p.61-70, 2001.

STAMLER, J. S.; MEISSNER, G. Physiology of nitric oxide in skeletal muscle. *Physiological Reviews*, v.81, n.1, p.209-37, 2001.

STEVENS, B. R. et al. High-intensity dynamic human muscle performance enhanced by a metabolic intervention. *Medicine and Science in Sports and Exercise*, v.32, p.2102-8, 2000.

SWENDSEID, M. E. et al. The effects of test doses of leucine, isoleucine or valine on plasma amino acid levels. The unique role of leucine. *American Journal of Clinical Nutrition*, v.17, p.317-21, 1965.

TARNOPOLSKY, M. A. Caffeine and creatine use in sport. *Annals of Nutrition and Metabolism*, v.57, n.2 (suppl.), p.1-8, 2010.

TARNOPOLSKY, M. A. Effect of caffeine on the neuromuscular system-potential as an ergogenic aid. *Applied Physiology, Nutrition, and Metabolism*, v.33, n.6, p.1284-9, 2008.

TESSARI, P. et al. Hyperaminoacidaemia reduces insulin-mediated glucose disposal in healthy man. *Diabetologia*, v.28, p.870-2, 1985.

THOMPSON, C. et al. Dietary nitrate improves sprint performance and cognitive function during prolonged intermittent exercise. *European Journal of Applied Physiology*, v.115, n.9, p.1825-34, 2005.

TREXLER, E. T. et al. International society of sports nutrition position stand: beta-alanine. *Journal of International Society of Sports Nutrition*, n.12, p.30, 2015.

VAN KOEVERING, M.; NISSEN, S. Oxidation of leucine and alpha ketoisocaproate to beta-hydroxy-beta-methylbutyrate in vivo. *American Journal of Physiology*, v.262, n.1 (Pt 1), p.E27-31, 1992.

VARNIER, M. et al. Effect of infusing branched-chain amino acid during incremental exercise with reduced muscle glycogen content. *European Journal of Applied Physiology and Occupational Physiology*, v.69, n.1, p.26-31, 1994.

VERHOEVEN, S. et al. Long-term leucine supplementation does not increase muscle mass or strength in healthy elderly men. *American Journal of Clinical Nutrition*, v.89, n.5, p.1468-75, 2009.

VOLEK, J. S. et al. Performance and muscle fiber adaptations to creatine supplementation and heavy resistance training. *Medicine and Science in Sports and Exercise*, v.31, n.8, p.1147-56, 1999.

VØLLESTAD, N. K.; SEJERSTED, O. M. Biochemical correlates of fatigue. A brief review. *European Journal of Applied Physiology and Occupational Physiology*, v.57, n.3, p.336-47, 1988.

WALKER, J. B. Creatine: biosynthesis, regulation, and function. *Advances in Enzymology and related Areas of Molecular Biology*, v.50, p.177-242, 1979.

WALLIMANN, T. et al. Intracellular compartmentation, structure and function of creatine kinase isoenzymes in tissues with high and fluctuating energy demands: the 'phosphocreatine circuit' for cellular energy homeostasis. *Biochemistry Journal*, v.281 (Pt 1), p.21-40, 1992.

WATSON, P.; SHIRREFFS, S. M.; MAUGHAN, R. J. The effect of acute branched-chain amino acid supplementation on prolonged exercise capacity in a warm environment. *European Journal of Applied Physiology*, v.93, n.3, p.306-14, 2004.

WAX, B. et al. Effects of supplemental Gakic ingestion on resistance training performance in trained men. *Research Quaterly for Exercise Sport.*, v.84, n.2, p.245-51, 2013a.

WAX, B. et al. Effects of glycine-arginine-alfa-ketoisocaproic acid supplementation in college-age trained females during multi-bouts of resistance exercise. *Journal of Dietary Supplements*, v.10, p.6-16, 2013b.

WAX, B. et al. Effects of supplemental citrulline malate ingestion during repeated bouts of lower-body exercise in advanced weight-lifters. *Journal of Strength and Conditioning Research*, v.29, n.3, p.786-92, 2015.

WILKERSON, D. P. et al. Influence of acute dietary nitrate supplementation on 50 mile time trial performance in well-trained cyclists. *European Journal of Applied Physiology*, v.112, n.12, p.4127-34, 2012.

WILES, J. D. et al. The effects of caffeine ingestion on performance time, speed and power during a laboratory-based 1 km cycling time-trial. *Journal of Sports Sciences*, v.24, n.11, p.1165-71, 2006.

WILLIAMS, M. *Beyond training*: how athletes enhance performance legally and illegally. Champaign: Leisure Press, 1989.

WILLIAMS, M.; KREIDER, R.; BRANCH, J. D. *Creatine*: the power supplement. Champaign: Human Kinetics, 1999.

WILSON, G. J. et al. Leucine or carbohydrate supplementation reduces AMPK and eEF2 phosphorylation and extends postprandial muscle protein synthesis in rats. *American Journal of Physiology. Endocrinology and Metabolism*, v.301, n.6, p.E1236-42, 2011.

WU, H. et al. Effect of beta-hydroxy-beta-methylbutyrate supplementation on muscle loss in older adults: a systematic review and meta-analysis. *Archives of Gerontology and Geriatrics*, v.61, n.2, p.168-75, 2015.

WYSS, M.; KADDURAH-DAOUK, R. Creatine and creatinine metabolism. *Physiological Reviews*, v.80, n.3, p.1107-213, 2000.

XU, J.; JI, J.; YAN, X. H. Cross-talk between AMPK and mTOR in regulating energy balance. *Critical Reviews in Food Science and Nutrition*, v.52, n.5, p.373-81, 2012.

YARROW, J. F. et al. The effects of short-term alpha-ketoisocaproic acid supplementation on exercise performance: a randomized controlled trial. *Journal of International Society of Sports Nutrition*, v.4, p.2, 2007.

YONAMINE, C. Y. et al. Beta hydroxy beta methylbutyrate supplementation impairs peripheral insulin sensitivity in healthy sedentary Wistar rats. *Acta Physiologica*, v.212, n.1, p.62-74, 2014.

ZANCHI, N. E. et al. HMB supplementation: clinical and athletic performance-related effects and mechanisms of action. *Amino Acids*, v.40, n.4, p.1015-25, 2011.

SOBRE OS AUTORES

Prof. Dr. Reury Frank P. Bacurau (Organizador)
- Licenciado em Educação Física pela Escola de Educação Física e Esporte da Universidade de São Paulo (EEFE-USP);
- Mestre e Doutor em Ciências (Fisiologia Humana) pelo Instituto de Ciências Biomédicas da Universidade de São Paulo (ICB-USP);
- Pós-doutor pela Universidade Federal de São Paulo (Unifesp);
- Docente e Orientador do Programa de Pós-Graduação da Escola de Artes, Ciências e Humanidades da Universidade de São Paulo (EACH-USP).

Prof. Dr. Marco Carlos Uchida (Organizador)
- Licenciado em Educação Física pela Universidade de Santo Amaro (Unisa);
- Especialista em Fisiologia do Exercício pela Universidade Federal de São Paulo (Unifesp);
- Mestre em Ciências (Fisiologia Humana) e Doutor em Ciências (Biologia Celular e Tecidual) pelo Instituto de Ciências Biomédicas da Universidade de São Paulo (ICB-USP);
- Pós-doutor pela Graduate School of Medicine Kyoto University;
- Docente e Orientador do Programa de Pós-Graduação em Educação Física da Faculdade de Educação Física da Universidade Estadual de Campinas (FEF-Unicamp);
- Líder pesquisador do Grupo de Estudo e Pesquisa em Exercício Físico e Adaptações Neuromusculares (Gepefan) e do Laboratório de Cinesiologia Aplicada (LCA).

Prof. Me. Luis Felipe Milano Teixeira (Organizador)
- Licenciado em Educação Física pela Escola Superior de Educação Física de Jundiaí (ESEFJ);
- Especialista em Fisiologia do Exercício pelo ICB-USP;

- Mestre em *Performance* Humana pela Universidade Metodista de Piracicaba (Unimep);
- Doutorando em Educação Física pela FEF-Unicamp;
- Docente dos cursos de Educação Física da Universidade de Sorocaba (Uniso);
- Docente dos cursos de Educação Física da Faculdade Anhanguera de Sorocaba;
- Docente nos cursos de Pós-Graduação *latu sensu* da Escola Superior de Educação Física de Jundiaí (ESEFJ) e Fefiso;
- Coordenador Acadêmico da Faculdade Anhanguera de Sorocaba;
- Coordenador do Centro de Atividade Física do Hospital Oftalmológico de Sorocaba;
- Membro pesquisador do Núcleo de Estudo e Pesquisa em Ciências do Esporte (Nepece, BOS – Banco de Olhos de Sorocaba).

Prof. Dr. Lucas Guimarães Ferreira
- Licenciado em Educação Física pelo Centro de Educação Física e Desportos da Universidade Federal do Espírito Santo (Ufes);
- Doutor em Fisiologia Humana pelo Instituto de Ciências Biomédicas da Universidade de São Paulo (ICB-USP);
- Docente dos cursos de Licenciatura e Bacharelado em Educação Física da Universidade Federal do Espírito Santo (Ufes);
- Orientador no Programa de Pós-Graduação em Educação Física da Ufes;
- Orientador no Programa de Pós-Graduação em Nutrição e Saúde da Ufes;
- Coordenador do Grupo de Estudos em Fisiologia Muscular e *Performance* Humana (Ufes).

Prof. Me. Marcelo Larciprete Leal
- Licenciado em Educação Física pelo Centro de Educação Física e Desportos da Universidade Federal do Espírito Santo (CEFD-Ufes)
- Mestre em Ciências pelo Instituto de Ciências Biomédicas da Universidade de São Paulo (ICB-USP)
- Membro pesquisador do Grupo de Estudos em Fisiologia Muscular e *Performance* Humana (Ufes).

Prof. Dr. Orlando Laitano
- Graduado em Educação Física pela Universidade Luterana do Brasil (Ulbra);
- Professor Adjunto da Universidade Federal do Vale do São Francisco (Univasf);
- Especialista em Ciências da Saúde pela Pontifícia Universidade Católica (PUC-RS);
- Mestre em Ciências do Movimento Humano pela ESEF-UFRGS com estágio na Loughborough University, Reino Unido;
- Doutor em Ciências do Movimento Humano pela ESEF-UFRGS com estágio na Brunel University, Reino Unido;
- Pós-Doutor pela University of Florida, EUA.

Prof. Dr. Emerson Silami Garcia
- Professor Visitante Titular da Universidade Federal do Maranhão (UFMA);
- Bolsista de Produtividade 2/CNPq.
- Graduado em Educação Física e Especialista em Biomecânica do Esporte pela Escola de Educação Física, Fisioterapia e Terapia Ocupacional da Universidade Federal de Minas Gerais;
- Especialista em Atletismo pela Johannes Gutenberg Universidad Sportinstitut, em Maiz, Alemanha;

- Mestre em Educação Física pela University of Colorado, em Boulder, Colorado, EUA;
- Doutor em Fisiologia do Exercício pela Florida State University, Tallahassee, Flórida, EUA.

Profa. Dra. Daniela Caetano Gonçalves
- Nutricionista formada pelo Centro Universitário São Camilo;
- Especialista em Fisiologia do Exercício pela Unifesp;
- Doutora e Pós-Doutora em Ciências pelo ICB-USP;
- Professora Adjunta do curso de Nutrição da Unifesp, Campus Baixada Santista.

Prof. Me. Hélio José Coelho Júnior
- Licenciado e Bacharel em Educação Física pela Universidade de Mogi das Cruzes (UMC);
- Especialista em Fisiologia Humana aplicada às Ciências da Saúde pela Universidade Estácio de Sá;
- Mestre e Doutorando em Educação Física pelo Departamento de Educação Física Adaptada da Faculdade de Educação Física da Universidade Estadual de Campinas (Deafa-FEF-Unicamp);
- Membro do Laboratório de Cinesiologia Aplicada da FEF-Unicamp.

Profa. Ma. Gabriela Chamusca
- Bacharel em Nutrição pela Universidade Federal do Estado do Rio de Janeiro (UFRJ);
- Mestre pela Escola de Educação Física e Esporte da USP (EEFE-USP);
- Coordenadora de Pós-Graduação na Estácio, USCS e Uni-Nassau;
- Coordenadora de Nutrição da Ztrack Esporte e Saúde.

Prof. Me. Juliano Boufleur Farinha

- Bacharel em Educação Física pela Universidade Federal de Santa Maria (UFSM);
- Especialista em Atividade Física, Desempenho Motor e Saúde pela Universidade Federal de Santa Maria (UFSM);
- Especialista em Fisiologia do Exercício pela Universidade Federal do Rio Grande do Sul (UFRGS);
- Mestre em Educação Física pela Universidade Federal de Santa Maria (UFSM);
- Doutorando em Ciências do Movimento Humano pela Universidade Federal do Rio Grande do Sul (UFRGS);
- Membro Pesquisador do Grupo de Estudos em Fisiologia e Bioquímica do Exercício (Gefex) da Universidade Federal do Rio Grande do Sul (UFRGS).

Prof. Dr. Álvaro Reischak de Oliveira

- Licenciado em Educação Física pela Universidade Federal do Rio Grande do Sul (UFRGS);
- Doutor em Ciências Biológicas (Fisiologia) pela Universidade Federal do Rio Grande do Sul (UFRGS);
- Pós-doutor pela Loughborough University, Inglaterra;
- Coordenador do Grupo de Estudos em Fisiologia e Bioquímica do Exercício (Gefex) da Universidade Federal do Rio Grande do Sul (UFRGS);
- Orientador do Programa de Pós-Graduação em Ciências do Movimento Humano da Universidade Federal do Rio Grande do Sul (UFRGS);
- Professor Titular da Escola de Educação Física da Universidade Federal do Rio Grande do Sul (UFRGS).

Profa. Dra. Marcela Meneguello
- Licenciada e Mestre em Educação Física pela Escola de Educação Física e Esporte da Universidade de São Paulo (EEFE-USP);
- Doutora em Ciências pelo Instituto de Ciências Biomédicas da USP (ICB-USP);
- Ex-docente dos Cursos de Pós-Graduação *latu sensu* da Uni-FMU, Fefisa, Universidade Gama Filho (UGF) e Universidade de São Paulo (USP);
- Ex-docente do Curso de Educação Física da Universidade Santo Amaro (Unisa);
- Ex-docente dos Cursos de Educação Física e Fisioterapia da Universidade Presbiteriana Mackenzie.

Sobre o Livro
Formato: 17 × 24 cm
Mancha: 11 × 19,8 cm
Papel: Offset 90g
nº páginas: 376
1ª edição: 2017

Equipe de Realização
Assistência editorial
Liris Tribuzzi

Assessoria editorial
Maria Apparecida F. M. Bussolotti

Edição de texto
Gerson Silva (Supervisão de revisão)
Jonas Pinheiro (Preparação do original e copidesque)
Sophia de Oliveira, Luiz Maffei e Elise Garcia (Revisão)

Editoração eletrônica
Neili Dal Rovere (Projeto gráfico e diagramação)
Douglas Docelino (Ilustrações)
Évelin Kovaliauskas Custódia (Capa)

Imagem
Nok Lek | Shutterstock (Foto de capa)

Impressão
Edelbra Gráfica